心电图 住院医师应知应会 100例

主　编　张新民（东南大学附属中大医院）

沈成兴（上海第六人民医院）

副主编　李　萍（南京泰康仙林鼓楼医院）

陈　昱（上海第六人民医院）

编　委　周中娥（上海第六人民医院）

刘艳秋（东南大学附属中大医院）

夏贤凯（东南大学附属中大医院）

刘　宁（江苏省省级机关医院）

罗　雅（南京医科大学附属明基医院）

江苏凤凰科学技术出版社 · 南京

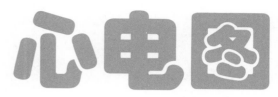

图书在版编目(CIP)数据

心电图住院医师应知应会100例 / 张新民,沈成兴主编. —南京:江苏凤凰科学技术出版社,2022.12(2023.7重印)

ISBN 978-7-5713-3249-5

Ⅰ. ①心… Ⅱ. ①张… ②沈… Ⅲ. ①心电图—基本知识 Ⅳ. ①R540.4

中国版本图书馆CIP数据核字(2022)第192433号

心电图住院医师应知应会100例

主　　编	张新民　沈成兴
责任编辑	徐娅娴
责任校对	仲　敏
责任监制	刘文洋
出版发行	江苏凤凰科学技术出版社
出版社地址	南京市湖南路1号A楼，邮编：210009
出版社网址	http：//www.pspress.cn
制　　版	南京紫藤制版印务中心
印　　刷	徐州绪权印刷有限公司
开　　本	889 mm × 1 194 mm　1/16
印　　张	16.25
字　　数	400 000
版　　次	2022年12月第1版
印　　次	2023年7月第2次印刷
标准书号	ISBN 978-7-5713-3249-5
定　　价	79.80元

内容简介

本书是专为临床广大医生（不局限于心内科）和即将实习或毕业的高校医学生快速学习心电图而编写。

本书主体部分是必读心电图100例。笔者反复地精挑细选，认为这100例心电图病例，既包含了心电图这门技术中最有价值的知识，又包含了临床上最常见的心电图，是读者应知应会的知识。

进阶心电图的20例，是为有一定基础、希望深度学习心电图知识的临床医生准备的。

本书对每一例心电图通过“病史摘要”“初步印象”“心电图改变”“心电图诊断”“心电图解析与临床分析”“处理建议”六个方面，向读者介绍了心电图中有哪些异常改变，心电图室医生是如何报告的，作为临床医生该如何结合临床情况去分析心电图并判断其意义，常规的处理方法或一般的治疗原则有哪些。

书中的心电图有以下两个特点：① 每份心电图都按照标准的走纸速度和增益进行描记，使读者在阅读时感到真实；② 在不改动原始记录的情况下，对心电图片做了一定的优化，使图形更加清晰美观。

前言

在高等医学院校里，心电图知识一般在《诊断学》中出现，且仅用几个课时做简单介绍，医学生普遍感觉这部分的知识抽象难懂。而在临床上，心电图作为诊断疾病的一门技术，被要求为住院医师必须掌握的基本技能之一。因此，对刚毕业的医学生来讲，心电图知识亟须加强。

现阶段心电图检查几乎成为各级医院住院患者的常规检查项目，不论内外妇儿哪个科室，住院医师大多会给住院患者安排一次心电图检查。那么，当检查结果出来后，作为开检查单的住院医师拿到心电图报告时，如何读懂报告中对异常心电的描述，报告中心电图诊断代表的是什么意思？当患者突发状况时，身居一线的住院医师常要为患者描记心电图，然而当记录出来的心电图呈在眼前时，他们能否读懂心电图改变所反映的问题？对一个刚工作不久的住院医师来讲，他们要学习、要拓展的知识很多，怎样帮助他们在有限的时间内，快速高效地学习心电图相关知识？临床上有些心电图比较复杂，尤其是某些心律失常，而作为一名临床住院医师，心电图分析水平应达到一个怎样的程度，哪些异常心电图的识别是应知应会的，以上这几个问题是我在编写本书前和编写中一直在思考的问题。

在本书的编写和出版过程中，感谢写作小组全体成员付出的辛苦努力，感谢江苏凤凰科学技术出版社给予的大力支持。

最后必须要说的是，希望本书有助于临床医疗，也希望能得到读者的喜欢和建议。由于本人水平有限，若有不妥之处，恳请读者给予批评指正。

张新民

2022年4月30日

目录

必读心电图

例 1 正常心电图 …… 2
例 2 窦性心律失常 …… 4
例 3 窦房结内游走 …… 6
例 4 房性心律 …… 8
例 5 左心室高电压 …… 10
例 6 位置性 Q 波 …… 12
例 7 早期复极 …… 14
例 8 缺血型 ST 段下移 …… 16
例 9 缺血型 T 波改变 …… 18
例 10 变异型心绞痛 …… 20
例 11 由心肌缺血进展到心肌梗死的心电图改变 …… 22
例 12 超急性心肌梗死 …… 24
例 13 急性下壁心肌梗死 …… 26
例 14 急性广泛前壁心肌梗死 …… 28
例 15 亚急性下壁心肌梗死 …… 30
例 16 陈旧性前壁、高侧壁心肌梗死 …… 32
例 17 ST 段抬高型心肌梗死心电图的动态演变 …… 34
例 18 非 ST 段抬高型心肌梗死心电图的动态演变 …… 36
例 19 非特异性 ST–T 异常 …… 38
例 20 急性心肌炎 …… 40
例 21 急性心包炎 …… 42
例 22 扩张型心肌病 …… 44
例 23 肥厚型心肌病（室间隔） …… 46
例 24 肥厚型心肌病（心尖部） …… 48
例 25 高血压心脏病 …… 50
例 26 风湿性心脏瓣膜病 …… 52
例 27 先天性心脏病（房间隔缺损） …… 54

例 28　先天性心脏病（室间隔缺损）……56
例 29　慢－快综合征……58
例 30　$S_{I}Q_{III}T_{III}$三联征（肺栓塞）……60
例 31　慢性肺源性心脏病……62
例 32　左侧气胸……64
例 33　布鲁加达综合征……66
例 34　长 QT 综合征……68
例 35　肢体导联电极置放不正确……70
例 36　右位心……72
例 37　高钾血症（帐篷状 T 波）……74
例 38　高钾血症（窦－室传导）……76
例 39　低钾血症……78
例 40　高钙血症……80
例 41　低钙血症……82
例 42　蛛网膜下腔出血……84
例 43　洋地黄效应……86
例 44　窦性心动过缓伴不齐，等律性不完全性房室分离，交界性逸搏心律……88
例 45　窦性停搏，交界性逸搏……90
例 46　交界性逸搏心律……92
例 47　房性早搏……94
例 48　房性早搏的多种表现形式……96
例 49　房性早搏未下传，短阵房性心动过速……98
例 50　交界性早搏（1）……100
例 51　交界性早搏（2）……102
例 52　室性早搏……104
例 53　多形性与多源性室性早搏……106
例 54　舒张晚期室性早搏，室性融合波……108
例 55　交界性并行心律……110
例 56　室性并行心律，室性融合波……112
例 57　阵发性室上性心动过速……114
例 58　多源性房性心动过速……116
例 59　室性早搏，阵发性室性心动过速……118
例 60　室性心动过速（房室分离、心室夺获）……120
例 61　室性心动过速（胸导联 QRS 波群同向性）……122

例 62 特发性室性心动过速 …… 124
例 63 单形性与多形性室性心动过速 …… 126
例 64 尖端扭转型室性心动过速 …… 128
例 65 非阵发性交界性心动过速 …… 130
例 66 非阵发性交界性心动过速，干扰性不完全性房室分离 …… 132
例 67 非阵发性室性心动过速 …… 134
例 68 非阵发性室性心动过速，干扰性不完全性房室分离 …… 136
例 69 心房扑动（2 ∶ 1 房室传导） …… 138
例 70 心房扑动 …… 140
例 71 心房颤动伴心室率过速 …… 142
例 72 心房颤动，阿斯曼现象 …… 144
例 73 房颤中室内差异性传导与室性早搏的鉴别 …… 146
例 74 洋地黄中毒（房颤伴二度房室阻滞） …… 148
例 75 心室扑动，心室颤动 …… 150
例 76 一度房室阻滞 …… 152
例 77 二度 Ⅰ 型房室阻滞与二度 Ⅱ 型房室阻滞 …… 154
例 78 2 ∶ 1 房室阻滞与 3 ∶ 1 房室阻滞 …… 156
例 79 高度房室阻滞 …… 158
例 80 三度房室阻滞（1） …… 160
例 81 三度房室阻滞（2） …… 162
例 82 二度窦房阻滞 …… 164
例 83 完全性右束支阻滞 …… 166
例 84 完全性左束支阻滞 …… 168
例 85 左前分支阻滞 …… 170
例 86 双分支阻滞（右束支 + 左前分支） …… 172
例 87 快频率依赖性右束支阻滞 …… 174
例 88 束支二度阻滞 …… 176
例 89 双束支阻滞 …… 178
例 90 三分支阻滞（右束支 + 左前分支 + 左后分支） …… 180
例 91 不定型室内阻滞 …… 182
例 92 心室预激 …… 184
例 93 短 PR 间期 …… 186
例 94 右房起搏心律 …… 188
例 95 右室起搏心律 …… 190

例 96 右房 – 右室顺序起搏 …… 192
例 97 右房感知 – 右室起搏 …… 194
例 98 心房颤动，VVI 起搏，室性融合波 …… 196
例 99 起搏器功能障碍（心房感知与起搏功能障碍） …… 198
例 100 起搏器功能障碍（心室感知与起搏功能障碍） …… 200

进阶心电图

例 101 德温特综合征 …… 204
例 102 房性早搏二联律，房性早搏伴室内差异性传导，房性早搏未下传 …… 206
例 103 房性早搏二联律伴交替性左、右束支蝉联现象 …… 208
例 104 房性早搏诱发的房室结折返性心动过速 …… 210
例 105 文氏型房室传导，心房回波 …… 212
例 106 窦性心动过缓，交界性逸搏心律，窦性夺获伴室内差异性传导 …… 214
例 107 逸搏 – 夺获二联律 …… 216
例 108 不完全性与完全性心室预激 …… 218
例 109 心室预激合并心房颤动 …… 220
例 110 变异型预激综合征 …… 222
例 111 室上性心动过速伴完全性右束支阻滞 …… 224
例 112 心房颤动，多源性室性早搏，非阵发性室性心动过速 …… 226
例 113 形态“正常化”的室性融合波 …… 228
例 114 高度房室阻滞，室性逸搏心律，窦性夺获伴完全性左束支阻滞，室性融合波 …… 230
例 115 高度房室阻滞，韦金斯基现象 …… 232
例 116 快频率依赖性房室阻滞 …… 234
例 117 左束支 4 相阻滞 …… 236
例 118 二度 Ⅰ 型左束支阻滞 …… 238
例 119 双分支阻滞（左前分支 + 左后分支） …… 240
例 120 双束支阻滞 …… 242
附录一 自 RR 间期推算心率（次 / 分） …… 246
附录二 自记录纸小方格推算心率（次 / 分） …… 247
附录三 自 Ⅰ 、Ⅲ 导联 QRS 波幅测定心电轴 …… 248
附录四 不同心率、不同性别 QT 间期的正常最高值 …… 249

必读心电图

例1 正常心电图

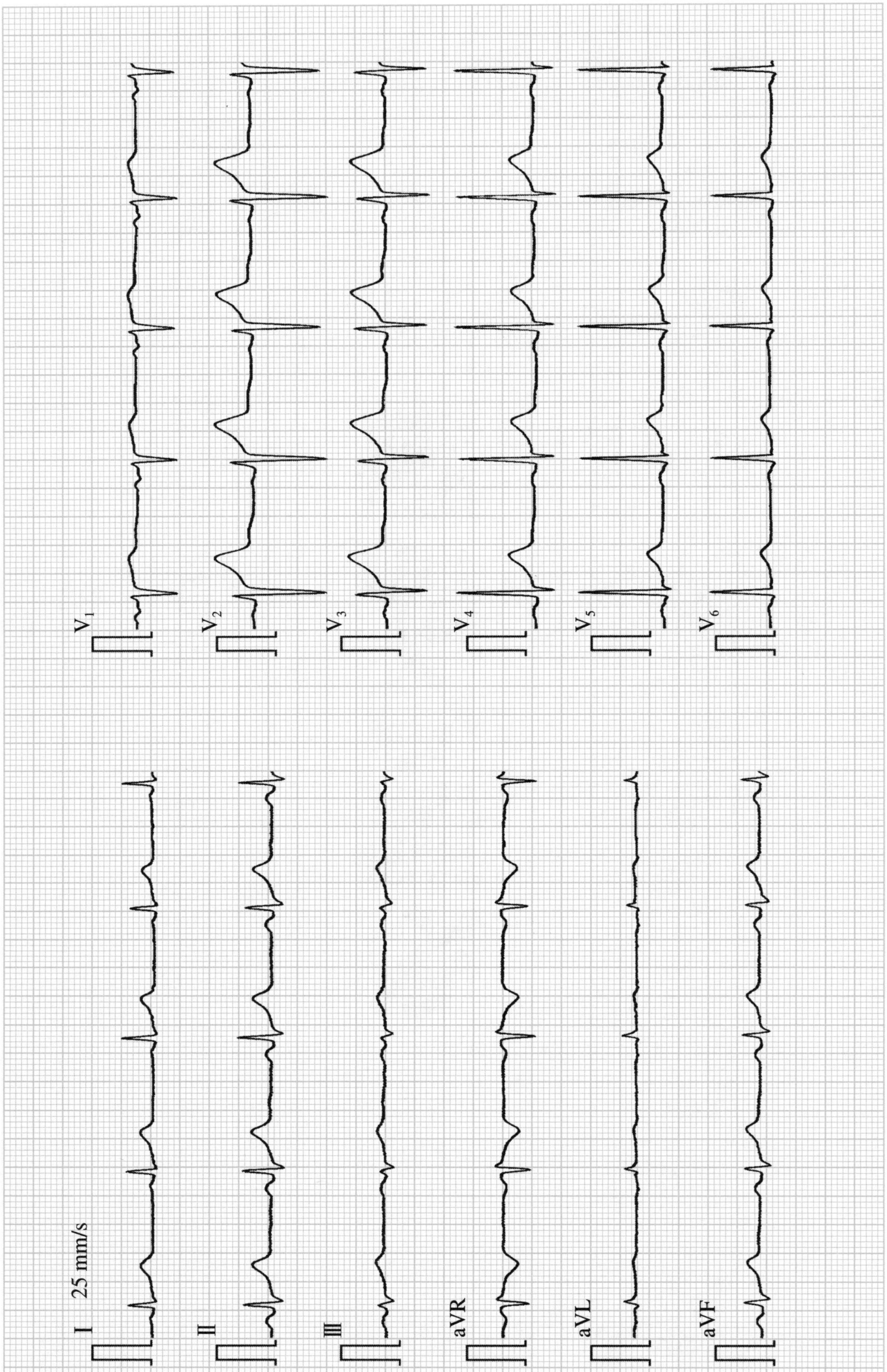
25 mm/s
I
II
III
aVR
aVL
aVF
V1
V2
V3
V4
V5
V6

【病史摘要】

女性，23 岁，招工体检。既往无心脏病病史。体格检查未见异常。

【初步印象】

健康人。

【心电图改变】

该心电图的频率、节律、P 波、PR 间期、QRS 波群、ST 段、T 波、QT 间期等各项数值均在正常范围内。

【心电图诊断】

- 窦性心律。
- 正常心电图。

【心电图解析及临床分析】

一份正常心电图首先应表现为正常的窦性心律，其次图中各波、段及间期的相关数值都应在正常心电图的范围之内。该图完全符合正常心电图的各项指标，故为正常心电图。

关于正常窦性心律，心电图应符合以下特点：① P 波在Ⅰ、Ⅱ、aVF、V_4 ~ V_6 导联直立，aVR 导联倒置，此是窦性心律最基本的心电图特征；② P 波规律出现，即 PP 间距基本相等，在一定时间范围内（一般为 10 秒）PP 相差小于 0.12 秒；③ P 波后继以下传的 QRS 波群，成年人的 PR 间期多数为 0.12 ~ 0.20 秒且保持恒定；④ 正常成年人在清醒和安静的状态下窦性 P 波的频率多为 60 ~ 100 次 / 分。

【处理建议】

无须处理。

例2 窦性心律失常

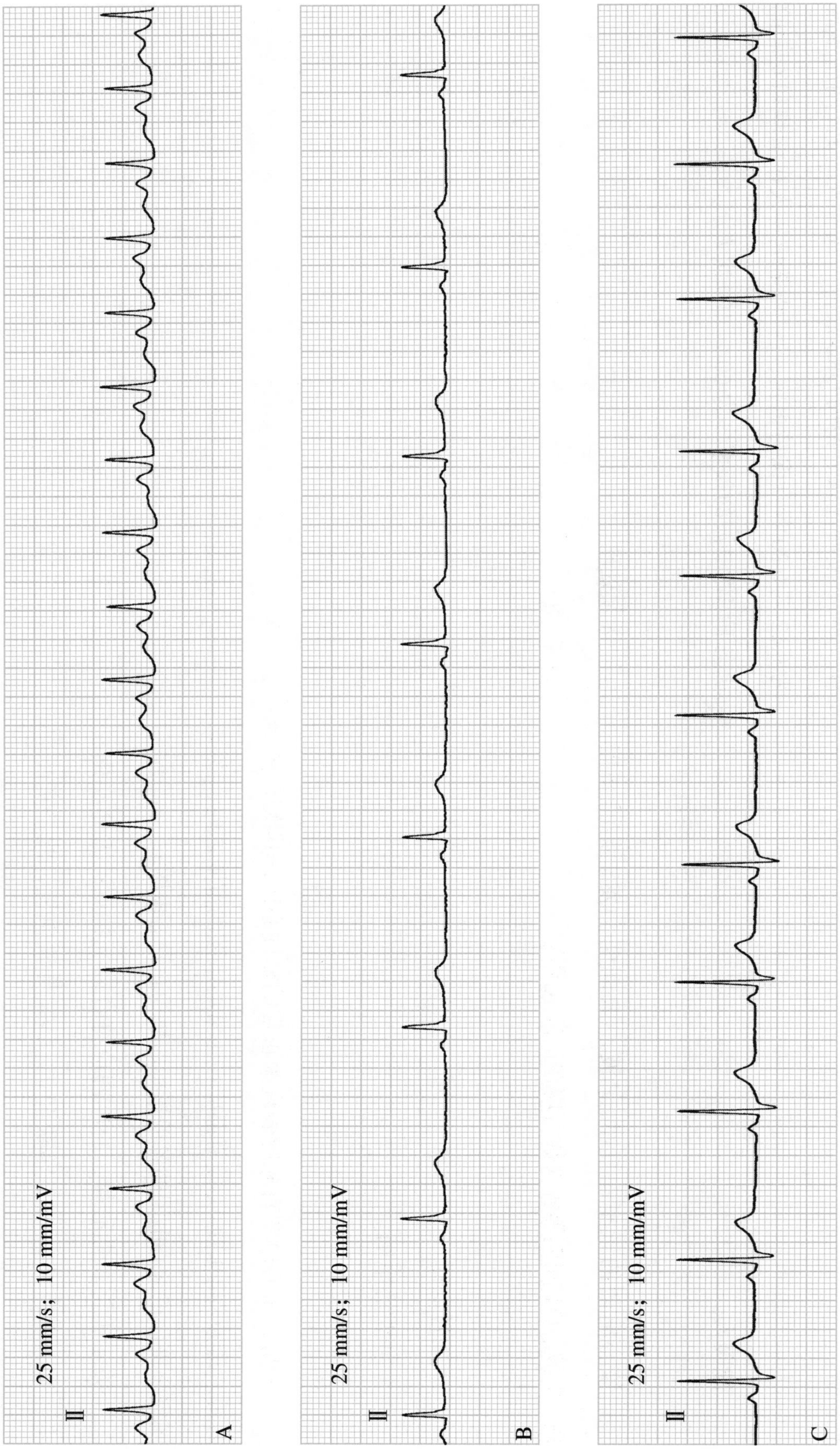
II
25 mm/s；10 mm/mV
A
II
25 mm/s；10 mm/mV
B
II
25 mm/s；10 mm/mV
C

【病史摘要】

图 A：女性，21 岁，上呼吸道感染。体格检查：体温：39 ℃，心率听诊 120 次 / 分，律齐。

图 B：男性，23 岁，篮球运动员。体格检查：心率听诊 45 次 / 分，律齐。

图 C：男性，17 岁，入学体检。心率听诊 65 次 / 分，心律不齐。

【初步印象】

图 A：窦性心动过速？图 B：窦性心动过缓？图 C：窦性心律不齐？

【心电图改变】

- 图 A：窦性 P 波，P 波频率 120 次 / 分。
- 图 B：窦性 P 波，P 波频率 45 次 / 分。
- 图 C：窦性 P 波，P 波频率 67 次 / 分，PP 间距相差大于 0.12 秒。

【心电图诊断】

- 图 A：窦性心动过速。
- 图 B：窦性心动过缓。
- 图 C：窦性心律不齐。

【心电图解析及临床分析】

以上三份心电图中心率或快、或慢、或节律不齐，但其 P 波形态均符合窦性 P 波的特征，故均属窦性心律失常。

关于心率的测量：由心电图推算心率的方法有多种。快速目测心率的方法是：若 PP（或 RR）间距小于记录纸的 3 大格，则心率高于 100 次 / 分；若 PP（或 RR）间距超过 5 大格，则心率低于 60 次 / 分；若 PP（或 RR）间距是 2.5 大格，则心率为 120 次 / 分；若 PP（或 RR）间距是 2 大格，则心率为 150 次 / 分。

窦性心动过速可以是人体的生理性反应，也可以是病理性反应的表现，情绪激动、精神紧张、饮酒、喝浓茶或咖啡时都可引起一过性窦性心动过速，持续性窦性心动过速多见于某些疾病，如发热（图 A）、贫血、缺氧等；窦性心动过缓多数见于正常人，尤其多见于喜爱体育活动的人群（图 B）或睡眠中，亦常见于老年人，病理性窦性心动过缓多见于病态窦房结综合征、甲状腺功能减退等；窦性心律不齐多属正常变异，临床上常见于儿童和青少年（图 C），另在窦性心动过缓时常伴有窦性心律不齐。

【处理建议】

窦性心律失常一般无须特殊处理。

例3 窦房结内游走

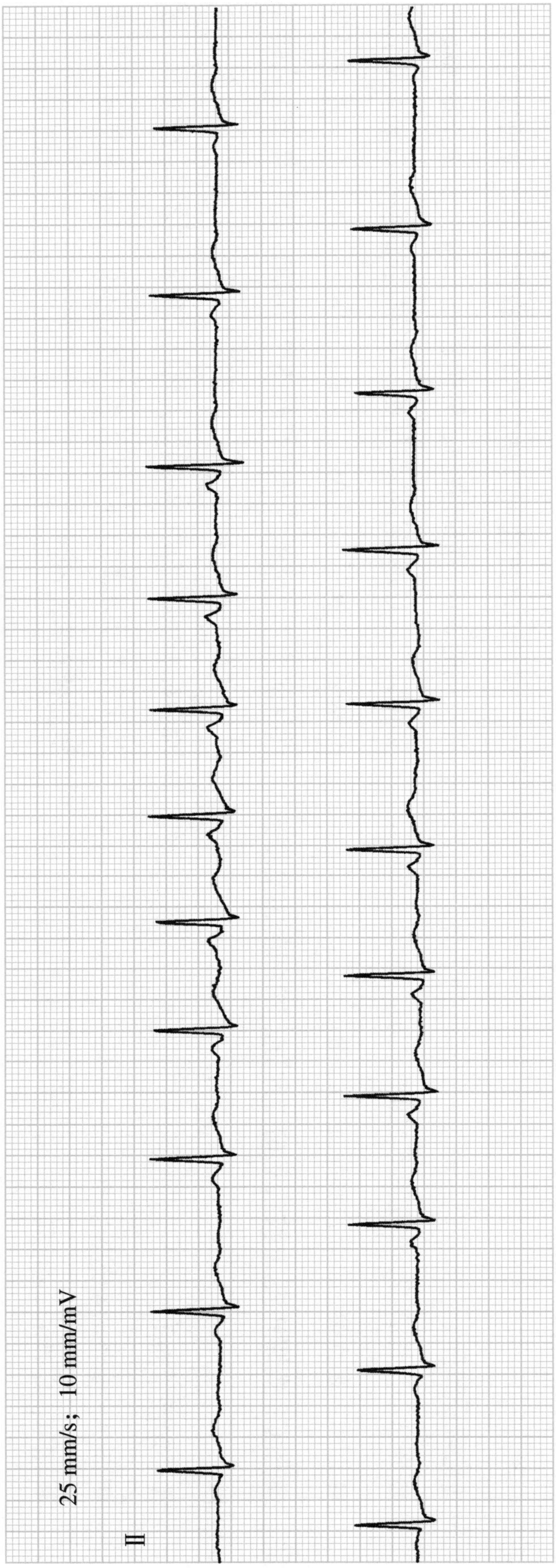

【病史摘要】

男性，14 岁，因上呼吸道感染来医院就诊，既往无心脏病病史。体格检查：听诊心率 72 次 / 分，心律明显不齐。

【初步印象】

心律不齐。

【心电图改变】

PP 间期不匀齐，P 波形态随 PP 间期长短的变化而改变：PP 间期延长心率减慢时，P 波变得矮小；PP 间期缩短心率增快时，P 波振幅随之增高。

【心电图诊断】

- 窦性心律。
- 窦房结内游走（结合临床，考虑为正常变异）。

【心电图解析及临床分析】

窦房结分头、体、尾三部分，各部分均有自律性。窦房结头部自律性最高，尾部最低。当交感神经兴奋时，起搏点位于窦房结头部，当迷走神经张力升高时，起搏点在窦房结尾部。有时随着自主神经的变化，窦房结的起搏点可发生周期性的转移，即从窦房结头部逐渐转移至体部及尾部，而后又从尾部逐渐转移至体部和头部，故称之为窦房结内游走。窦房结内游走性在临床上多见于健康儿童及青年，少数可见于器质性心脏病患者，或由洋地黄药物引起。该病例系无心脏病史及体征的儿童，属生理现象，无临床意义。

【处理建议】

无须特殊处理。

例4 房性心律

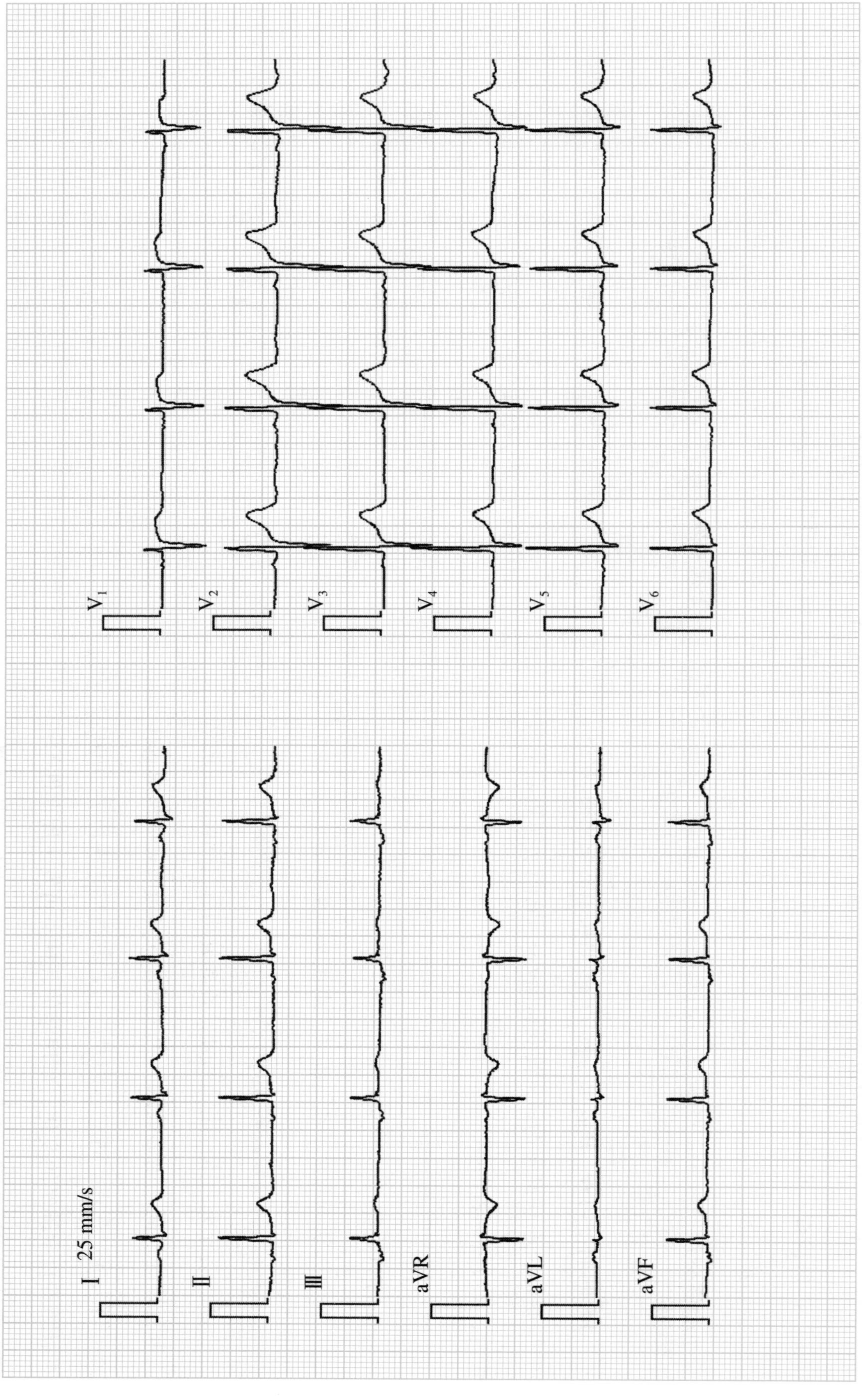

【病史摘要】

女性，24 岁，产前检查，既往无心脏病病史。

【初步印象】

无心脏疾病。

【心电图改变】

- Ⅱ、Ⅲ、aVF 导联 P′ 波浅倒置，aVR 导联 P′ 波正负双向，V_3 ~ V_6 导联 P′ 波平坦。
- P′ P′ 匀齐，频率 59 次 / 分。
- P′ R 间期 0.14 秒，QRS 波群形态正常。

【心电图诊断】

房性心律。

【心电图解析及临床分析】

P 波代表心房除极的电位变化。由窦房结发出的激动其 P 波的方向为：Ⅰ、Ⅱ、aVF、V_4 ~ V_6 导联直立，aVR 导联倒置。图中的 P 波不符合窦性 P 波特点，故不是窦性心律，但也不符合交界性逆行 P^- 波的特征（$P^-_{Ⅱ、Ⅲ、aVF}$ 倒置，P^-_{aVR} 波直立，P^-R 间期小于 0.12 秒）。因此，该患者心脏的激动来自心房其他部位的起搏点，为房性心律。房性 P′ 波呈何种形态，视异位起搏点所处心房部位的不同而异：离窦房结越近，P′ 波形态与窦性 P 波越接近，反之差异越大。

正常情况下，心脏特殊传导系统中窦房结自律性最高，心脏节律总是由自律性最高的起搏点所控制。因此，正常人心脏活动多表现为窦性心律。房性心律一般在窦性激动频率减慢的情况下表现出来，有时表现为窦性 P 波逐渐演变为房性 P′ 波的游走过程，多无临床意义。亦可在房性早搏、房性心动过速、心房扑动或心房颤动等终止以后发生。临床上多见于妊娠期或年轻女性，亦可见于累及心房的器质性心脏病，如风湿性心脏病、高血压、冠状动脉性心脏病（简称“冠心病”）、心肌炎、肺源性心脏病等。

【处理建议】

该患者无心脏不适症状和心脏病病史，可不予处理，必要时可查超声心动图、24 小时动态心电图、X 线胸片、心肌酶谱和肌钙蛋白，以排除器质性心脏病。

例5 左心室高电压

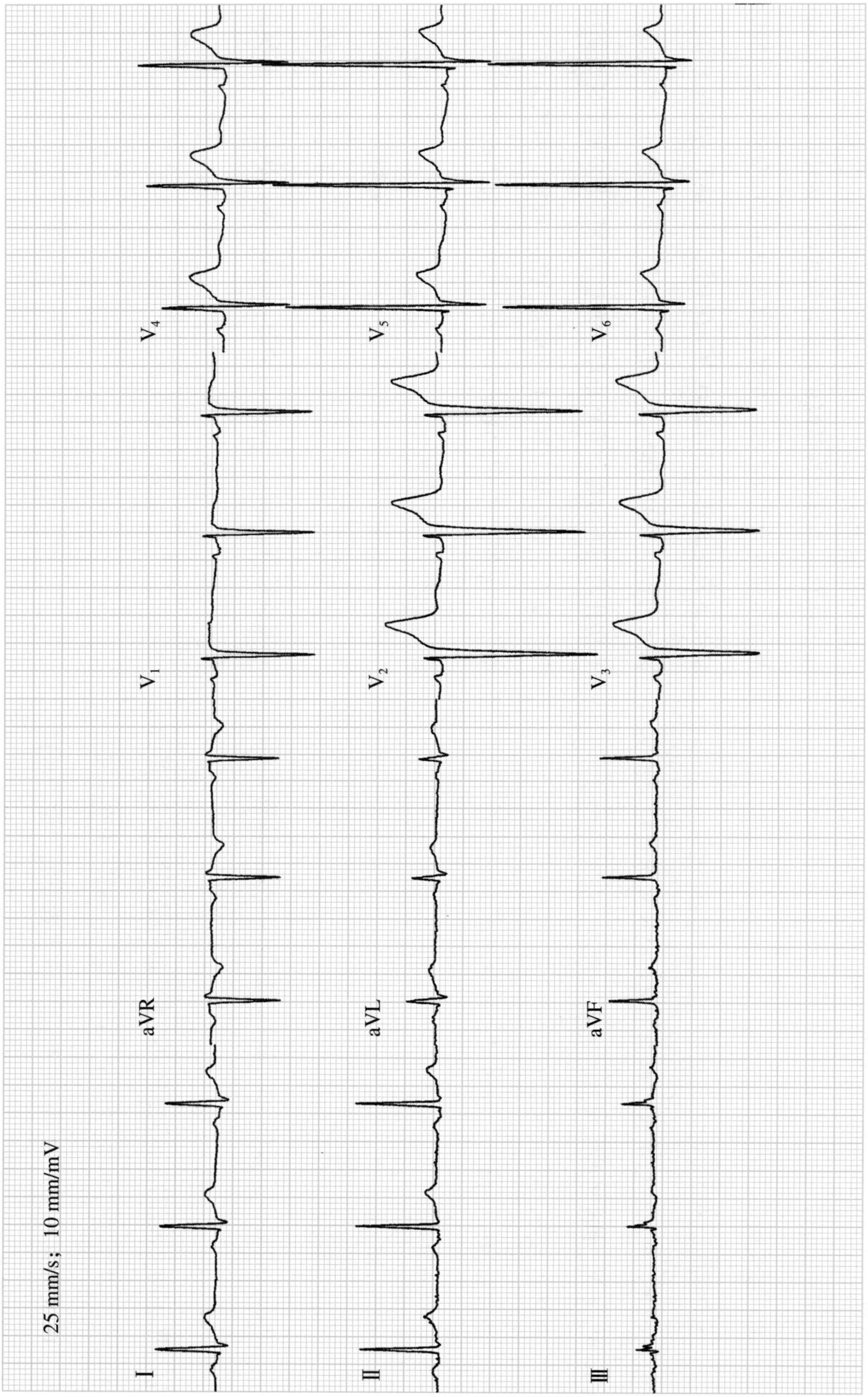
25 mm/s；10 mm/mV
I
II
III
aVR
aVL
aVF
V1
V2
V3
V4
V5
V6

【病史摘要】

男性，23 岁，因出国行常规体检。既往无心脏病病史。体格检查无异常。

【初步印象】

健康人。

【心电图改变】

- 左心室电压增高：Rv_5、$v_6 > 2.5$ mV，$Rv_5 + Sv_1 > 4.0$ mV。

【心电图诊断】

- 窦性心律。
- 左心室高电压（结合临床，考虑为正常变异）。

【心电图解析及临床分析】

该心电图的改变是，反映左心室电压的 QRS 波群振幅增高超过正常范围。临床上，左心室和（或）右心室电压增高，常见于左心室和（或）右心室肥大，但也可见于正常人，其心电图改变缺乏特异性。因此，对心电图 QRS 波群电压增高的判断必须紧密结合临床和其他检查结果，不可仅根据 QRS 波群电压增高就诊断为心室肥大。若临床上无引起心室肥大的病因，其他检查亦无发现心室肥大的证据，那么心电图上出现的 QRS 波群电压增高，就只能（描述性）诊断为左心室或右心室高电压。

该受检者系 23 岁青年男性，既往无心脏病病史，体格检查未发现异常，故将 QRS 波群电压增高诊断为“左心室高电压”，其改变应属正常变异，无临床意义。

【处理建议】

为谨慎起见，可考虑行 X 线胸片和超声心动图检查，以排除器质性病变。

例6 位置性Q波

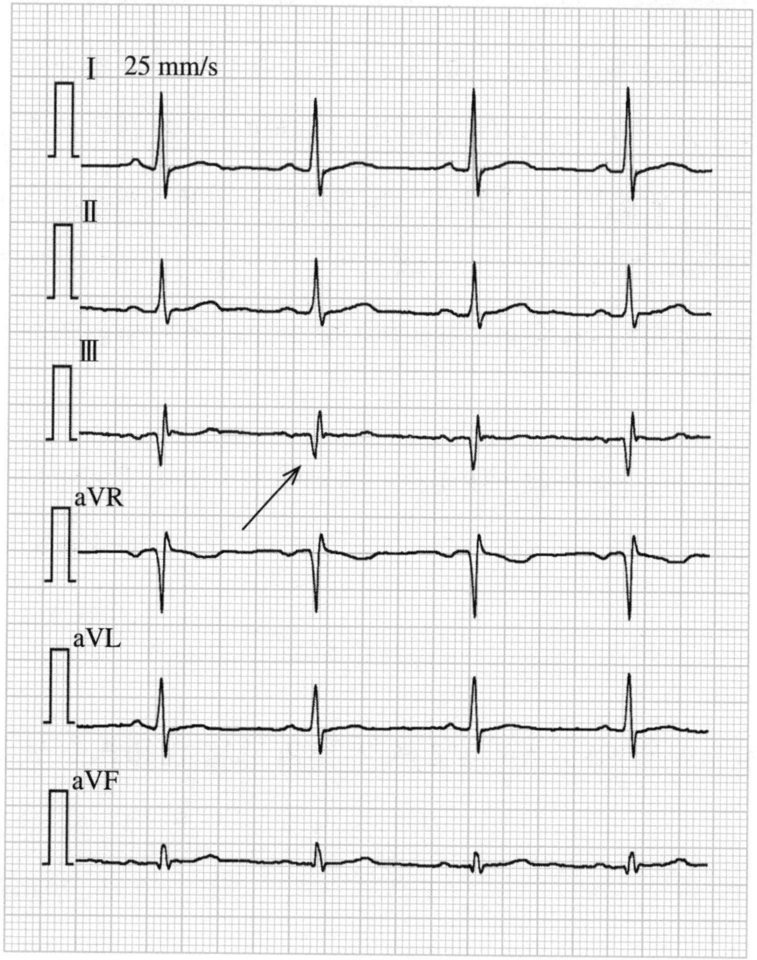

自然状态下

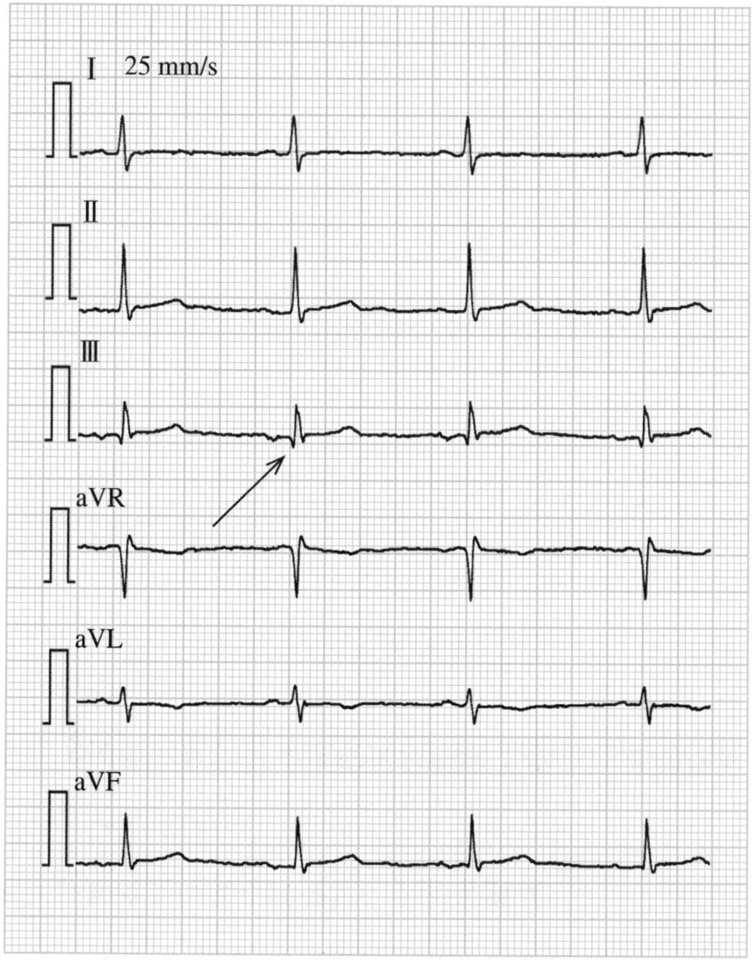

吸屏气时

【病史摘要】

女性，45 岁，体型较肥胖，外科术前检查。既往无心脏病病史，无心脏不适症状。体格检查无异常。

【初步印象】

无明显心脏疾病。

【心电图改变】

在自然安静状态下，Ⅲ导联 QRS 波群呈 qr 型，q ≥ r，aVF 导联呈 qrs 型，q ≤ r/4。深吸气屏住呼吸时，Ⅲ导联 QRS 波群呈 qrs 型，q ≤ r/4，aVF 导联呈 Rs 型，q 波消失。

【心电图诊断】

- 窦性心律。
- Q 波异常（结合临床，考虑为正常变异）。

【心电图解析及临床分析】

关于 Q 波：正常人 V_1、V_2 导联不应出现 Q 波或 q 波（但可呈 QS 型），aVR 导联可表现出 q 或 Q 波。其他导联可以有 Q 波，但其幅度应小于同导联 R 波的 1/4，时间应小于 0.04 秒，超出上述范围的 Q 波称为异常 Q 波。不过若仅在Ⅲ导联或 aVL 导联超出该范围仍属正常。

Q 波异常临床可见于：心肌梗死、心肌病、重症心肌炎、脑血管意外、肺源性心脏病等，但也可见于正常人。该患者既往无心脏病史，现又无心脏不适症状，并在行深吸气屏住呼吸后描记的心电图中 Q 波明显减小或消失，故该 Q 波应考虑为与心脏位置有关的位置性 Q 波，无临床意义。所谓位置性 Q 波是指由于心脏位置的变化，造成心电图某些导联出现异常 Q 波。某些体型肥胖的人，在自然状态下心脏呈横位或接近横位，当深吸气时，膈肌下降，牵拉心脏由横位转呈垂位，使原先的异常 Q 波明显减小或者消失。在该患者心电图中还可以看到心脏位置发生改变后的其他表现：Ⅰ、aVL 导联 R 波振幅降低和Ⅲ、aVF 导联 R 波振幅的增高。

【处理建议】

无须特殊处理。

例7 早期复极

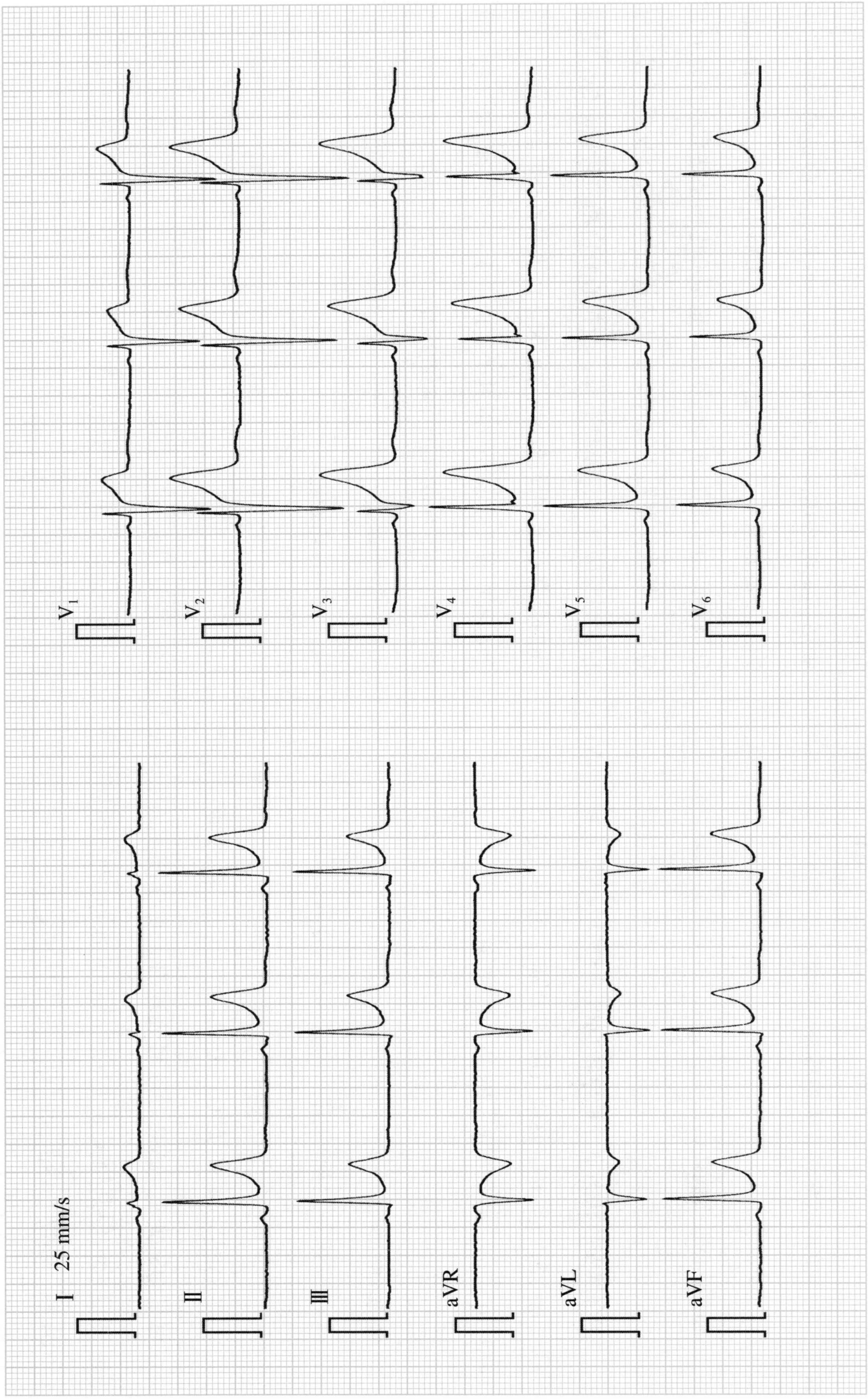

【病史摘要】

男性，33 岁，健康体检。既往无心脏病病史，体格检查无异常。

【初步印象】

无明显心脏疾病。

【心电图改变】

- 肢体导联的Ⅱ、Ⅲ、aVF 导联及胸导联的 V_2 ~ V_6 导联 ST 段凹面向上抬高，其中以 V_4 导联抬高最明显，约有 0.3 mV。
- ST 段抬高的导联 T 波直立高耸。
- V_4 导联可见明显的 J 波。

【心电图诊断】

- 窦性心律。
- 早期复极（结合临床，考虑为正常变异）。

【心电图解析及临床分析】

早期复极的产生机制是，部分心室肌在心室除极尚未全部结束即开始复极，导致心电图出现 J 波、ST 段抬高、T 波高耸等改变。

早期复极常见于青年男性及运动员中。多数无任何症状，部分患者有头昏、乏力、胸闷、心悸等，另有少数患者出现心前区疼痛，并可向后背部放射，在夜间及睡眠时加重，活动后减轻。

长期以来，早期复极一直被认为是心电图正常变异，预后良好。但近年来，国内外均有文献报道，有些早期复极呈家族性发病（占早期复极征总数的 1% ~ 3%），此类患者可因室性心动过速（简称“室速”）、心室颤动（简称“室颤”）等恶性室性心律失常的发作导致猝死。其机制尚不完全清楚，可能与基因突变有关。因而在临床上，当遇到有心室早期复极改变的心电图时，应注意其家族成员中有无早期复极的心电图报告，以及有无晕厥、猝死情况的发生。而本例受检者系 33 岁男性，健康体检，无任何不适，家人亦无明显心脏病病史，故该心电图改变考虑为正常变异。

【处理建议】

无须特殊处理。

例8 缺血型 ST 段下移

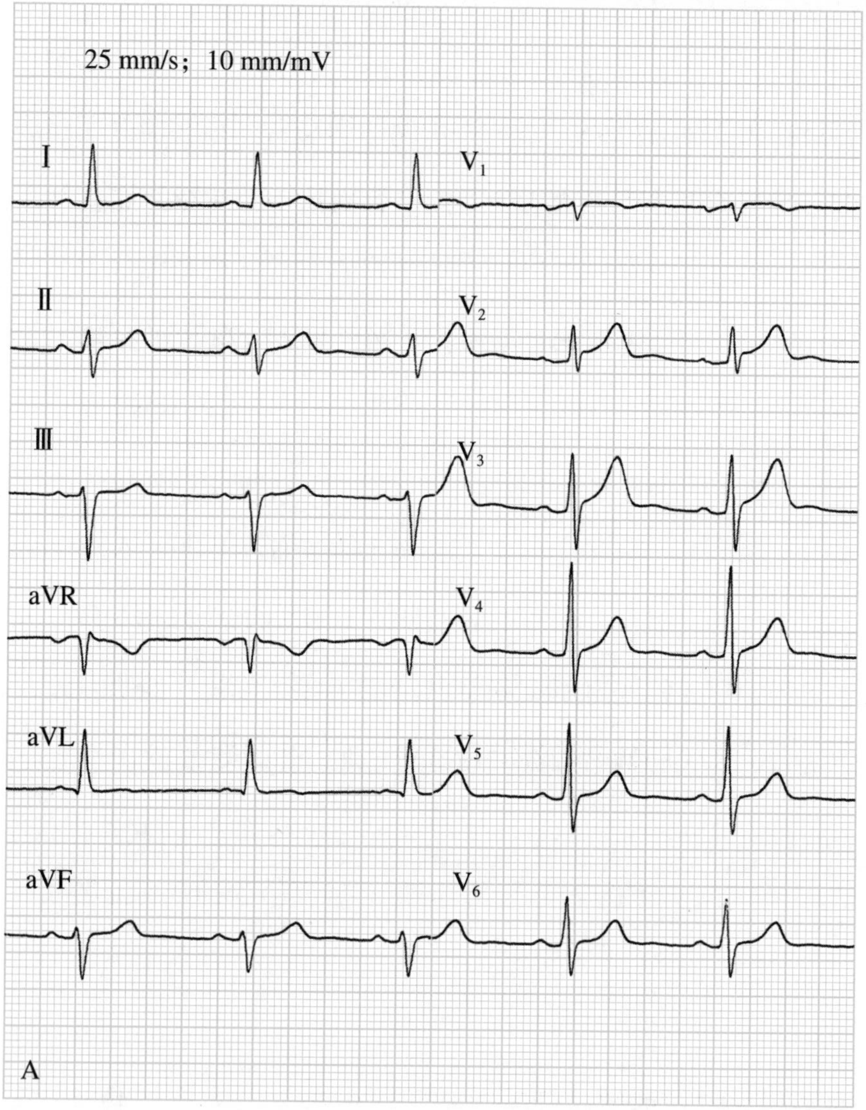

发病6个月前的心电图

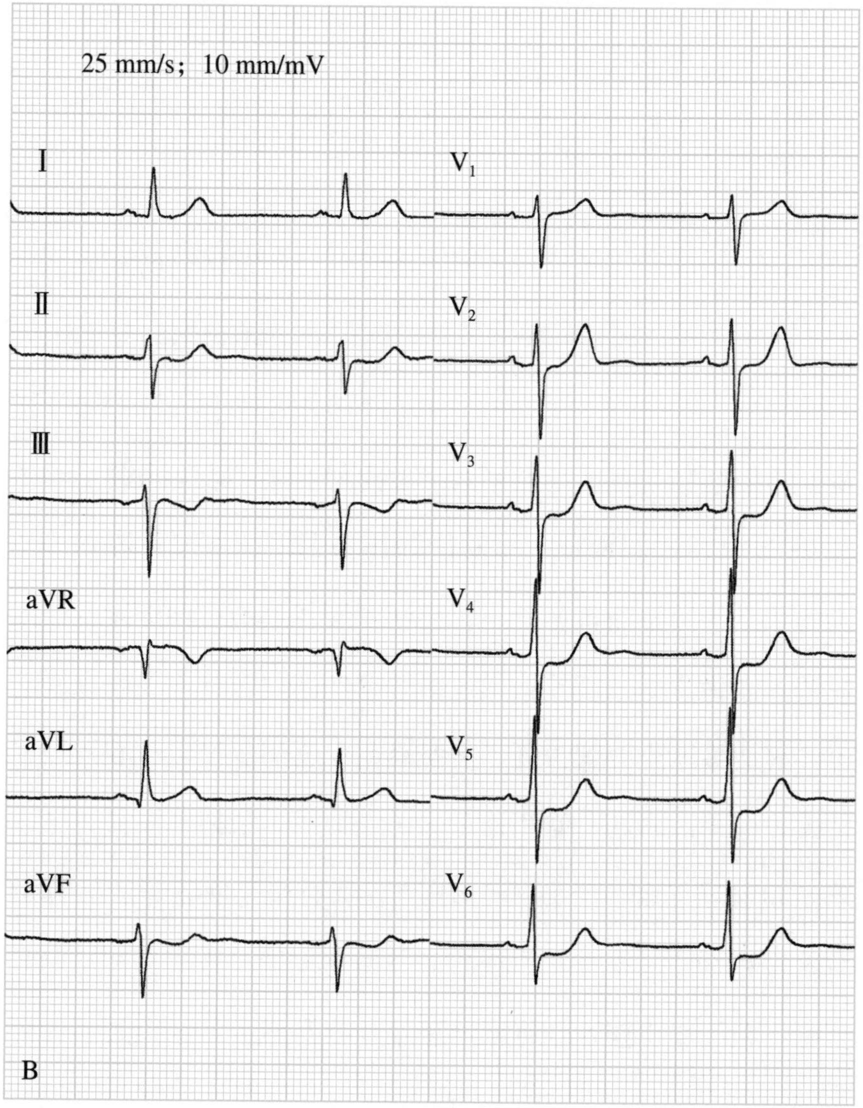

ST 段压低

【病史摘要】

男性，55 岁，突发胸闷、胸痛 1 小时，心电图（图 B）显示 ST 段压低。6 个月前心电图显示：大致正常。

【初步印象】

冠心病，心绞痛。

【心电图改变】（图 B）

- PP 间期为 1.10 秒，心率 55 次 / 分。
- V_3 ~ V_6 导联 ST 段水平型下移不小于 0.05 mV（0.05 ~ 0.20 mV），Ⅱ、Ⅲ、aVF 导联 ST 段下斜型下移约 0.05 mV，aVR 导联 ST 段上抬约 0.05 mV。

【心电图诊断】（图 B）

- 窦性心动过缓。
- ST 异常，提示前侧壁、下壁心肌缺血。

【心电图解析及临床分析】

在心电图上，ST 段下移可分为水平型、下斜型和上斜型三种形态，不同形态的 ST 段下移其临床意义有明显不同。水平型和下斜型 ST 段下移因多见于心肌缺血患者，故被称为缺血型 ST 段下移。在有典型临床症状的情况下，ST 段水平型下移强有力地提示心肌缺血，下斜型 ST 段下移提示心肌缺血的可靠性下降；而上斜型 ST 段下移则大多是生理性的。该患者心电图 V_3 ~ V_6 导联 ST 段由原先的正常水平转呈典型水平型下移（0.05 ~ 0.20 mV），Ⅱ、Ⅲ、aVF 导联 ST 段转呈下斜型下移（0.05 mV），并且其改变发生在患者有明显胸痛症状的情况下，所以该 ST 段下移，反映的是前侧壁及下壁的心肌缺血。

需要指出的是，心电图上的 ST–T 改变，虽多见于心肌缺血，但也可见于其他多种情况，仅从体表心电图表现多数很难判断其病因。即便是“缺血型 ST 段下移”“冠状 T 波”（例 9），也只是特异性相对较高，而并非冠心病心肌缺血的代名词，反映心肌缺血最有意义的 ST–T 改变是：随心肌缺血症状的出现与消失而相应表现出的 ST–T 动态改变。因此，与心绞痛发作前心电图对照或多次复查心电图有助于鉴别诊断。

【处理建议】

该患者胸痛症状发作时，心电图显示 V_3 ~ V_6 导联 ST 段呈水平型下移，Ⅱ、Ⅲ、aVF 导联 ST 段下斜型下移，反映前侧壁及下壁心肌缺血。建议：

1. 患者在心绞痛发作时立即停止活动，给予快速改善冠状动脉血供药物，如含服硝酸甘油或速效救心丸。可口服硝酸酯类药、β 受体阻滞剂或钙通道阻滞剂以预防再次发作。

2. 动态观察心电图变化，检测心肌酶、肌钙蛋白等心肌坏死标志物，排除非 ST 段抬高型心肌梗死。

3. 请心内科会诊，做进一步处理。

例9 缺血型T波改变

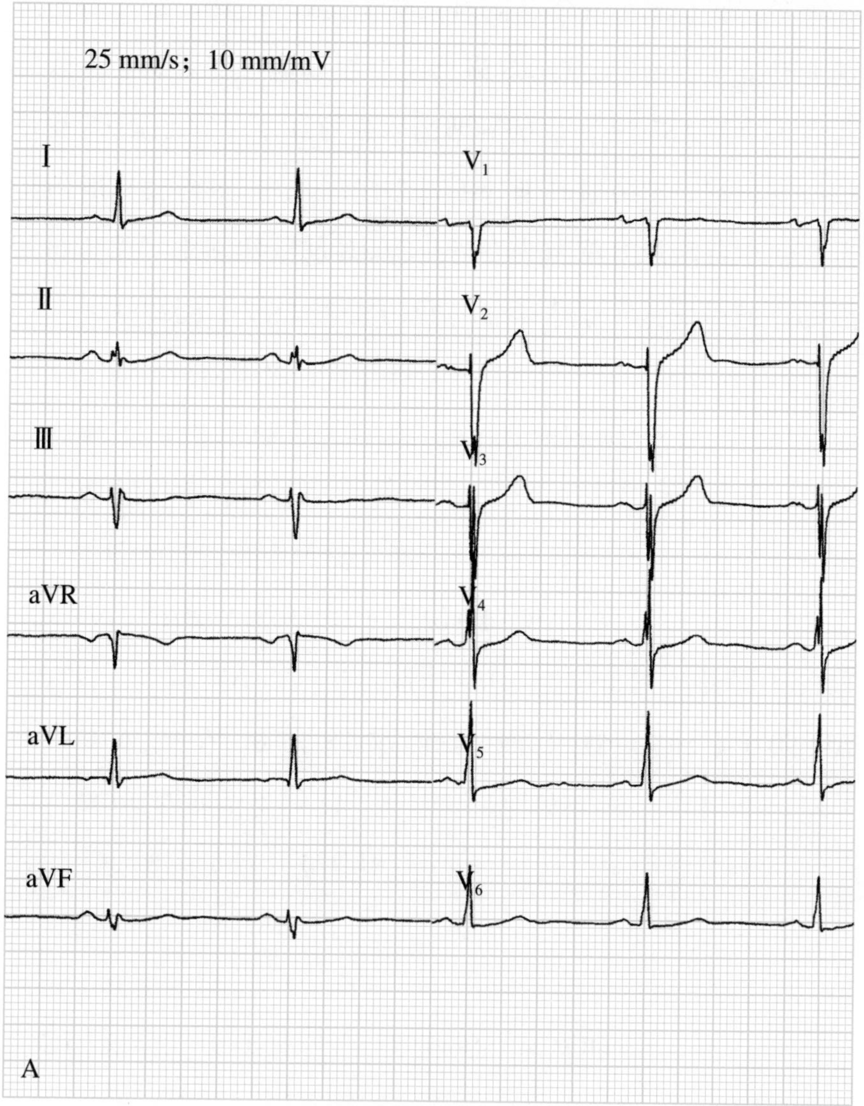

发病2个月前的心电图

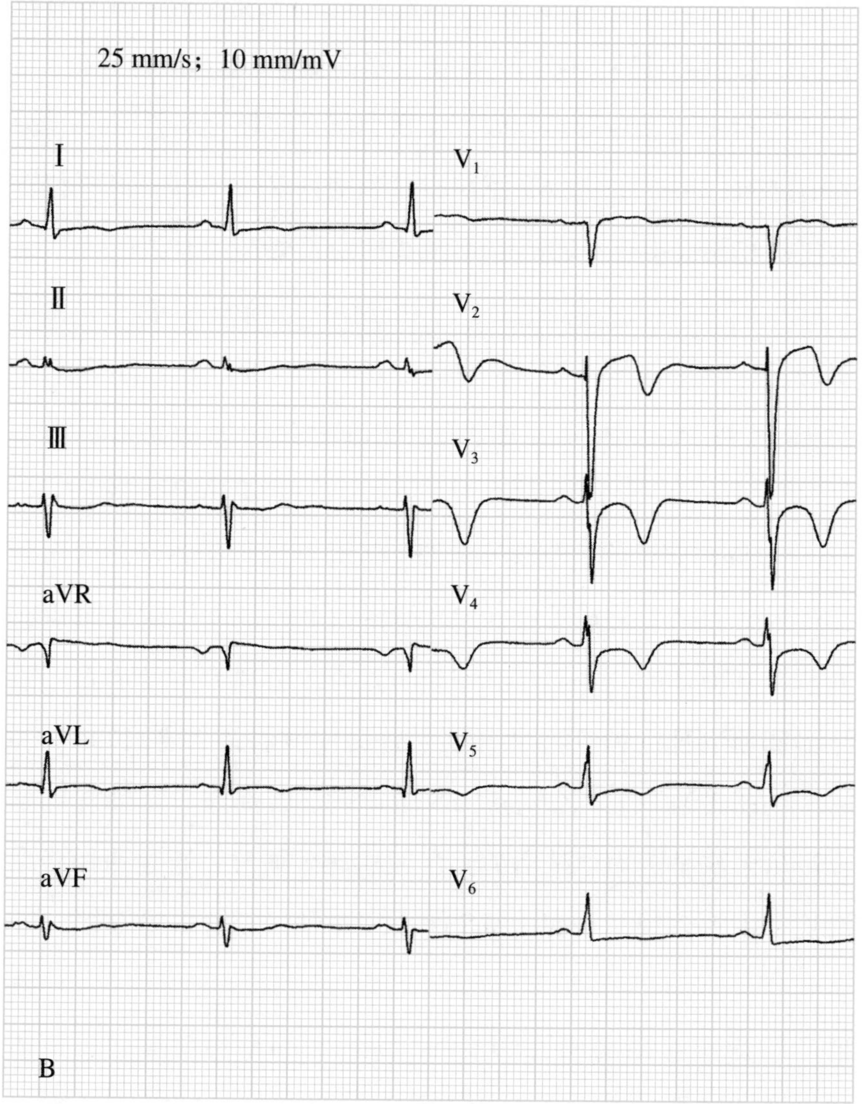

胸痛时

【病史摘要】

女性，64岁，发作性胸部闷痛1周，加重1天，既往无心脏病病史。图A为2个月前体检时记录的心电图，图B为胸痛时记录的心电图。

【初步印象】

冠心病，心绞痛。

【心电图改变】（图B）

- Ⅱ、Ⅲ、aVF、V_4 ~ V_6 导联ST段下移不小于0.05 mV。
- Ⅰ、Ⅱ、Ⅲ、aVL、aVF、V_2 ~ V_6 导联T波低平或倒置，尤其 V_2 ~ V_4 导联双肢对称深倒置。

【心电图诊断】（图B）

- 窦性心律。
- ST-T异常（冠状T波），提示前侧壁心肌缺血。

【心电图解析及临床分析】

在心电图上，以R为主的导联T波应该直立，T波若表现为低平、双向、倒置称为T波改变或T波异常。T波改变在临床上十分常见，既可由器质性疾病引起，亦可能是功能性改变。不同原因所致的T波改变常因缺乏特征性而不易鉴别。T波倒置是心肌缺血最常见的T波改变，尤其是表现为双肢对称、倒置深尖的T波，因多见于冠心病患者故名为冠状T波。然而，T波倒置也可见于其他病因，因此判断T波倒置的临床意义，须紧密结合临床情况。分析心电图时，除观察T波的方向外，还须注意倒置T波的形态、倒置的深度，以及QRS波群、ST段的变化等情况。

该患者2个月前体检时的心电图显示大致正常，而在本次心绞痛发作时的心电图显示：Ⅰ、Ⅱ、Ⅲ、aVL、aVF、V_2 ~ V_6 导联T波由原来的直立转为低平或倒置，尤其 V_2 ~ V_4 导联呈典型的冠状T波，并且有ST段轻中度水平下移，心电图改变反映心脏前侧壁发生心肌缺血。

【处理建议】

该患者于胸闷、胸痛发作时，心电图 V_2 ~ V_4 导联出现冠状T波，提示心肌缺血。处理建议参照例8。

例10 变异型心绞痛

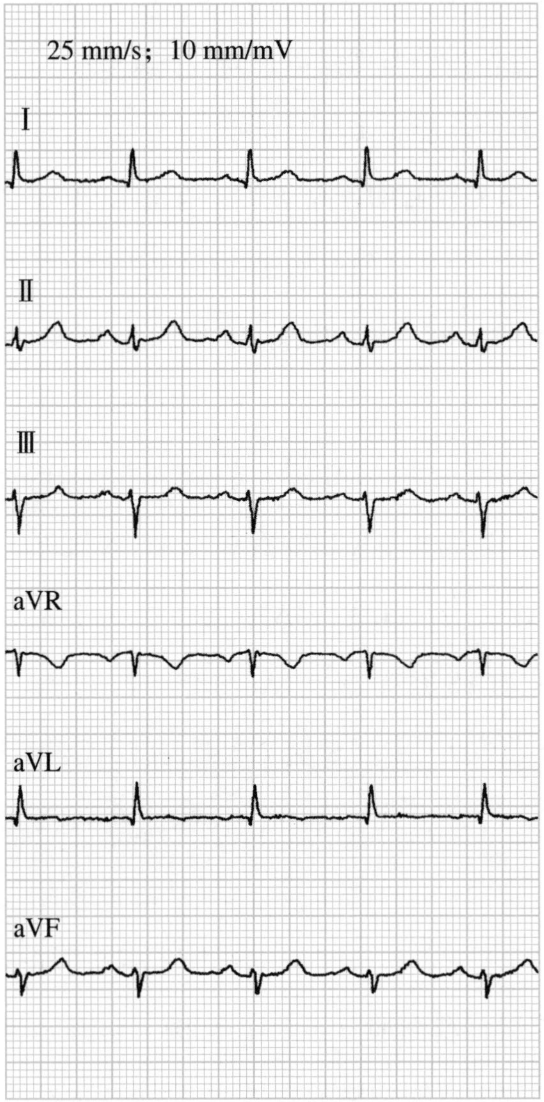

心绞痛发作前

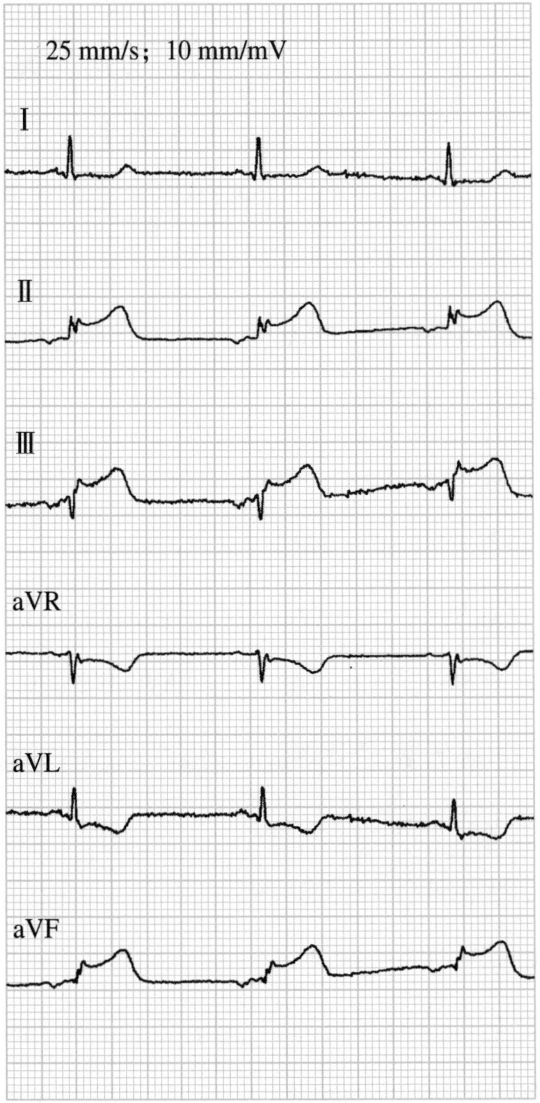

心绞痛发作时

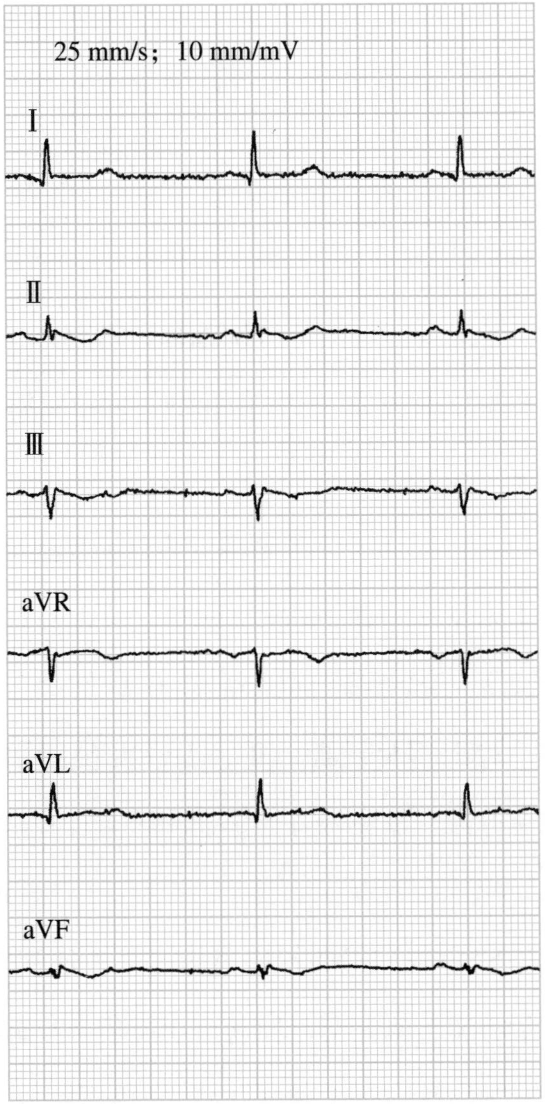

心绞痛缓解后

【病史摘要】

男性，59 岁，突发心前区剧烈胸痛 20 分钟。

【初步印象】

心绞痛？

【心电图改变】

- 心绞痛发作前：心电图大致正常。
- 心绞痛发作时：Ⅱ、Ⅲ、aVF 导联 ST 段明显抬高，T 波直立增高；Ⅰ、aVL 导联出现对应性改变，ST 段下移，T 波低平或倒置。
- 心绞痛缓解后：Ⅱ、Ⅲ、aVF 导联 ST 段恢复至基线，T 波转低平或浅倒置；Ⅰ、aVL 导联 ST–T 基本恢复正常。

【心电图诊断】

心绞痛发作时诊断为：

- 窦性心律。
- Ⅱ、Ⅲ、aVF 导联 ST 段抬高，T 波高耸，提示心脏下壁心肌损伤。

【心电图解析及临床分析】

心绞痛的分型和命名有多种。各类型心绞痛发作时心电图大多表现为 ST 段下移，心电图缺乏特征性，唯变异型心绞痛发作时心电图改变较为独特：主要表现为缺血区导联出现一过性损伤型 ST 段抬高和 T 波的直立高耸，在缺血缓解后，ST 段及 T 波即恢复至原状。该病例恰巧记录到了这一过程：当患者心绞痛发作时，心电图出现损伤型 ST 段抬高和 T 波的直立增高；在患者胸痛症状缓解后，ST 段回落至基线，T 波转低平或浅倒置。

心电图上 ST–T 改变可以是心肌缺血的表现，也可见于其他多种情况，仅从体表心电图表现，多数很难作出病因判断。但是，随着心肌缺血症状的出现与消失而相应表现出的 ST–T 动态改变，应该是心电图诊断心肌缺血最有确定意义的指标。

【处理建议】

变异型心绞痛临床少见，但若治疗不及时可进展为急性心肌梗死。建议：迅速予硝酸甘油舌下含服。预防痉挛发作以钙通道阻滞剂为首选。

例11 由心肌缺血进展到心肌梗死的心电图改变

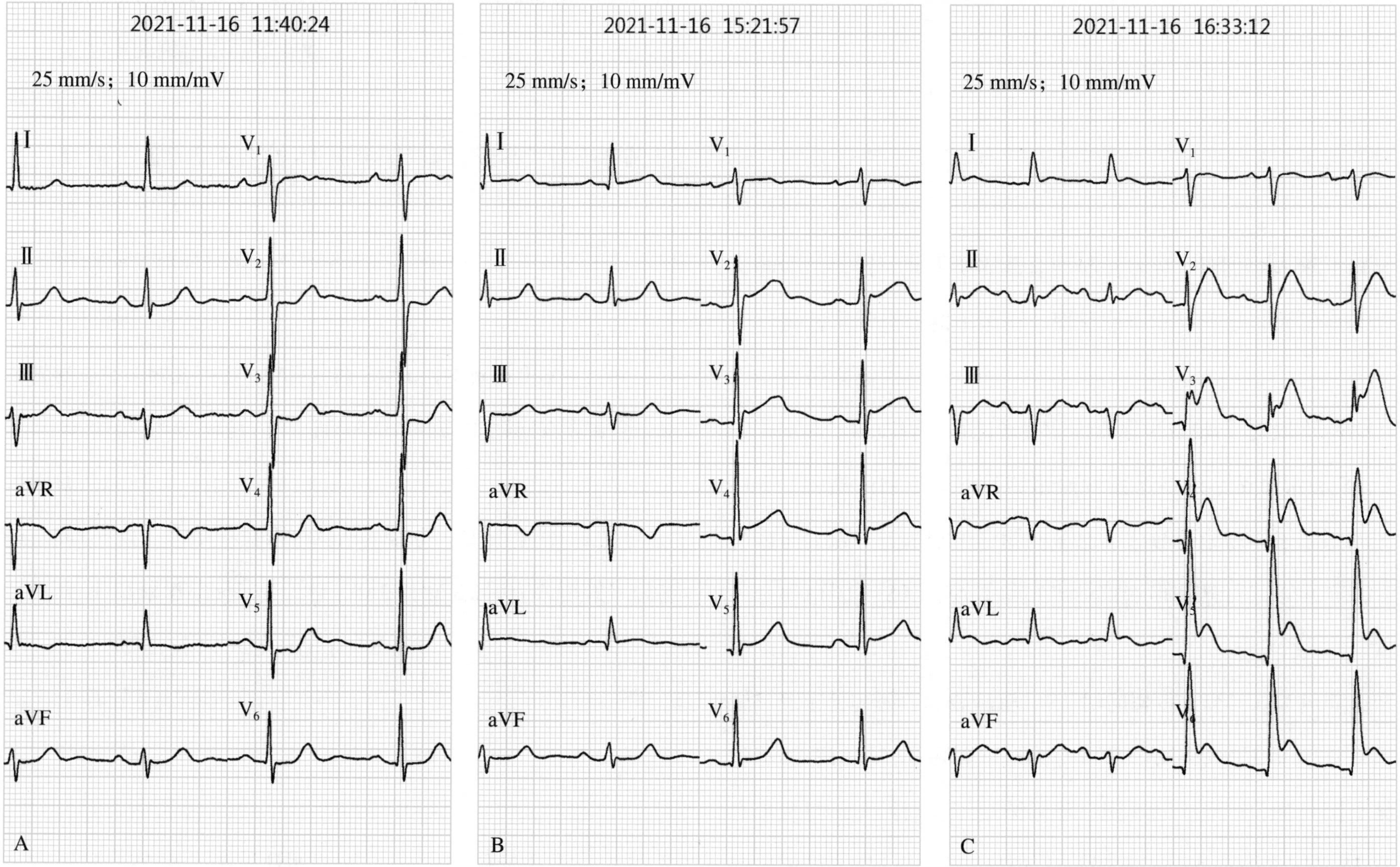

【病史摘要】

男性，68 岁，心前区发作性压榨性疼痛 1 周，加重 12 小时，不能缓解。既往无明显心脏病病史，吸烟 30 余年。血清心肌坏死标记物（transnationlity index，TNI）：4.15 ng/mL（报告时间：当日 15 时 50 分）。

【初步印象】

冠心病心肌缺血。

【心电图改变】

● 图 A：Ⅰ、aVL、V_2 ~ V_6 导联 ST 段水平型或下斜型下移不超过 0.05 mV。

● 图 B：与图 A 相比，Ⅰ、aVL 导联 ST 段上升至基线，V_2 ~ V_6 导联 ST 段轻度抬高 0.05 ~ 0.15 mV。

● 图 C：V_3 ~ V_6 导联 ST 段明显抬高约 0.3 mV。

【心电图诊断】

● 图 A：①窦性心律；② ST 段下移，提示心肌缺血。

● 图 B：①窦性心律；② ST 段轻度抬高（伪性改善），提示心肌损伤。

● 图 C：窦性心律，QRS 波群增宽、ST 段明显抬高，结合 TnI：4.15 ng/mL 考虑为超急性前侧壁心肌梗死。

【心电图解析及临床分析】

以上是患者因心前区间断性压榨性疼痛 1 周，加重半天不能自行缓解，来医院就诊 5 个小时内记录的三份心电图。三份图让我们看到患者由心肌缺血→心肌损伤→心肌梗死在心电图上的典型改变。图 A 可见 ST 段水平型或下斜型下移，结合患者症状即提示心肌缺血；在图 B 中 ST 段由图 A 的下移转呈轻度抬高（尽管抬高的幅度不大），提示已由心肌缺血发展至心肌损伤；图 C 出现了 QRS 波群增宽及 ST 段明显抬高，显现出超急性心肌梗死心电图特征。需要警惕的是，图 B 心电图改变轻微：仅可见部分导联 ST 段轻度抬高，若就图论图，则易误判为大致正常心电图。但结合患者症状并与之前的心电图对比，该 ST 段的回升应考虑是心肌缺血进一步加重导致心肌损伤的表现。这种改变在心电学上被称为“伪性改善”。

随即，心内科为患者行急诊经皮冠状动脉介入治疗（percutaneous coronary intervention，PCI），造影显示：左前降支中段狭窄 70%，回旋支近端完全闭塞。

【处理建议】

针对急性冠脉综合征（acute coronary syndrome，ACS）患者的一般处理原则是：

1. 绝对卧床，监测心电、血压及血氧饱和度，吸氧，记录 24 小时出入量。

2. 急查肌钙蛋白、肌红蛋白、肌酸肌酶同工酶（creatine kinase isoenzymes，CK-MB）等心肌坏死标志物，动态观察心电图变化。

3. 立即给予阿司匹林 300 mg、氯吡格雷 300 ~ 600 mg 口服，皮下注射低分子肝素。

4. 若胸痛明显，可给予吗啡 5 ~ 10 mg 皮下注射，并给予硝酸甘油 5 mg 静脉滴注。

5. 再灌注心肌。有冠脉介入条件者直接 PCI，否则立即行溶栓治疗。

例12 超急性心肌梗死

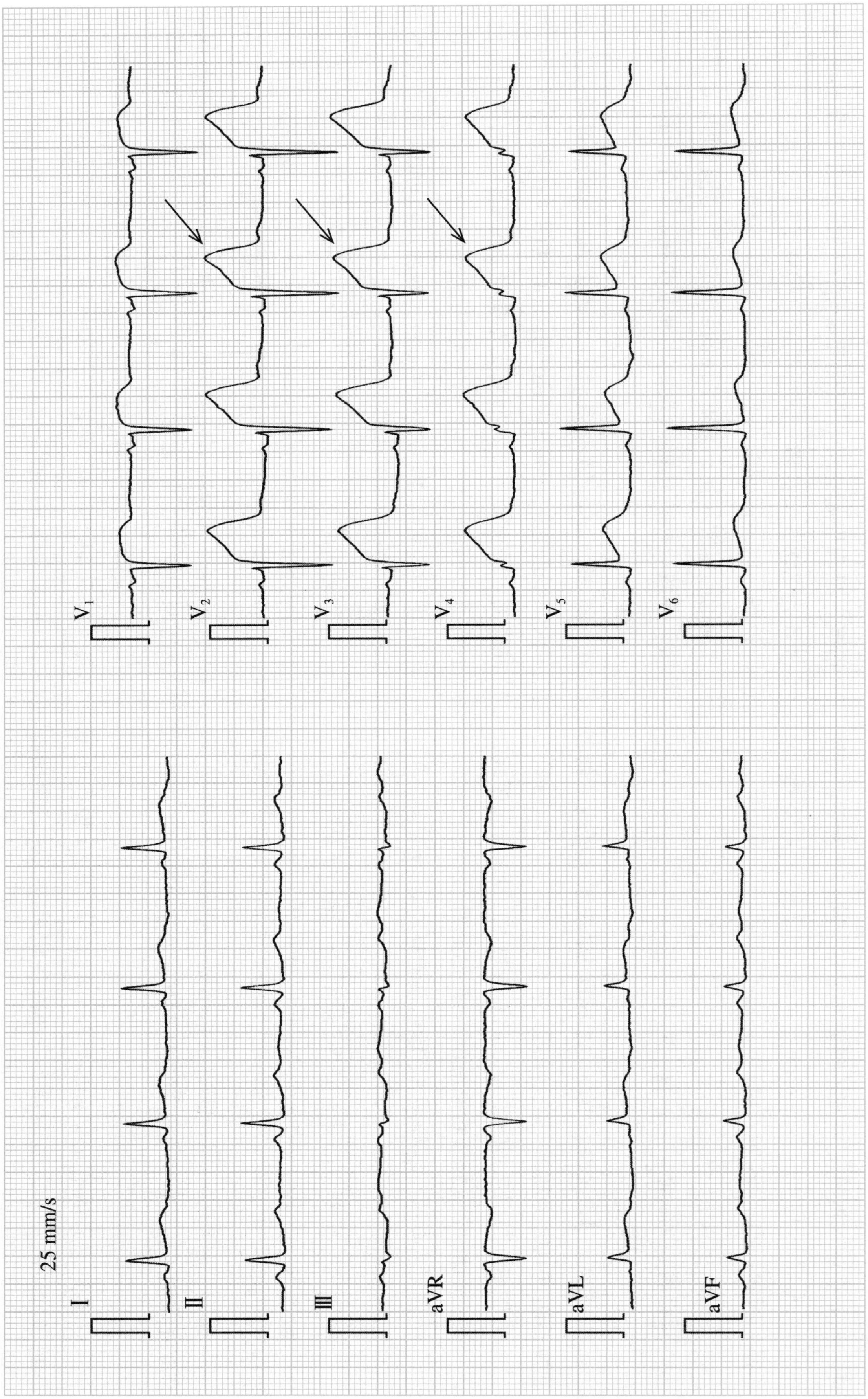

【病史摘要】

男性，58 岁，胸骨后持续压榨样疼痛 40 分钟。

【初步印象】

冠心病，急性心肌梗死？

【心电图改变】

- 胸导联 R 波递增不良，$Rv_2=Rv_3$，$Rv_4=0.3$ mV。
- V_1 ~ V_5 导联 ST 段上斜型抬高 0.15 ~ 0.5 mV。
- V_2 ~ V_4 导联 T 波直立高耸。

【心电图诊断】

- 窦性心律。
- 超急性心肌梗死（前间壁及前壁？）。

【心电图解析及临床分析】

心肌梗死患者的心电图可表现出异常 Q 波、ST 段抬高和 T 波的改变。在心肌梗死刚发生的超急性期，其最主要改变是 T 波高耸，并同时出现 ST 段上斜型抬高，异常 Q 波此时常尚未出现。该患者心电图便是这样一份典型图例：V_2 ~ V_4 导联 T 波直立高耸并与其前上斜型抬高的 ST 段融合，形似一面面迎风招展的“小红旗”（箭头所示）。此时相应导联上 Q 波虽然还未看到，但其 R 波振幅明显降低，在随后记录的心电图中坏死型 Q 波应很快出现。

在胸痛患者的心电图上出现 T 波直立高耸并伴有 ST 段上斜型抬高，应首先考虑到急性心肌梗死的发生！

【处理建议】

根据心电图改变，基本可以确诊为急性心肌梗死，处理建议参照例 11。

例13 急性下壁心肌梗死

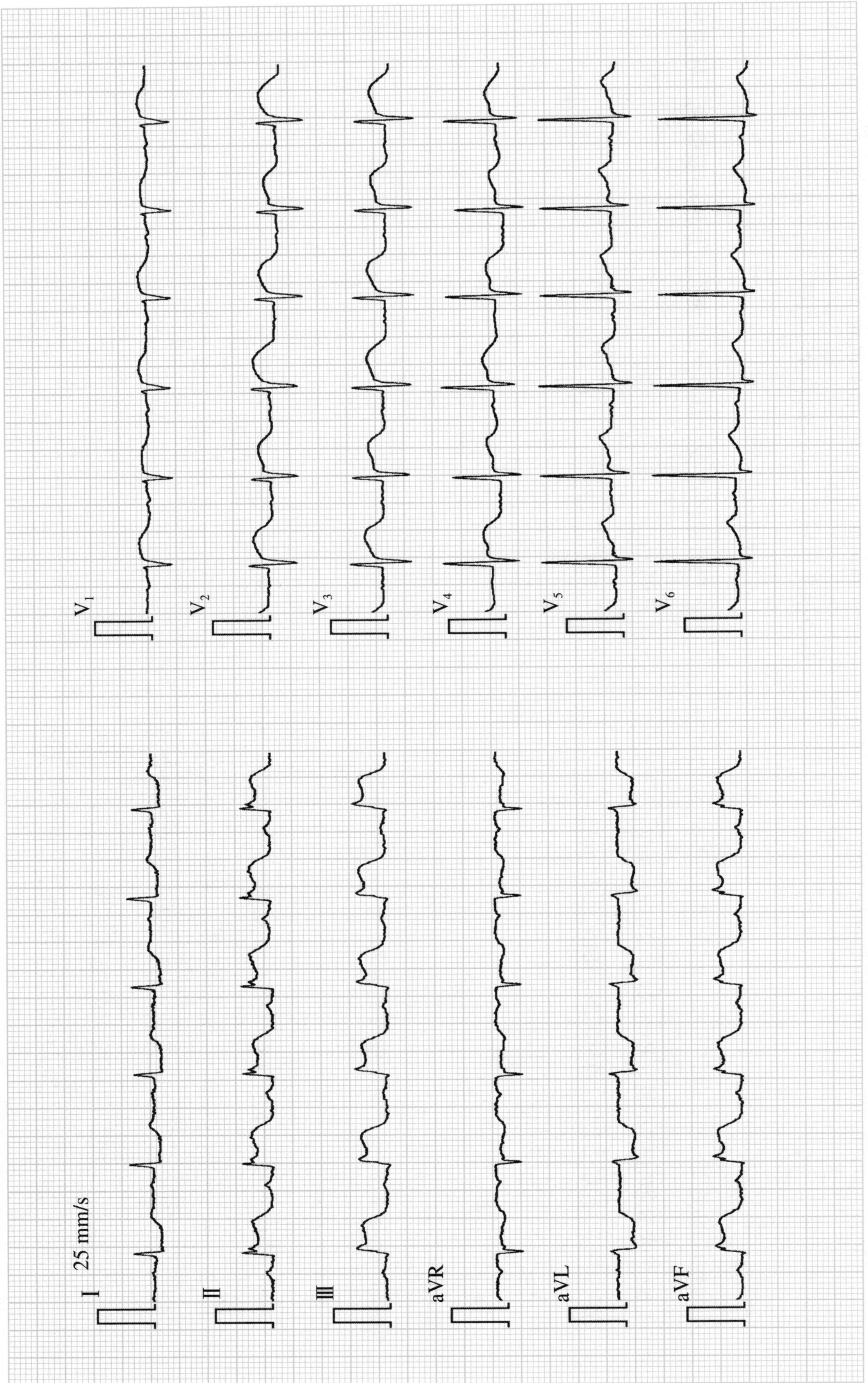

【病史摘要】

女性，56 岁，剧烈心前区疼痛 1 小时，伴有恶心、呕吐、大汗。

【初步印象】

冠心病，急性心肌梗死？

【心电图改变】

- Ⅱ、Ⅲ、aVF 导联 ST 段显著抬高，抬高的 ST 段与之前的 R 波及之后直立的 T 波相融合形成所谓的单向曲线。
- Ⅰ、aVL 导联 ST 段出现对应性 ST 段下移。

【心电图诊断】

- 窦性心律。
- 急性下壁心肌梗死？

【心电图解析及临床分析】

所谓的单向曲线，是指抬高的 ST 段与之前的 R 波及之后直立的 T 波相融合形成位于基线一侧（上方）的图形改变。单向曲线反映心外膜下或透壁性心肌损伤，见于变异型心绞痛、心肌梗死急性期较早阶段。该患者随后的心肌坏死标志物报告：TnI 为 0.45 ng/mL，表明其心电图中单向曲线为急性心肌梗死所致。图中Ⅰ、aVL 导联 ST 段的下移是Ⅱ、Ⅲ、aVF 导联 ST 段抬高的对应性改变（也称镜像反映），不代表心脏侧壁缺血。

对于 ST 段抬高型心肌梗死，心电图不但可以及时发现心肌梗死的发生，并可以对心肌梗死进行分期，还可以对梗死部位作出判断。心电图对心肌梗死的定位诊断是根据坏死型 Q 波出现于哪些导联来判断的。如坏死型 Q 波出现在Ⅱ、Ⅲ、aVF 导联为下壁心肌梗死；出现在 V_1、V_2（V_3）导联为前间壁心肌梗死；出现在 V_3、V_4 导联为前壁心肌梗死；出现在 V_1 ~ V_5（V_6、Ⅰ、aVL）导联为广泛前壁心肌梗死等。该患者心电图虽尚未出现坏死型 Q 波，但可以预计在 ST 段抬高的Ⅱ、Ⅲ、aVF 导联将很快出现。

【处理建议】

根据心电图改变和心肌坏死标志物，急性心肌梗死可以确诊，处理建议同例 11。

例14 急性广泛前壁心肌梗死

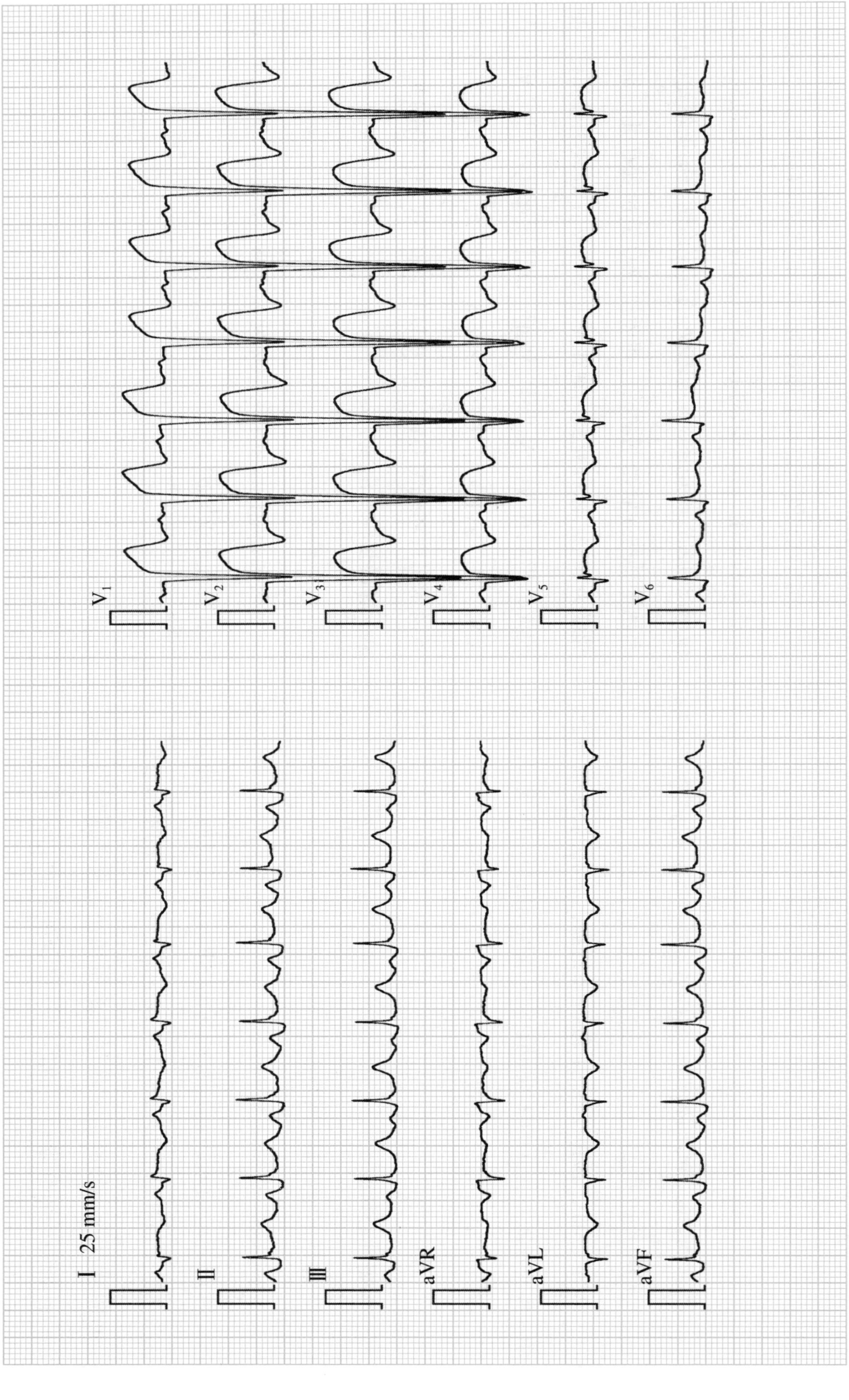

【病史摘要】

男性，58 岁，持续剧烈胸痛 5 小时伴呕吐 2 次。

【初步印象】

冠心病，急性心肌梗死?

【心电图改变】

- PP 间期 0.58 秒，心率 103 次 / 分。
- 心肌梗死改变：V_1 ~ V_5 导联 ST 段弓背向上抬高 0.2 ~ 0.6 mV，Ⅰ、V_6 导联 ST 段抬高不超过 0.1 mV；V_1 ~ V_4、aVL 导联 QRS 波群呈 QS 型，Ⅰ、V_5 导联呈 qr 型，q > r/4；V_1 ~ V_5 导联 T 波正负双向，Ⅰ、aVL 导联 T 波倒置。

【心电图诊断】

- 窦性心动过速。
- 急性广泛前壁心肌梗死。

【心电图解析及临床分析】

该心电图最突出的改变是：多个胸导联 ST 段弓背向上显著抬高。ST 段弓背向上型抬高，用以诊断急性心肌梗死的特异性很高。因此，务必记住，当看到这种弓背向上显著抬高的 ST 段时立即就应想到患者发生了急性心肌梗死。根据坏死型 Q 波出现于 V_1 ~ V_5、Ⅰ、aVL 导联，故诊断为急性广泛前壁心肌梗死。

【处理建议】

针对急性心肌梗死的处理建议参照例 11。此外应注意的是：该患者心肌坏死范围大，易发生心功能不全、心源性休克等并发症，应慎用扩血管药物，并适当控制补液量，注意出入量平衡，必要时植入主动脉球囊反搏泵（intra-aortic balloon pump，IABP）保护。若患者无低血压及心功能不全，可考虑尽早加用倍他乐克及血管紧张素转换酶抑制剂（angiotensin converting enzyme inhibitor，ACEI）。

例15 亚急性下壁心肌梗死

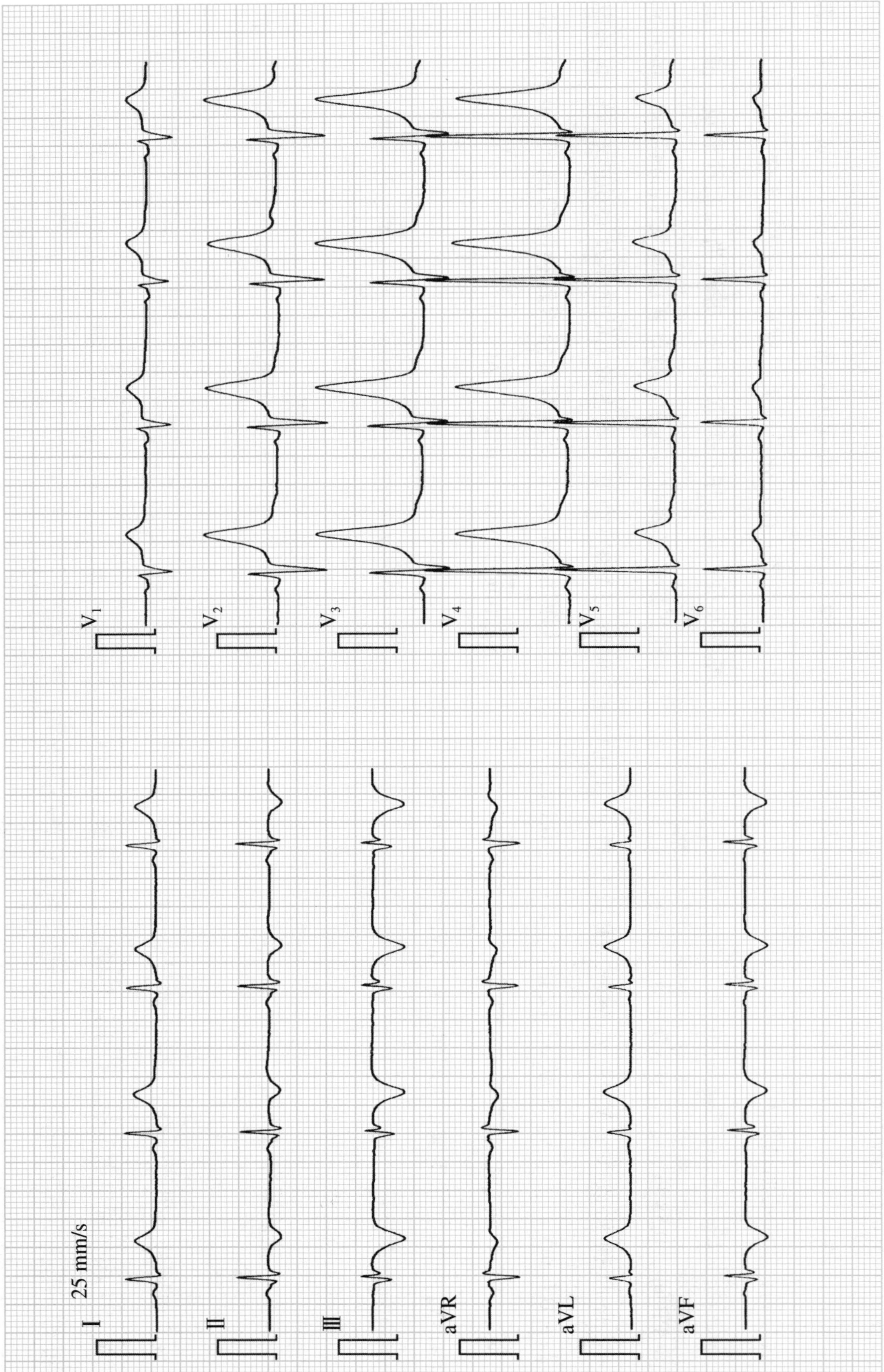

【病史摘要】

女性，69 岁，1 个月前患急性心肌梗死，今来医院复诊。

【初步印象】

冠心病，心肌梗死恢复期。

【心电图改变】

- 下壁心肌梗死改变：Ⅱ、Ⅲ、aVF 导联可见异常 Q 波（q > R/4），以及 T 波的对称倒置。
- 前壁心肌缺血改变：V_2 ~ V_4 导联表现为 T 波双肢对称、直立高耸。

【心电图诊断】

- 窦性心律。
- 亚急性下壁心肌梗死。
- V_2 ~ V_4 导联 T 波对称高耸，提示前壁心内膜下心肌缺血。

【心电图解析及临床分析】

患者 1 个月前患急性心肌梗死，本次复查心电图示：下壁导联可见病理性 Q 波及 T 波的对称深倒置，而 ST 段位于基线上，呈现亚急性期下壁心肌梗死的心电图改变。

由心肌缺血引起的 T 波改变可表现为直立高耸和深倒置两种：前者提示心内膜下心肌缺血；后者提示心外膜下或透壁性心肌缺血。其心电图特点为：① 双肢对称；② 底部变窄；③ 不论直立或倒置，顶端都会变尖；④ T 波与 ST 段有较明确的分界点。心电学上将双肢对称、倒置深尖的 T 波称为冠状 T 波。不过也有学者把上述两种 T 波（直立和倒置）均称为冠状 T 波。该患者心电图显示出典型的冠状 T 波：Ⅱ、Ⅲ、aVF 导联 T 波对称深倒置，V_2 ~ V_4 导联 T 波对称高耸，不论直立或倒置均顶端尖锐。前者是下壁心肌梗死的表现，后者应为前壁心内膜下心肌缺血所致。

【处理建议】

继续服用拜阿司匹林肠溶片、氯吡格雷片双重抗血小板药物，并给予他汀类药物调脂、稳定斑块、ACEI/ARB 和 β 受体阻滞剂抑制心肌重塑。如果呈心肌梗死急性期未充分行冠脉血运重建，应及时行经皮冠状动脉介入治疗（percutaneous coronary intervention，PCI）。

例16 陈旧性前壁、高侧壁心肌梗死

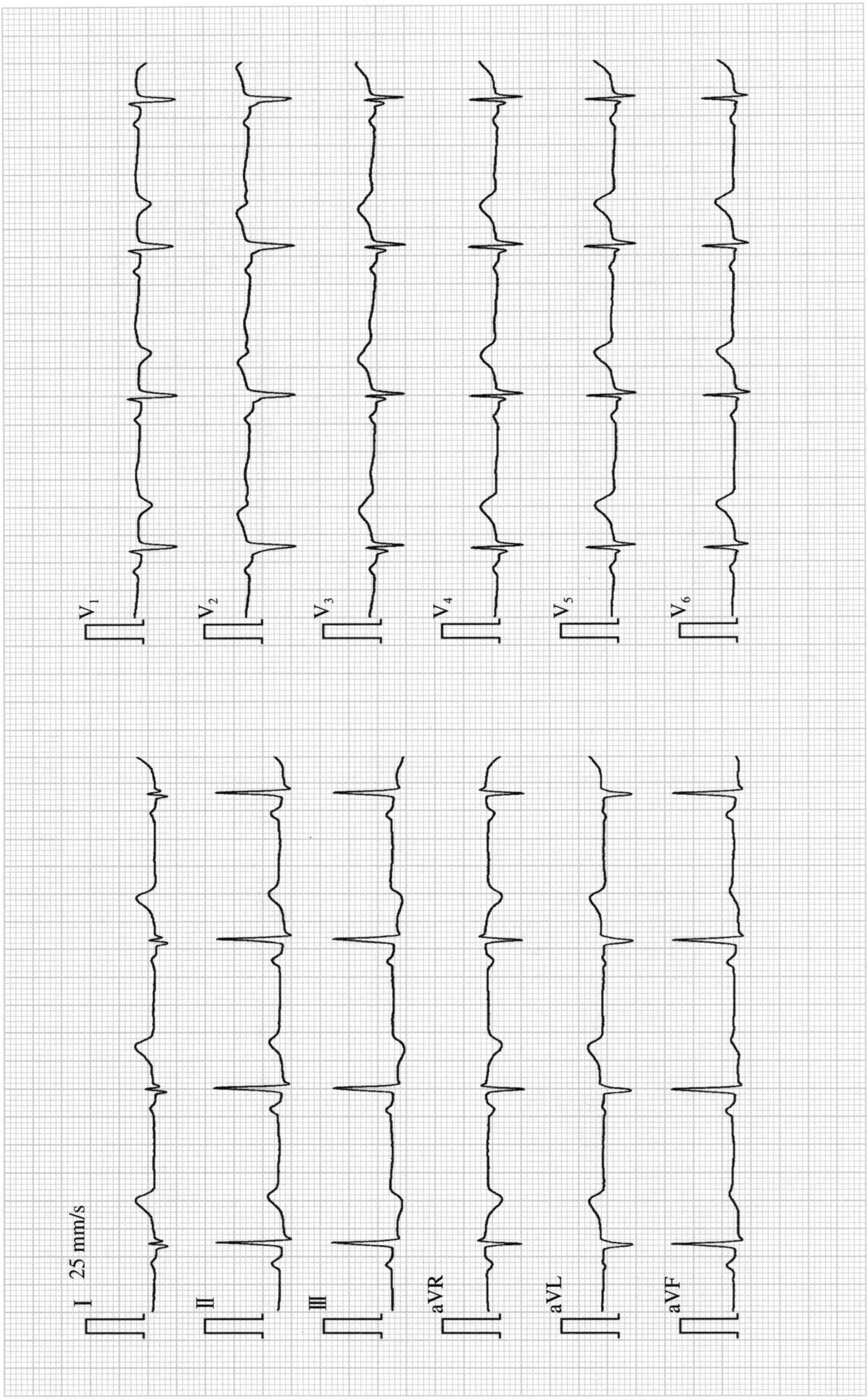

【病史摘要】

男性，56 岁，急性心肌梗死 2 个月后复查心电图。

【初步印象】

冠心病，陈旧性心肌梗死。

【心电图改变】

- PP 间期 1.07 秒，频率 56 次 / 分。
- 异常 Q 波（箭头所示）：① 前壁：V_2 导联呈 QS 型，起始部有挫折；V_3 导联呈 qrS 型，q > r/4；V_4 导联呈 qRs 型，q ≥ R/4；② 高侧壁：aVL 导联呈 QS 型；Ⅰ导联呈 qrs 型，q > r/4。
- ST-T 改变：V_2 ~ V_4、Ⅰ、aVL 导联 ST 段轻度抬高小于 0.1 mV，Ⅱ、Ⅲ、aVF 导联 ST 段下移不小于 0.05 mV（0.05 ~ 0.1 mV）。

【心电图诊断】

- 窦性心动过缓。
- 陈旧性前壁、高侧壁心肌梗死。

【心电图解析及临床分析】

此图为一典型的陈旧性心肌梗死心电图：相关导联的 ST 段（轻度抬高小于 0.1 mV）和 T 波基本恢复正常，心电图只留下坏死型 Q 波。下壁导联 ST 段下移多系前壁、高侧壁导联 ST 段抬高的对应性改变，当然亦不排除有下壁缺血的可能。

患者 2 个月前曾因急性前壁、高侧壁心肌梗死急诊入院，其后冠状动脉造影显示：左前降支近段完全闭塞。

【处理建议】

该患者 2 个月前患急性心肌梗死，应做好冠心病二级预防。长期服用阿司匹林 75 ~ 150 mg，1 次 / 日，并长期给予他汀类调脂药物治疗。若心率和血压允许，应给予 ACEI 和 β 受体阻滞剂，改善心室重构及预后。但本患者心率为 56 次 / 分，暂不宜使用 β 受体阻滞剂。

例17 ST段抬高型心肌梗死心电图的动态演变

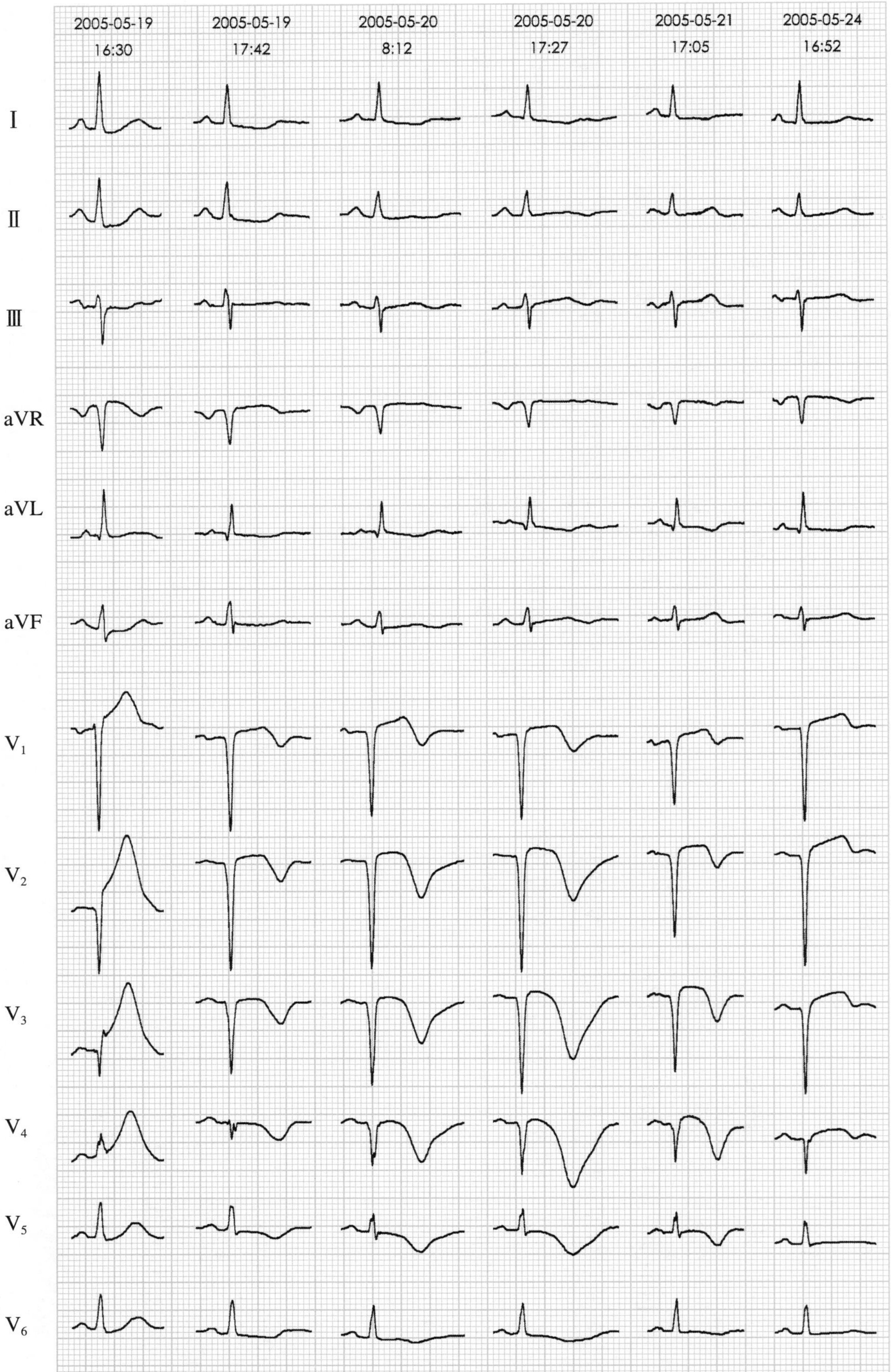

【病史摘要】

男性，67 岁，心前区剧烈疼痛 50 分钟伴大量出汗，心电图显示：超急性前壁心肌梗死（记录于 2005 年 5 月 19 日 16 时 30 分）。

【初步印象】

冠心病，急性心肌梗死。

【心电图改变】

该患者系列心电图主要改变在胸导联。入院时（第一份心电图）显示：V_1 ~ V_4 导联 T 波直立高耸，ST 段斜上型抬高，V_1 导联 QRS 波群呈 rS 型，V_2、V_3 导联 r 波消失表现出坏死型 Q 波。急诊 PCI 后心电图（第二份）显示：T 波（V_1 ~ V_5）由直立转倒置，抬高的 ST 段（V_1 ~ V_4）回落至基线附近，坏死型 Q 波扩展到 V_1 ~ V_5 导联，并出现 QT 间期延长。第三、第四份心电图显示：T 波倒置的深度进行性加深，QT 间期进一步延长。第五份心电图显示：T 波倒置的深度由深变浅（其中 V_1 导联呈正负双向），QT 间期的长度由长变短。第六份心电图显示：V_1、V_2 导联 T 波由倒置转直立，V_3、V_4 导联 T 波由倒置转正负双向，V_5、V_6 导联 T 波由倒置转平坦或直立，延长的 QT 间期亦明显缩短。

【心电图诊断】

- 窦性心律。
- 急性前壁心肌梗死的动态演变。

【心电图解析及临床分析】

根据心电图 ST 段是否抬高，心肌梗死分为 ST 段抬高型心肌梗死和非 ST 段抬高型心肌梗死。ST 段抬高型心肌梗死绝大多数进展为较大面积的 Q 波型心肌梗死，即临床上所指的“典型”急性心肌梗死，其心电图表现有损伤型 ST 段抬高、缺血型 T 波及坏死型 Q 波三个方面的图形改变，并且这三种的图形改变随着病情的进展呈现一定规律而被称为心肌梗死心电图动态演变规律。这种演变原本是缓慢和渐进性的，但临床 PCI 治疗可使损伤型 ST 段抬高的幅度瞬间降低，使其出现跳跃性的转变（如本病例第一份图至第二份图）。尽管如此，以上系列心电图仍可以看到这三种图形在心肌梗死急性期的演变过程。非 ST 段抬高型心肌梗死见下一病例。

【处理建议】

对急性心肌梗死的处理建议参照例 11。

例18 非ST段抬高型心肌梗死心电图的动态演变

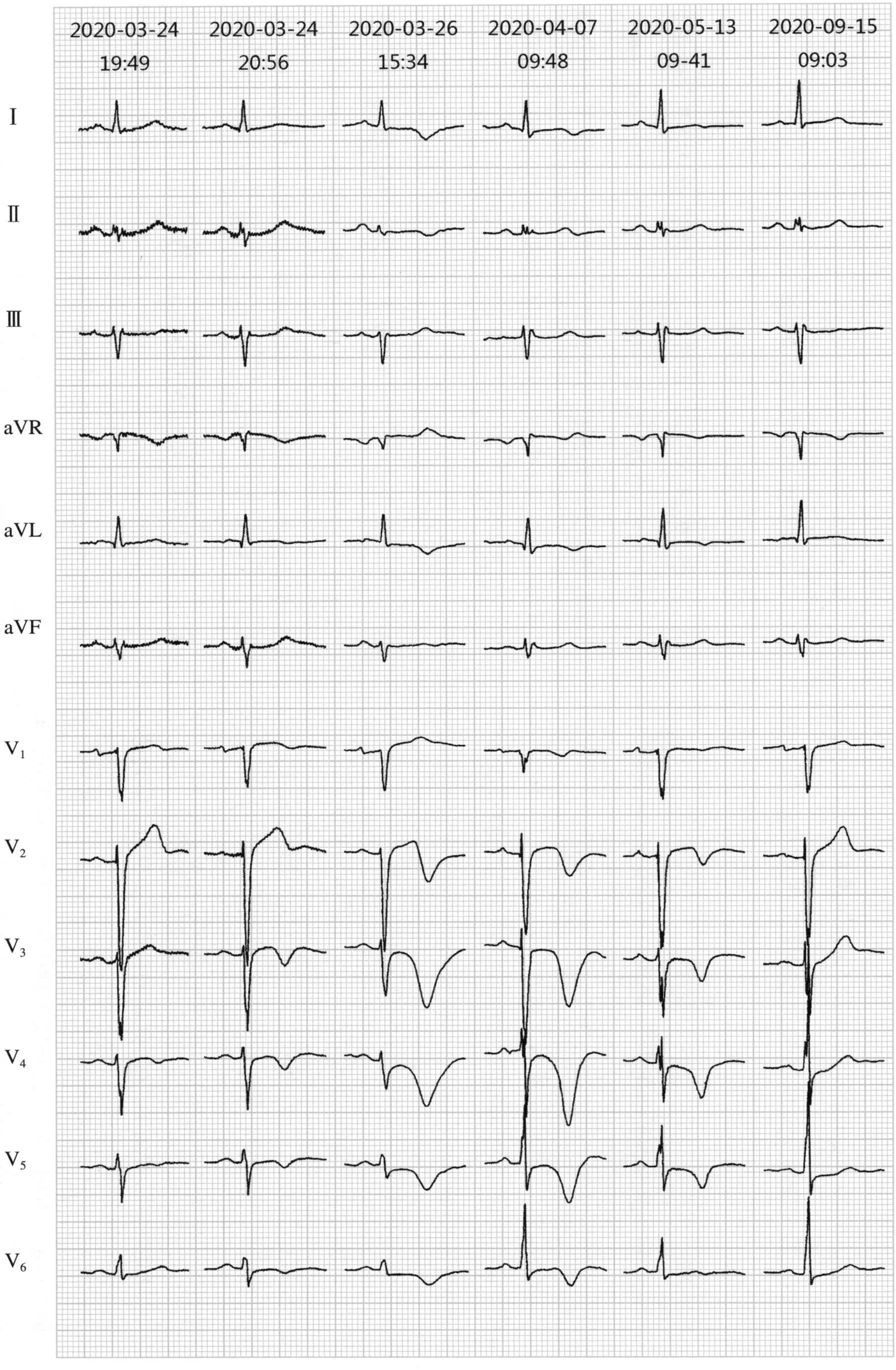

【病史摘要】

男性，61 岁，近 1 周反复胸闷、胸痛，4 个小时前症状明显加重，持续不缓解。既往有高血压病病史 6 年，血脂偏高。TnI：0.72 ng/mL。

【初步印象】

冠心病，急性心肌梗死?

【心电图改变】

- 第一份心电图是患者发病时来医院记录的。心电图显示 T 波改变：V_1 ~ V_3、V_6 导联 T 波直立，V_4、V_5 导联 T 波正负双向。
- 第二份心电图是与第一份心电图时隔 1 个多小时后记录的。心电图显示 V_3 ~ V_6 导联 T 波转呈倒置，Ⅰ导联 T 波直立的振幅降低，aVL 导联由直立转呈浅倒置。
- 在之后记录的第三份至第六份心电图中，显示了随病程的进展心电图出现的动态改变：V_1 ~ V_6、Ⅰ、aVL 导联 ST–T 改变逐渐加重（ST 段下移及冠状 T 波），之后又逐渐好转至恢复；QT 间期表现出明显延长，之后又逐渐缩短至正常。但相关导联始终未出现 ST 段抬高及病理性 Q 波。

【心电图诊断】

- 窦性心律。
- 急性非 ST 段抬高型心肌梗死。

【心电图解析及临床分析】

非ST段抬高型心肌梗死患者的冠状动脉大多未完全闭塞，心肌损伤尚未波及心壁全层（以往称为心内膜下心肌梗死），生化检查有心肌坏死标志物，心电图上 ST 段不出现抬高而表现为 ST 段下移和（或）T 波的倒置，并随病程的进展 ST–T 呈现动态演变。本病例患者因胸闷、胸痛明显加重来医院就诊，给患者记录的第一份心电图仅显示 V_4、V_5 导联 T 波的非特异性改变，但同时检测的心肌坏死标志物有明显升高。在接着记录的第二份心电图中，T 波发生改变的导联增多和改变的程度加重，故可确诊为急性非 ST 段抬高型心肌梗死。在随后的冠状动脉造影中，发现左回旋支近段狭窄 95%。

临床上，非 ST 段抬高型心肌梗死约占全部心肌梗死病例的 1/4。非 ST 段抬高型心肌梗死若处置不当，也可进展为 ST 段抬高型心肌梗死。

【处理建议】

处理建议参照例 11。

例19 非特异性 ST-T 异常

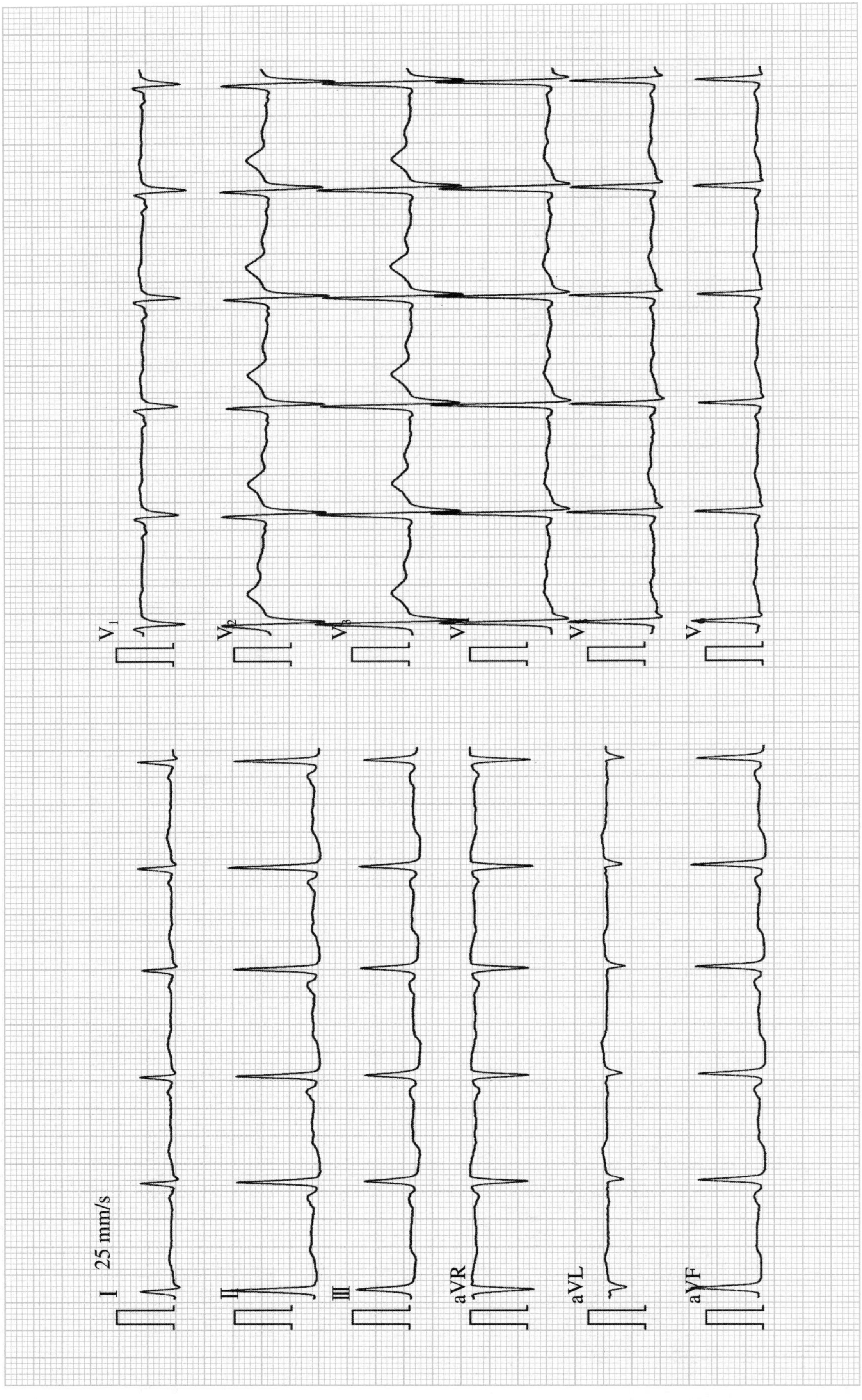

【病史摘要】

女性，38 岁，妇科术前常规检查。既往无心脏病病史。

【初步印象】

无明显心脏疾病 。

【心电图改变】

- Ⅱ、V_4 ~ V_6 导联 ST 段上斜型下移不超过 0.05 mV，Ⅲ、aVF 导联 ST 段水平型下移不小于 0.05 mV。
- Ⅱ、Ⅲ、aVF、V_4 ~ V_6 导联 T 波低平。

【心电图诊断】

- 窦性心律。
- ST–T 异常。

【心电图解析及临床分析】

心电图上 ST–T 异常，根据其形态特征可分为特异性 ST–T 异常和非特异性 ST–T 异常。前者的形态独特能提示某种病因，特异性相对较高。后者的形态改变缺乏特征性，可见于多种情况：可以是心血管疾病的反映，也可由其他系统疾病所引起；可以是病理性的也可以是生理性的。其意义须结合临床其他资料综合考虑。非特异性 ST–T 异常多表现为轻度的 ST 段下移，T 波平坦或轻度的 T 波倒置。在 ST–T 异常的心电图中非特异性 ST–T 异常占大多数。特异性与非特异性 ST–T 异常之间有时很难界定，故在心电图报告中常描述性诊断为 ST–T 异常。

该患者既无心脏病病史，又无心脏不适症状，心电图仅出现轻度 ST–T 异常改变，可能与术前紧张情绪有关，无临床意义。

【处理建议】

无须特殊处理，临床随访。

例20 急性心肌炎

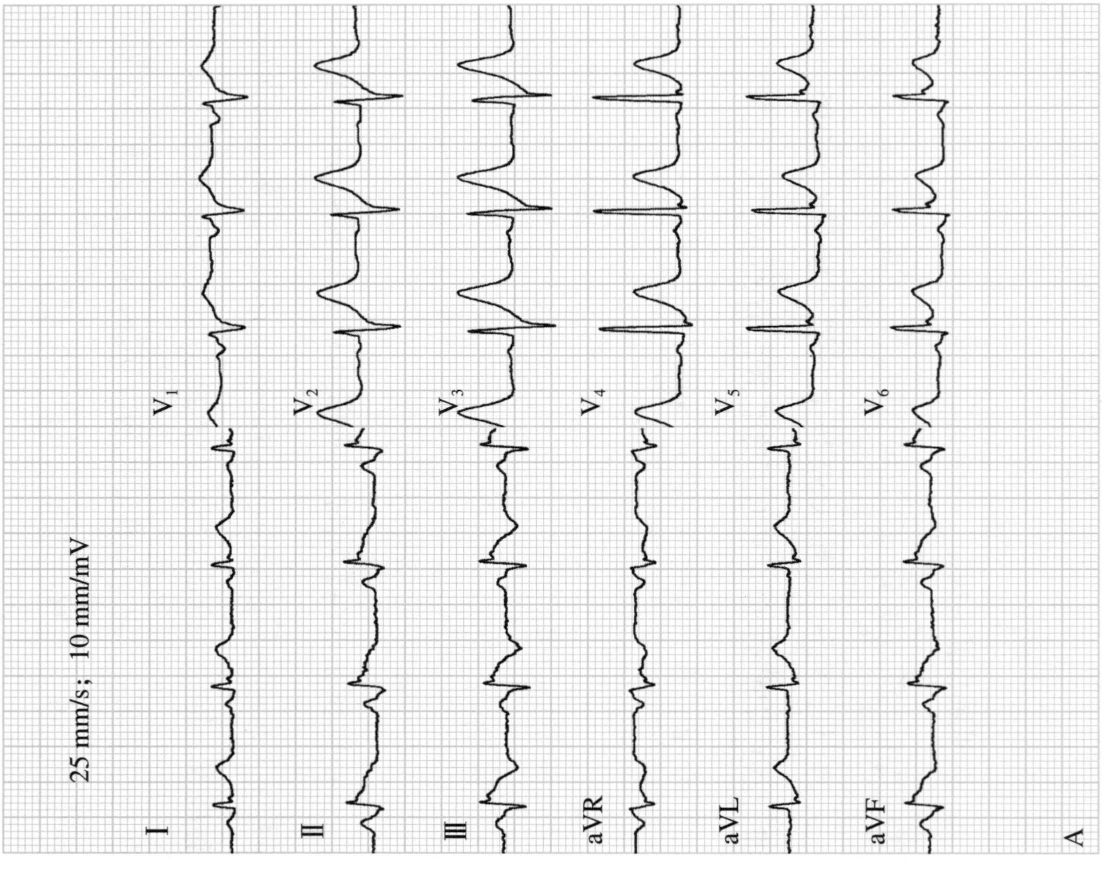
25 mm/s；10 mm/mV
I
II
III
aVR
aVL
aVF
V1
V2
V3
V4
V5
V6
A

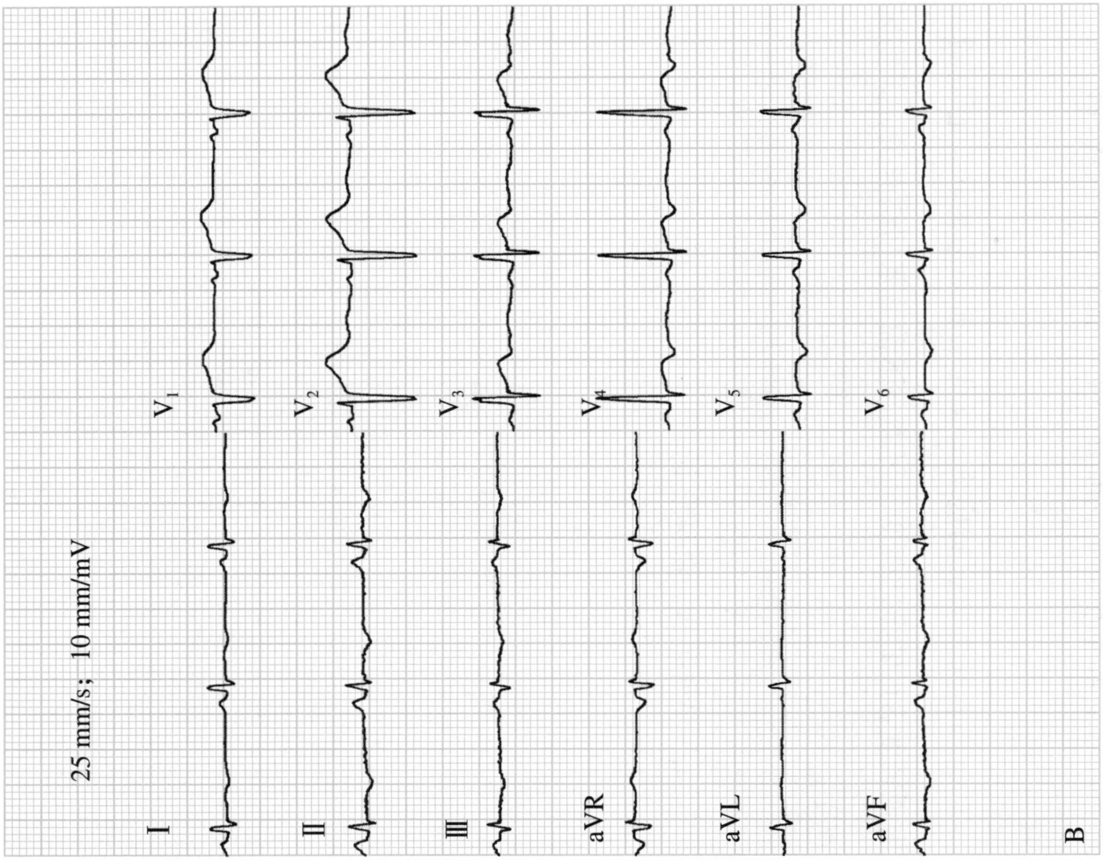
25 mm/s；10 mm/mV
I
II
III
aVR
aVL
aVF
V1
V2
V3
V4
V5
V6
B

【病史摘要】

图 A 和图 B 为同一男性患者，37 岁，持续性胸痛伴乏力 1 天，2 周前有上呼吸道感染史，既往无心脏病病史。听诊：律齐，第一心音低钝。

【初步印象】

心肌炎？

【心电图改变】

● 图 A：①出现类似心肌梗死改变，Ⅱ、Ⅲ、aVF 导联 ST 段下斜型抬高大于 0.1 mV，V_6 导联上斜型抬高大于 0.1 mV，Ⅲ、aVF 导联 T 波倒置，Ⅲ、aVF 导联 QRS 波群呈 qr 型，q ≥ r/4；②对应性改变，aVR、aVL、V_2、V_3 导联 ST 段下移大于 0.05 mV。

● 图 B：① QRS 低电压，各肢体导联 QRS 波群总振幅即 R+S 都小于 0.5 mV；② T 波改变，Ⅰ、Ⅱ、Ⅲ、aVF、V_4 ~ V_6 导联 T 波正负双向或倒置。

【心电图诊断】

● 图 A：①窦性心律；② Q 波异常、ST–T 异常，提示心肌损伤、心肌细胞变性坏死。

● 图 B：①窦性心律；②肢体导联 QRS 低电压；③ T 波异常（心肌炎恢复期）。

【心电图解析及临床分析】

临床上心肌炎病情的轻重差别较大，轻者心电图可表现正常或仅轻度异常，重者心电图可出现严重的心律失常或酷似心肌梗死的心电图改变。心肌炎引起心电图的改变可表现在多个方面，但其改变都缺乏特异性。临床须结合患者的病史、症状、体征、心电图改变及心肌酶检测的结果，综合分析后方可作出心肌炎诊断。对程度较轻的心肌炎患者，由于临床症状不典型，检查结果处于临界，心电图仅出现一些轻度的或非特异性的改变，诊断常难以确定。而对于类似本例的患者，有着典型的临床表现和明显的心电图异常，心肌炎诊断则变得相对简单而明确。通过对该患者心电图的复查，我们还看到了心肌炎病程中心电图的动态改变：抬高的 ST 段回落至基线，异常 Q 波的深度减小至正常，而 T 波普遍转呈倒置。

【处理建议】

1. 检测血清心肌损伤标志物，包括心肌酶、肌钙蛋白，明确心肌炎诊断。

2. 卧床休息，给予极化液、曲美他嗪、辅酶 Q10 等营养心肌药物治疗。

3. 心力衰竭时使用利尿剂、血管扩张剂、ACEI 类等药物。

4. 抗病毒治疗，可给予 α – 干扰素、黄芪等。

5. 免疫抑制治疗，例如急性期出现严重并发症（如完全性房室传导阻滞、严重心律失常、心力衰竭）并证实由免疫反应致心肌损伤者，可短期应用糖皮质激素。

例21 急性心包炎

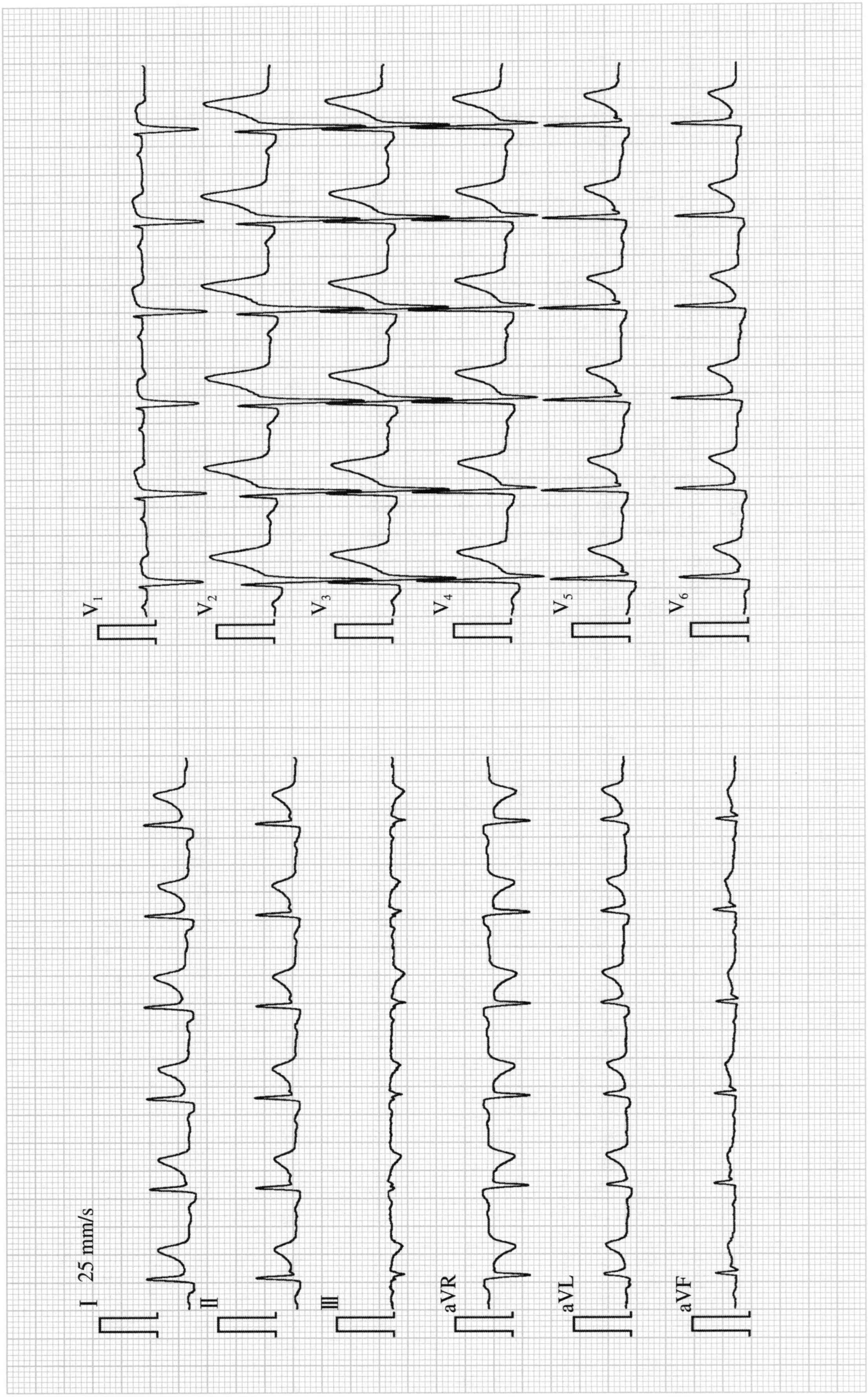

【病史摘要】

男性，35 岁，主诉胸痛伴气促 2 天，吸气和卧位时明显，伴低热，既往有吸烟史。

【初步印象】

急性心包炎？

【心电图改变】

- Ⅰ、Ⅱ、aVL、aVF、V_5、V_6 导联 ST 段凹面向上抬高不小于 0.1 mV，aVR 导联 ST 段下移大于 0.05 mV。
- Ⅰ、Ⅱ、aVL、V_2 ~ V_6 导联 PR 段下移，aVR 导联 PR 段抬高。

【心电图诊断】

- 窦性心律。
- 广泛 ST 段抬高，提示急性心包炎。

【心电图解析及临床分析】

临床上当患者因胸痛就诊且有其他心肌梗死危险因素时，心电图出现 ST 段抬高首先应考虑心肌梗死的可能。但该心电图改变更符合急性心包炎的特点：ST 段凹面向上广泛抬高，并同时伴有 PR 段下移，且无 Q 波出现。此外，患者年轻，胸痛在深呼吸时明显，更符合胸膜炎样疼痛。故结合临床，以上心电图改变考虑为急性心包炎的表现而非心肌梗死。

【处理建议】

1. 患者取卧位以行进一步检查，这一体位更易听到心包摩擦音。

2. 建议患者做超声心动图检查，以明确有无心包积液。若超声心动图显示有中等量或者大量心包积液，应立即给予心包穿刺抽液，减轻心包压塞症状，并确定积液性质。

3. 急性胸痛明显者可取半卧位或坐位，给予镇痛剂。

4. 根据病因给予相应治疗措施，如：结核性心包炎给予抗结核治疗，化脓性心包炎针对药敏结果给予足量有效的抗生素等。

例22 扩张型心肌病

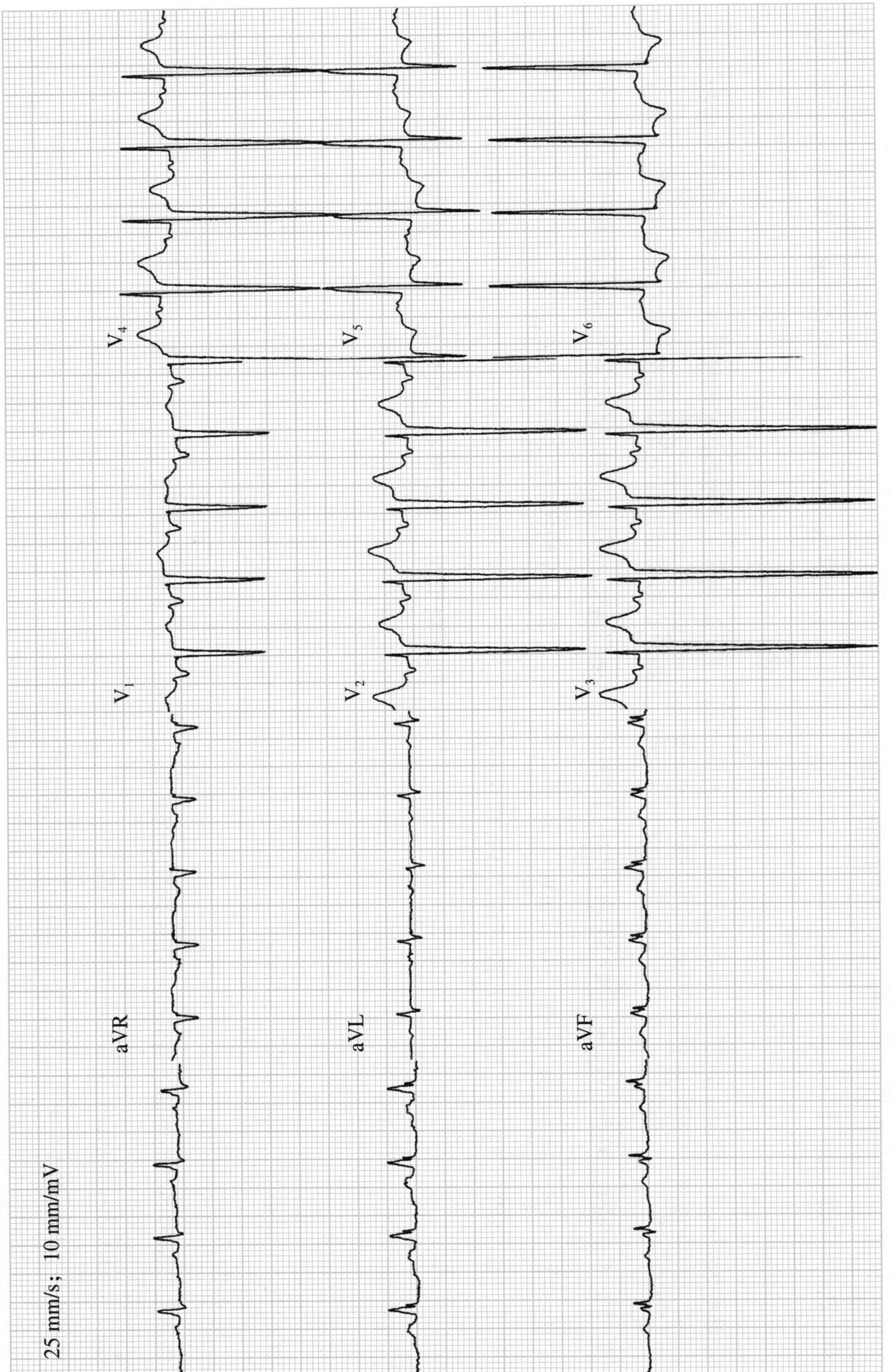

【病史摘要】

男性，47 岁，活动时气促 6 个月，夜间不能平卧 1 周。体格检查：双肺底可闻及湿啰音，叩诊心脏浊音界增宽。胸部 X 线片提示心影增大、肺瘀血和胸腔积液。

【初步印象】

心功能不全，扩张型心肌病？

【心电图改变】

● Ptf-V_1 < −0.04 mm · S。

● 扩张型心肌病的特征性改变：① 三联征，肢体导联 QRS 波群低电压 + 胸导联 QRS 高电压 + 胸导联 R 波递增不良；② $Rv_6 > Rv_5$，Rv_6/R_{max}=4.2。

● ST-T 改变：Ⅱ、aVF、V_5 ~ V_6 导联 ST 段下移不小于 0.05 mV，Ⅰ、Ⅱ、aVF、V_5 ~ V_6 导联 T 低平或倒置。

【心电图诊断】

● 窦性心动过速。

● Ptf-V_1 < −0.04 mm · S（提示左心房肥大）。

● 左心室肥大伴复极异常。

【心电图解析及临床分析】

几乎所有扩张型心肌病患者均有心电图改变，但其改变常缺乏特异性。1944 年，Momiyama 提出扩张型心肌病心电图常出现特异性较高的三联征：左胸导联高电压、肢体导联相对低电压（R+S ≤ 0.8 mV）及胸导联 R 波递增不良。另有学者提出心电图若表现以 V_6 导联 R 波振幅最高（$Rv_6 > Rv_5$）且 $Rv_6/R_{max} \geq 3$（R_{max} 指Ⅰ、Ⅱ、Ⅲ导联中振幅最高的 R 波）是扩张型心肌病心电图特征性改变。本例心电图符合以上扩张型心肌病心电图的全部改变。

【处理建议】

建议行心脏超声检查，明确心脏扩大和心功能下降情况。必要时行冠状动脉造影明确有无冠状动脉病变。纠正诱发心力衰竭加重的病因，给予减轻心脏负荷、抑制心肌重塑、改善心肌代谢等药物治疗，有栓塞风险者可服用抗凝药物预防栓塞。对左室射血分数（left ventricular ejection fraction，LVEF）低于 30% 且药物不能控制的严重室性心律失常患者，可考虑植入心脏复律除颤器（implantable cardioverter defibrillator，ICD）治疗。对于内科治疗无效的终末期扩心病患者，可考虑心脏移植。

例23 肥厚型心肌病（室间隔）

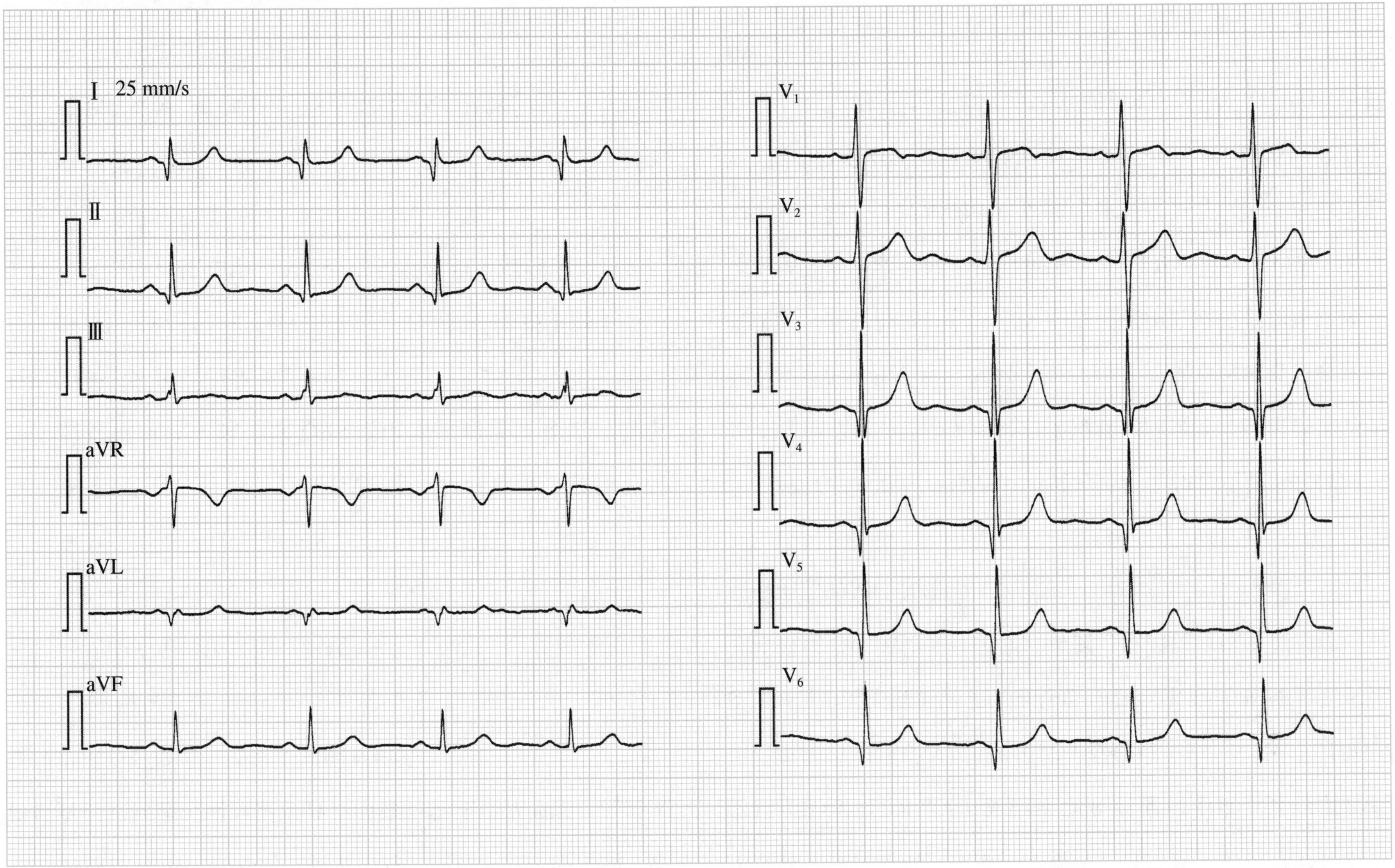

【病史摘要】

男性，38岁，活动时胸闷伴呼吸困难1周。胸骨左缘第3～4肋间可闻及粗糙的喷射性收缩期杂音。

【初步印象】

心功能不全，肥厚型心肌病？

【心电图改变】

- 异常Q波：Ⅰ、aVL、V_3～V_6导联QRS波群呈qr、qR或qRs型，q波深度大于其后r或R波的1/4，但其时间小于0.04秒。
- V_1导联R波增高（1.0 mV），QRS波群呈RS型，R/S=1。
- 出现异常Q波的导联T波直立。

【心电图诊断】

- 窦性心律。
- 异常Q波。
- 提示（室间隔）肥厚型心肌病。

【心电图解析及临床分析】

异常Q波是该心电图主要异常改变。在肥厚型心肌病中，室间隔肥厚型占90%。其中有30%～50%的患者心电图中可出现深而窄的异常Q波。

异常Q波临床上除见于肥厚型心肌病外，还可见于心肌梗死、重症心肌炎、脑血管意外、肺源性心脏病等。但在年轻人的心电图中如果出现深而窄的异常Q波并伴T波直立，则高度提示（室间隔）肥厚型心肌病。

【处理建议】

建议行超声心动图检查，必要时行冠脉造影明确有无冠脉病变。有流出道梗阻者禁用硝酸酯类、洋地黄类药物。避免剧烈运动、持重或屏气。心力衰竭者可加用利尿剂。肥厚伴严重流出道梗阻者可行经皮室间隔化学消融治疗或外科手术治疗。

例24 肥厚型心肌病（心尖部）

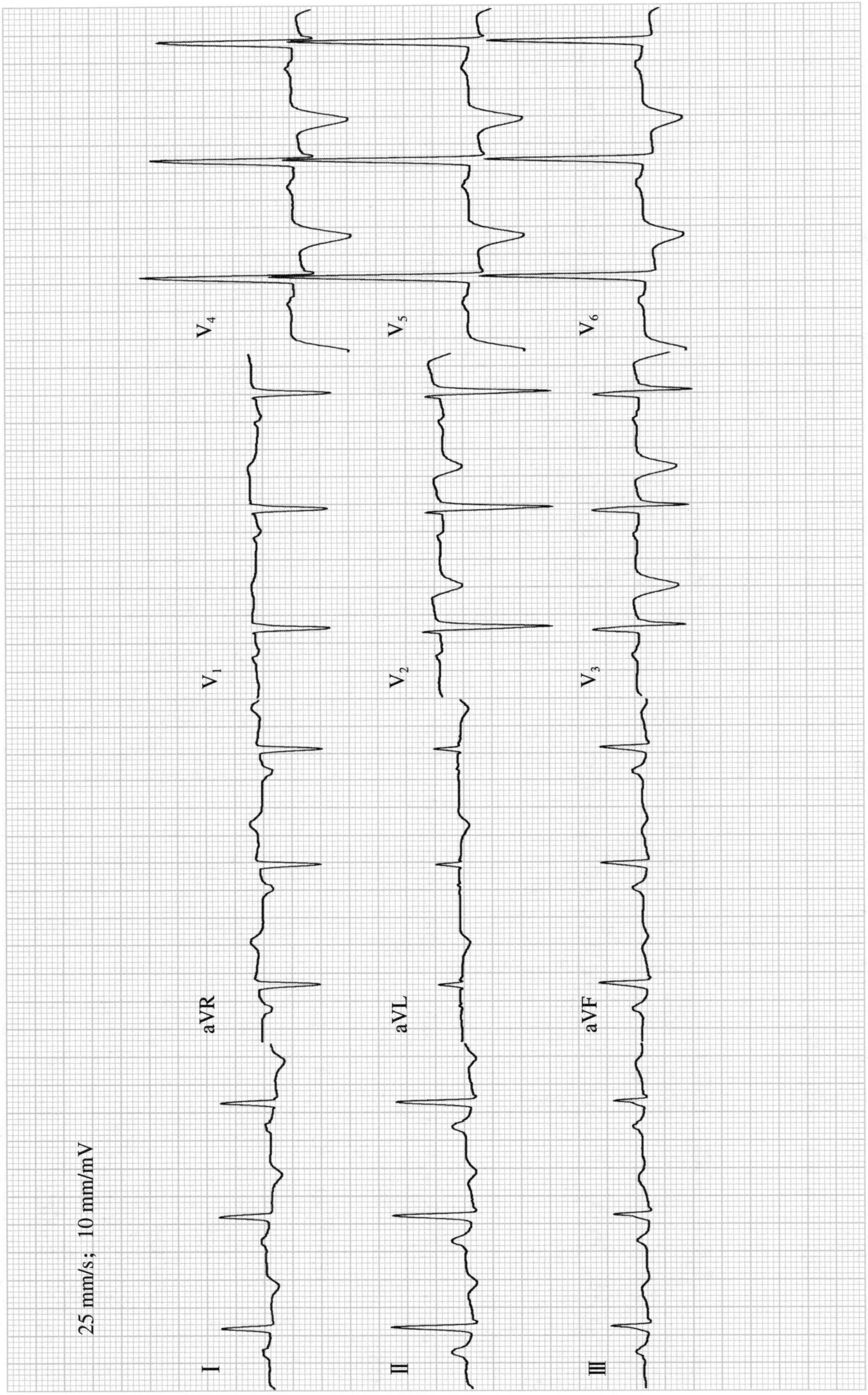

【病史摘要】

男性，45 岁，反复心悸、胸闷 15 年，活动后加重，其父亲曾被诊断有肥厚型心肌病。

【初步印象】

肥厚型心肌病?

【心电图改变】

- 左室电压增高：Rv_5、v_6 > 2.5 mV，$Rv_5 + Sv_1$ > 4.0 mV。
- ST–T 改变：Ⅰ、Ⅱ、V_4 ~ V_6 导联 ST 段下移大于 0.05 mV，Ⅰ、Ⅱ、aVL、V_2 ~ V_6 导联 T 波倒置，尤其是 V_3 ~ V_5 导联明显倒置。

【心电图诊断】

- 窦性心律。
- 左心室肥大。
- ST–T 异常。
- （心尖）肥厚型心肌病。

【心电图解析及临床分析】

出现巨大倒置 T 波是本例心电图最突出的改变，也是心尖肥厚型心肌病的主要特征之一。心尖肥厚型心肌病心电图的典型改变是：显著的 ST–T 改变 + 左心室高电压。其 ST–T 改变表现为：ST 段显著下移，T 波深倒置，且 T 波倒置的深度常表现为 $Tv_4 > Tv_5 > Tv_3$。

在临床上，心电图上出现巨大倒置的 T 波还见于非 Q 波型心肌梗死和脑血管意外。心电图鉴别诊断是：非 Q 波型心肌梗死者，其 ST–T 呈动态变化，而心尖肥厚型心肌病此改变恒定不变；脑血管意外的倒置 T 波，其基底部宽阔，并伴有明显延长的 QT 间期。

【处理建议】

建议进一步做超声心动图及 24 小时动态心电图检查，前者可测定房室大小以明确诊断，后者能提示是否存在室性心律失常。条件允许时可对常见致病基因进行筛查，该患者的近亲也应做相应的检查。必要时行冠状动脉造影检查，明确有无冠状动脉病变。建议患者避免剧烈运动。

治疗原则为弛缓肥厚的心肌，防止心动过速及维持正常的窦性心律。可应用非二氢吡啶类钙通常阻滞剂或者 β 受体阻滞剂治疗。

例25 高血压心脏病

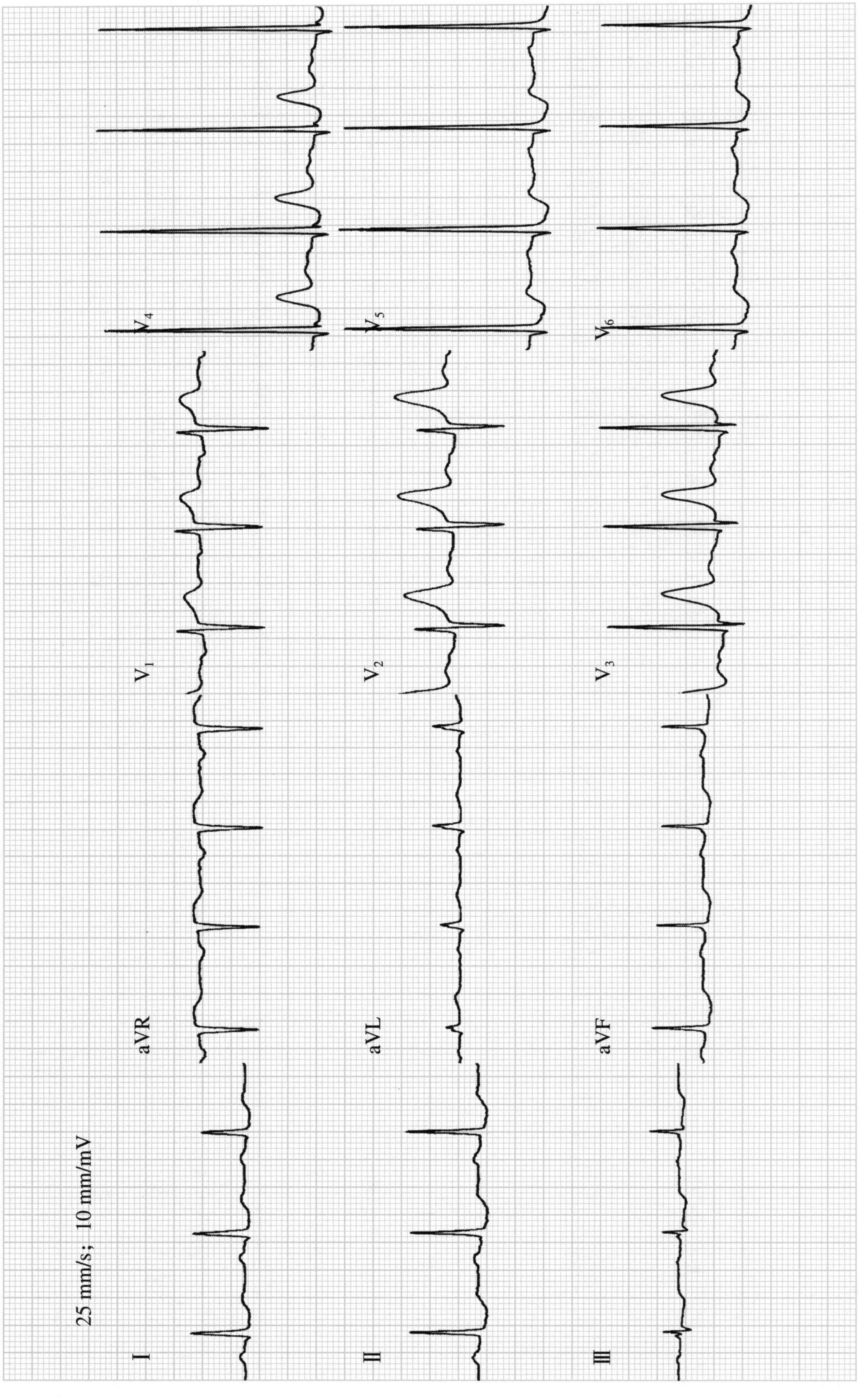
25 mm/s；10 mm/mV
I
II
III
aVR
aVL
aVF
V1
V2
V3
V4
V5
V6

【病史摘要】

男性，57 岁，反复头晕、头痛 1 年余，既往有高血压病病史 15 年，平素血压控制不佳。

【初步印象】

高血压病。

【心电图改变】

- 左室电压增高：$Rv_5 > 2.5$ mV，$Rv_5 + Sv_1 > 4.0$ mV。
- ST–T 改变：Ⅰ、Ⅱ、Ⅲ、aVF、V_5、V_6 导联 ST 段下斜型下移不小于 0.05 mV，aVR 导联 ST 段抬高 0.1 mV；Ⅱ、Ⅲ、aVF、V_5、V_6 导联 T 波负正双向。

【心电图诊断】

- 窦性心律。
- 左心室肥大伴劳损。

【心电图解析及临床分析】

长时间心室收缩负荷过重（如高血压、主动脉瓣狭窄等）可导致心脏发生向心性肥厚。随着病程进展，逐渐出现心室腔的扩大，并且肥厚与扩大常同时存在，故统称为心室肥大。

该患者心电图左胸导联 QRS 波群电压明显增高并伴有 ST–T 改变，结合患者有高血压病病史 15 年，其心电图改变反映的是长期高血压所致的左心室肥大及劳损。所谓劳损亦称心肌劳损，是指心肌纤维过度疲劳所引起的 ST–T 改变。其心电图表现为 ST 段下移，T 波负正双向或不对称性倒置。左心室肥大伴劳损多指 QRS 波群电压增高，同时伴有 ST–T 改变，且临床符合收缩期负荷过重者。

应当指出的是，心电图在诊断心室肥大方面特异性不高，平时若单纯依靠 QRS 波群电压增高即诊断心室肥大会有相当多的假阳性。因此，根据心电图 QRS 波群电压增高诊断心室肥大时务必要结合临床：了解患者是否存在可导致心室肥大的病因，X 线胸片是否有心脏扩大表现及超声心动图是否报告心室肥大。

【处理建议】

建议行超声心动图检查，明确有无心室肥厚。控制血压，并给予 ACEI、钙拮抗剂、β 受体阻滞剂等药物抑制心室重构。必要时行冠状动脉造影检查明确有无冠状动脉病变。

例26 风湿性心脏瓣膜病

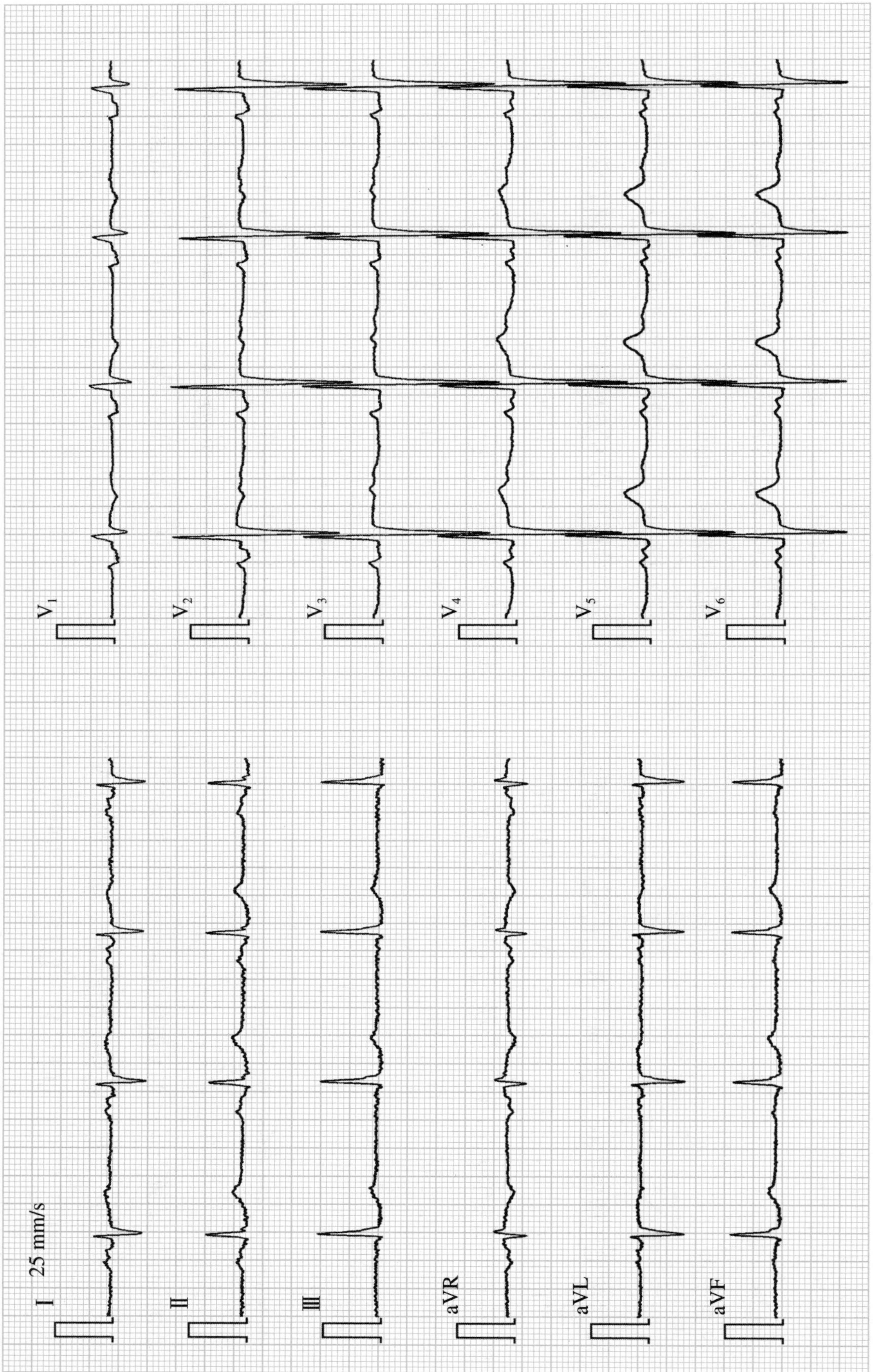

【病史摘要】

女性，63 岁，胸闷、气喘 1 周，既往有风湿性心脏病病史近 30 年。听诊：心尖区可闻及收缩期吹风样杂音及舒张期隆隆样杂音。

【初步印象】

风湿性心脏病，二尖瓣狭窄及闭锁不全。

【心电图改变】

- 二尖瓣型 P 波：Ⅰ、Ⅱ、aVR、aVL、V_4 ~ V_6 导联 P 波呈双峰，峰距大于 0.04 秒，P 波时间大于 0.11 秒，$Ptf\text{-}V_1 = -0.08$ mm · s。
- 右心室肥大改变：V_5 导联 S 波增深，$Rv_1 + Sv_5 > 1.2$ mV，电轴右偏（+103°）。
- ST 段改变：Ⅱ、Ⅲ、aVF 下移不超过 0.05 mV。

【心电图诊断】

- 窦性心律。
- 左心房肥大、右心室肥大可能。
- ST 段轻度改变。

【心电图解析及临床分析】

左心房肥大心电图特征为：① P 波增宽，时间大于 0.11 秒，以Ⅰ、Ⅱ、aVR、aVL 导联最为明显；② P 波常呈双峰，峰距不小于 0.04 秒；③ $Ptf\text{-}V_1 \leq -0.04$ mm · S。此 P 波改变因常见于二尖瓣病变，故被称为二尖瓣型 P 波。

该患者的心电图中 P 波呈二尖瓣型 P 波改变，结合临床情况（患者有风湿性心脏病病史近 30 年）考虑为左心房肥大的表现。不过应当注意的是，左心房肥大所致的心电图改变和房内传导阻滞的心电图几乎完全一样，对于两者的鉴别主要依靠病史及其他临床资料。有学者主张，为避免误诊，对此类 P 波改变，统一诊断为左心房异常更为恰当。

【处理建议】

行超声心动图检查，了解瓣膜情况、心房心室的大小及心功能情况。因患者心力衰竭，可给予洋地黄类、利尿剂等药物治疗。预防风湿。

例27 先天性心脏病（房间隔缺损）

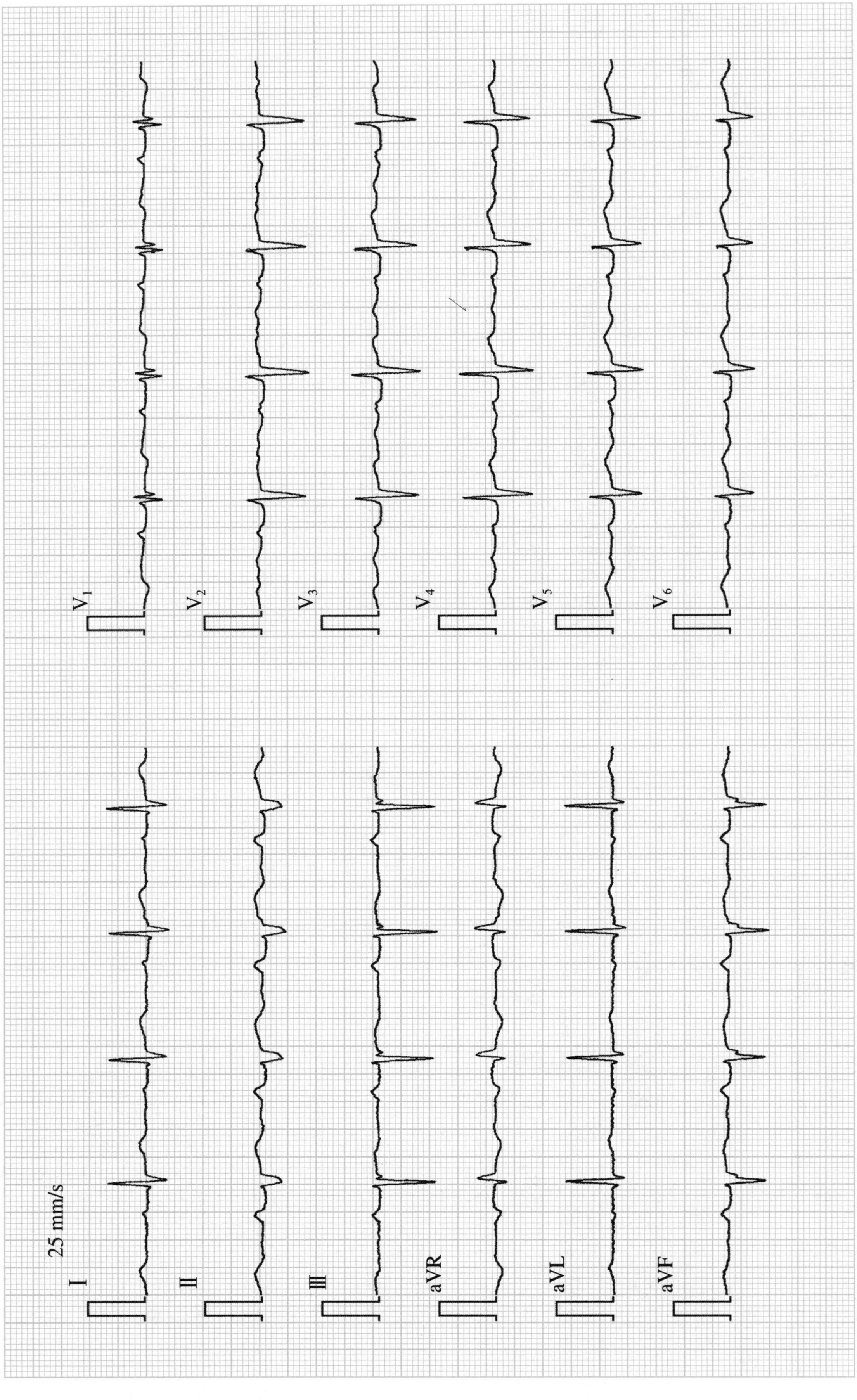

【病史摘要】

女性，27 岁，无胸闷、胸痛、心悸等不适，体检时发现胸骨左缘 3/6 级收缩期杂音。

【初步印象】

先天性心脏病，房间隔缺损？

【心电图改变】

- PR 间期 0.24 秒。
- 电轴左偏：–65°。
- 不完全右束支阻滞改变：V_1 导联 QRS 波群呈 rsr′s′ 型，r′ > r。

【心电图诊断】

- 窦性心律。
- 一度房室传导阻滞。
- 不完全右束支阻滞图形、电轴左偏（结合临床，须排除原发孔型房间隔缺损所致的右心室肥大）。

【心电图解析及临床分析】

本例心电图有以下三方面改变：① V_1 导联 QRS 波群形态很像右束支传导阻滞的改变，但图中 QRS 无终末波宽钝。结合临床资料，此改变可能系房间隔缺损导致右心室肥大的心电图改变。其解释是：此类患者由于右心室舒张期容量负荷过重，导致右室流出道室上嵴肥厚，该部位在心室最后除极，其除极产生的终末向量指向右前方，致使 V_1 导联 QRS 波群终末部出现一个向上的 r′ 波。② 房间隔缺损可分为原发孔型和继发孔型。本图中 QRS 电轴左偏，肢体导联 QRS 波群形态类似左前分支阻滞图形改变，此改变是原发孔型房间隔缺损与继发孔型的主要区别。③ 图中 PR 间期延长至 0.24 秒，提示存在一度房室传导阻滞。以上三方面心电图改变本身虽无特异性，但却是原发孔型房间隔缺损常见的心电图改变。

【处理建议】

建议行超声心动图检查，以确诊是否为房间隔缺损及了解各房室大小。可采用微创介入治疗：房间隔缺损封堵术或者外科手术治疗。

例28 先天性心脏病（室间隔缺损）

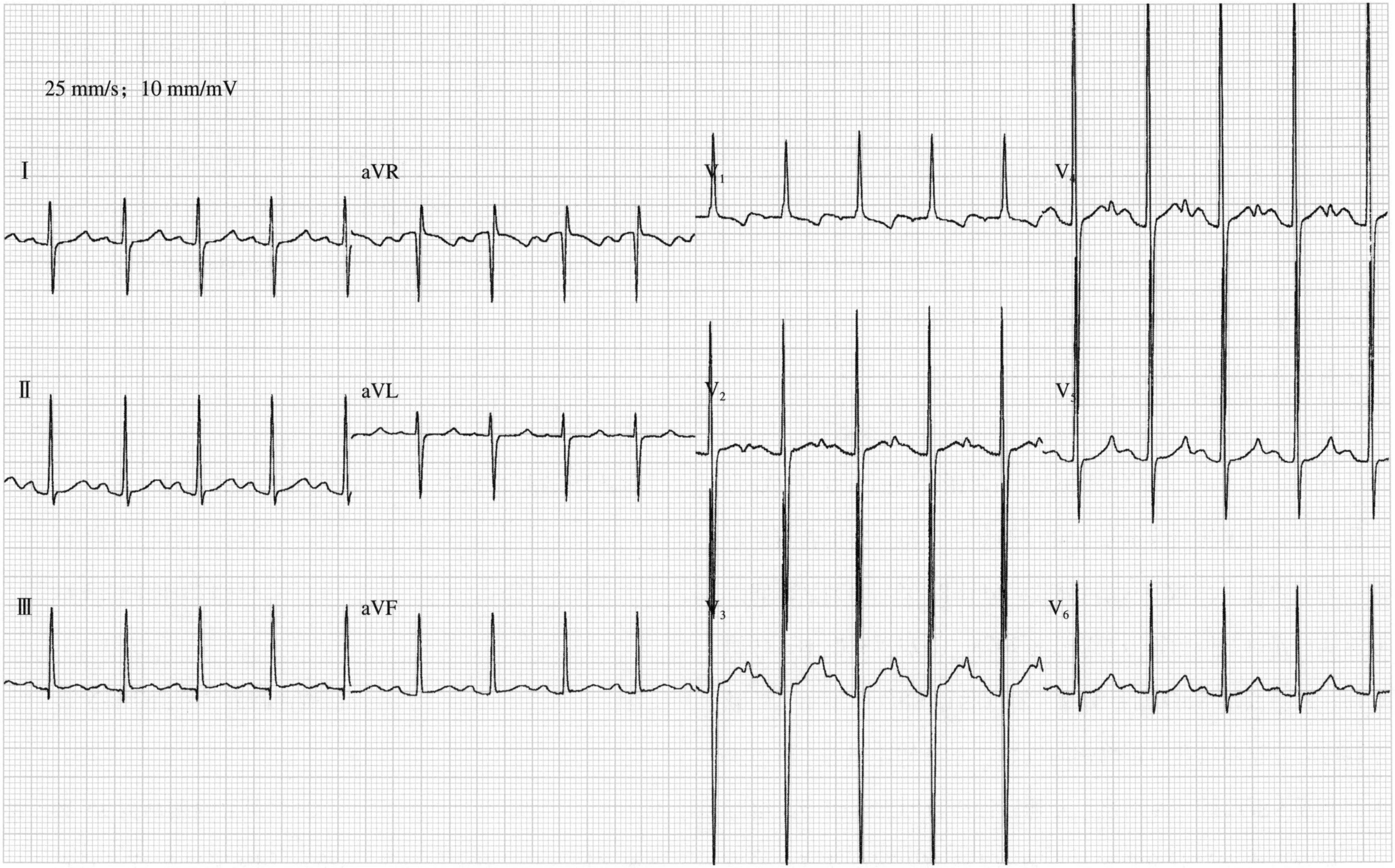

【病史摘要】

男性，14 岁，活动时胸闷、气喘 5 年。听诊：胸骨左缘第 3、4 肋间可触及收缩期震颤伴 4/6 级全收缩期吹风样杂音。

【初步印象】

先天性心脏病，室间隔缺损？

【心电图改变】

- PP 间期 = 0.52 秒，频率：115 次 / 分。
- 左心室电压增高：$Rv_5 > 2.5$ mV（3.5 mV），$R_{aVL} + Sv_3 > 2.8$ mV（3.6 mV）。
- 右心室电压增高：$Rv_1 > 1.0$ mV（1.4 mV），$Rv_1 + Sv_5 > 1.2$ mV（2.4 mV）。
- 电轴右偏（+92°）。
- V_1 导联 T 波倒置。

【心电图诊断】

- 窦性心动过速。
- 双侧心室肥大。

【心电图解析及临床分析】

在健康儿童及年轻人的心电图中出现的左右心室电压增高可能属正常变异。但对于本病例，结合其临床症状、体征，此左右心室电压增高则应考虑是左右心室肥大所致的心电图表现。

【处理建议】

行超声心动图检查，确诊是否为室间隔缺损，以及是否合并其他畸形。对其可采用微创介入治疗：室间隔缺损封堵术或者外科手术治疗。

例29 慢-快综合征

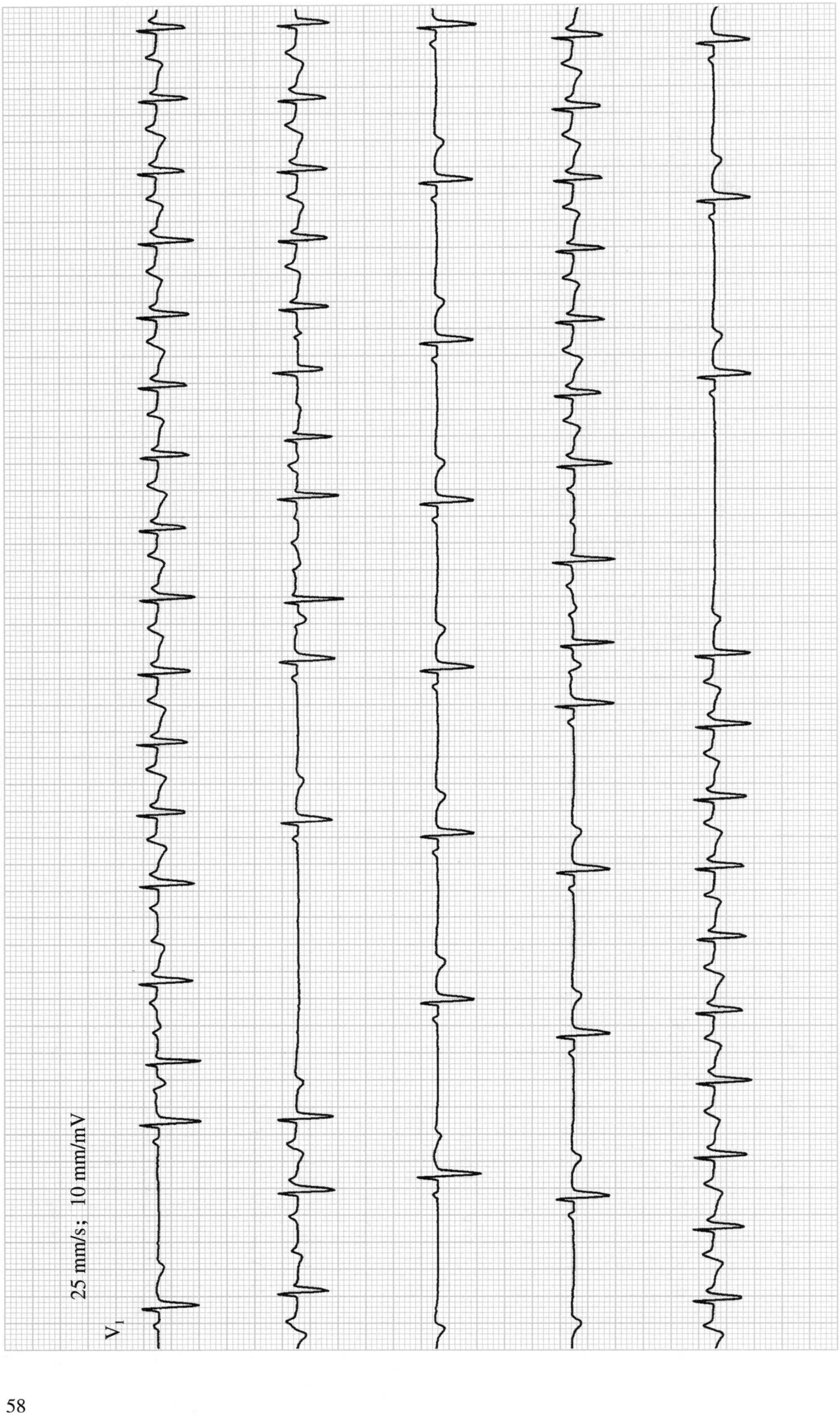

【病史摘要】

女性，67 岁，反复黑矇伴心悸、胸闷 10 天。听诊：心律不齐，心率快时可达 110 次 / 分，慢时 50 次 / 分，并有较长时间的心脏停搏。

【初步印象】

心律失常：慢 – 快综合征？

【心电图改变】

- 窦性 P 波频率约为 50 次 / 分。
- 房性 P′ 波（或 F 波）提前且以短阵形式出现，其频率为 230 ~ 250 次 / 分，房性激动多数以 2 ∶ 1 比例下传心室。
- 窦性停搏，快速的房性激动终止后，窦性激动恢复较晚，最长者达 2.05 秒。

【心电图诊断】

- 窦性心动过缓。
- 短阵房性心动过速（部分为 2 ∶ 1 下传的心房扑动）。
- 慢 – 快综合征。

【心电图解析及临床分析】

该患者心电图表现为快速的房性心律失常或缓慢的窦性心动过缓，并在快速的房性心律失常终止后常出现长间歇（最长者达 2.05 秒），这说明窦房结功能低下导致窦房结恢复时间延长，并且低位起搏点（房室交界区）可能也因存在病变而未能及时发放冲动（此所谓双结病变）。临床上该类患者常因此出现头晕、黑矇等症状，被称为心动过缓 – 心动过速综合征，又称慢 – 快综合征，是病态窦房结综合征的一种类型，是永久性心脏起搏器植入的最常见适应证之一。

【处理建议】

建议行 24 小时动态心电图检查，并安装永久性心脏起搏器。

例30 $S_{I}Q_{III}T_{III}$ 三联征（肺栓塞）

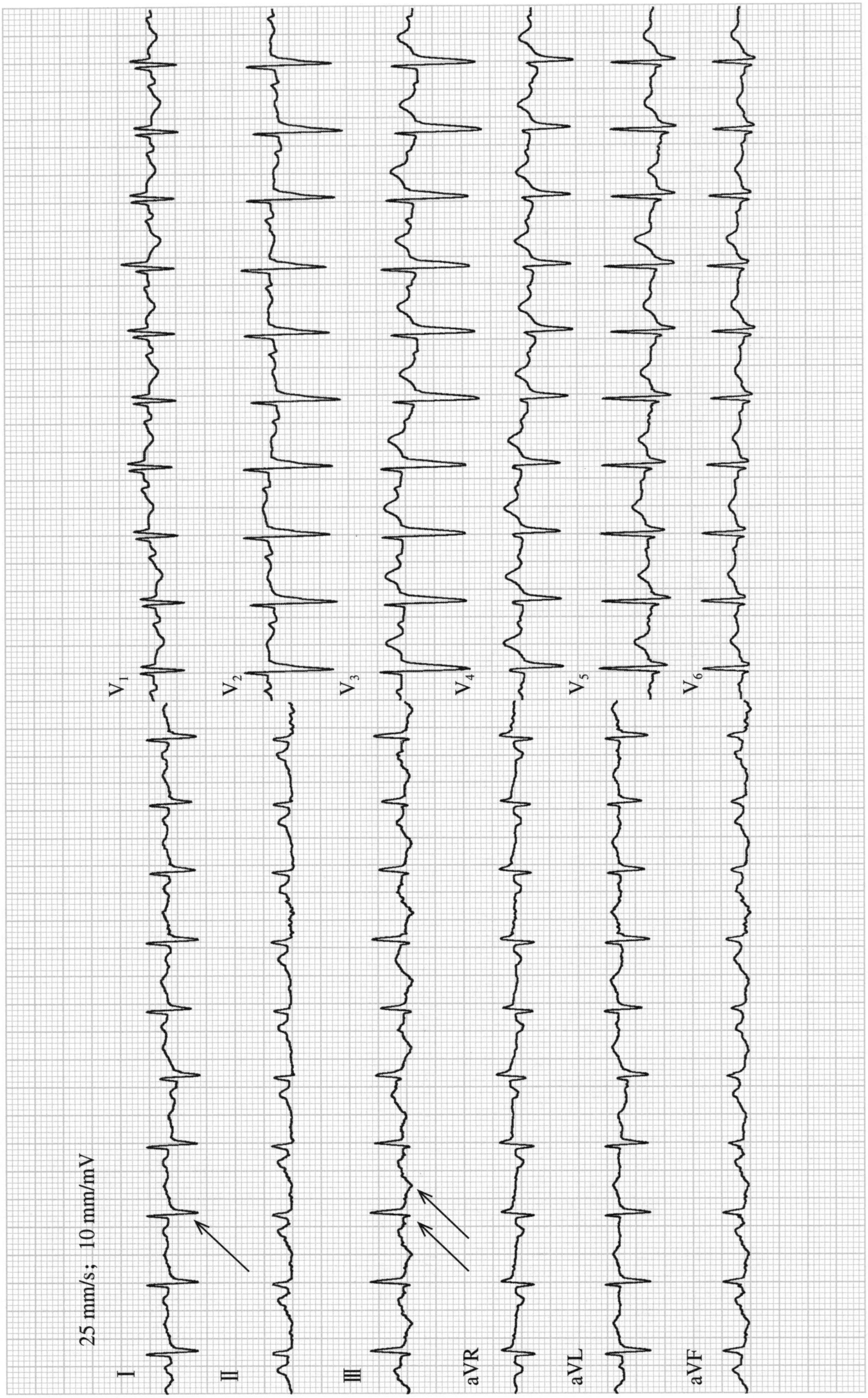

【病史摘要】

女性，71 岁，突发呼吸困难伴胸痛 1 小时，并咯血 1 次，烦躁不安。既往有右下肢深静脉血栓病病史，一直未予正规治疗。体格检查：血压 80/60 mmHg，颈静脉怒张。听诊：心率 125 次 / 分，律齐，肺动脉瓣区第二心音亢进。

【初步印象】

肺动脉栓塞?

【心电图改变】

- PP 间期 0.49 秒，频率 123 次 / 分。
- $S_{I}Q_{III}T_{III}$三联征（箭头所指）：Ⅰ导联出现明显的 S 波，Ⅲ导联出现 Q 波及 T 波倒置。
- 不完全右束支阻滞：V_1 导联 QRS 波群呈 rsr′ 型，r′ > r，QRS 波群时限小于 0.12 秒。
- V_1 导联 T 波倒置。

【心电图诊断】

- 窦性心动过速。
- $S_{I}Q_{III}T_{III}$三联征图形。
- 不完全性右束支传导阻滞。
- 心电图符合急性肺动脉栓塞改变。

【心电图解析及临床分析】

该心电图中箭头所指即所谓的$S_{I}Q_{III}T_{III}$三联征图形改变，它与图中窦性心动过速、不完全右束支阻滞同是肺动脉栓塞患者常见的心电图改变。除此之外，肺动脉栓塞发生时心电图还可有电轴右偏、胸导联 QRS 波群顺钟向转位、ST–T 异常等改变。不过心电图的这些改变敏感性不高，特异性也不强，例如$S_{I}Q_{III}T_{III}$图形在肺动脉栓塞发生率仅为 50%，该图形除见于肺动脉栓塞外，还可见于下壁心肌梗死、左后分支阻滞及正常变异等。但是，当临床上遇到不明原因的呼吸困难、胸痛、咯血、晕厥、烦躁不安、急性右心力衰竭患者时，心电图若出现多项肺动脉栓塞的诊断指标，则应高度怀疑肺动脉栓塞。特别是发病前若心电图正常，则几乎可以肯定肺动脉栓塞的诊断。

【处理建议】

建议行血清 D– 二聚体、动脉血气分析、CT 下肺动脉造影（computed tomography pulmonary angiogoaphy，CTPA）放射性核素肺通气 / 血流灌注扫描以明确诊断。立即给予心电血压监护、吸氧、抗凝、纠正休克等处理。必要时行溶栓治疗。

例31 慢性肺源性心脏病

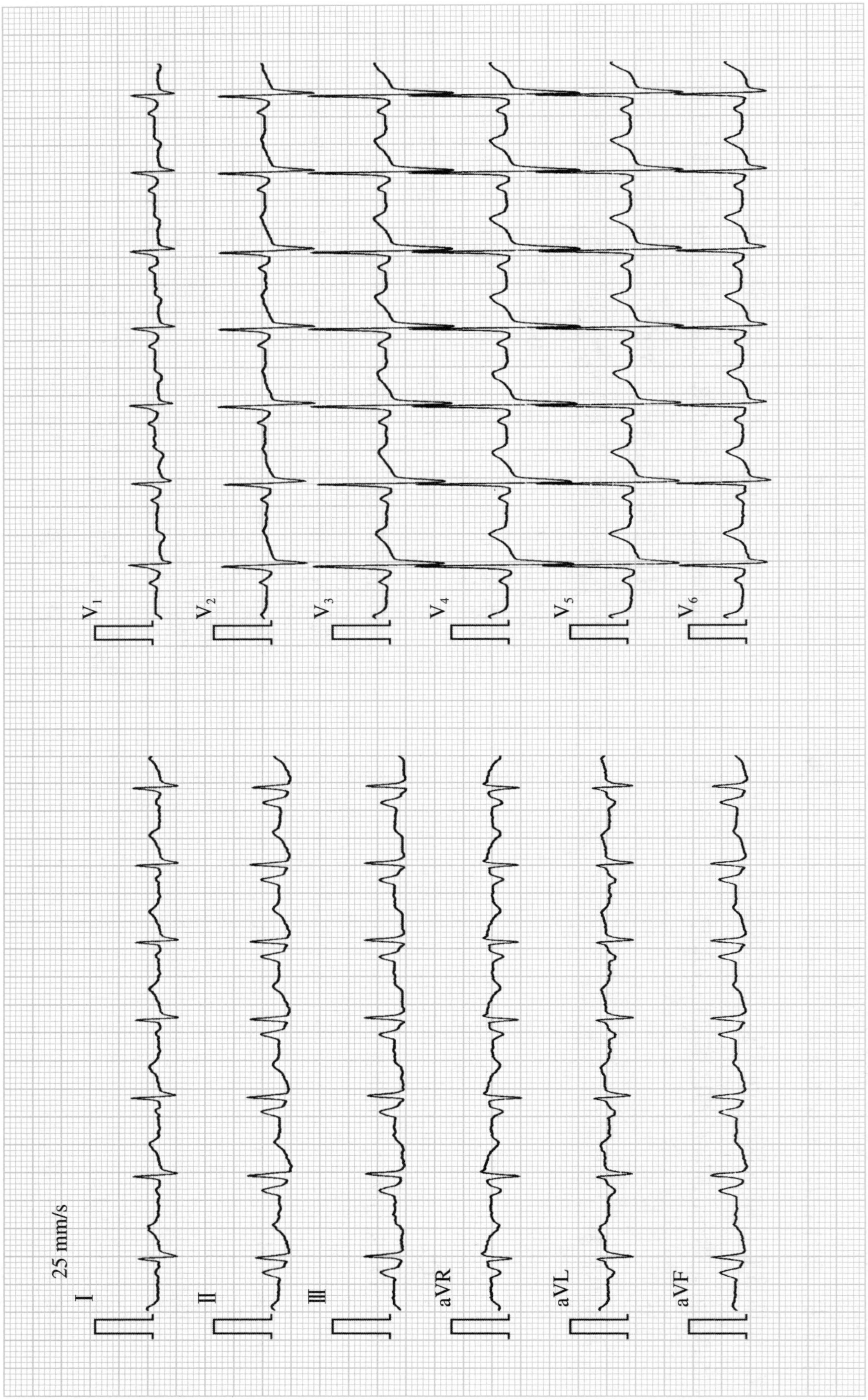

【病史摘要】

男性，66岁，反复咳嗽、咳痰、气喘20余年，急性加重伴双下肢水肿1周。既往有吸烟史40年。

【初步印象】

慢性阻塞性肺疾病急性加重，慢性肺源性心脏病，心力衰竭。

【心电图改变】

- PP间期0.56秒，频率107次/分。
- 肺型P波：Ⅱ、Ⅲ、aVF导联P波形态高尖，电压大于0.25 mV。
- 右心室肥大改变：V_1导联QRS波群呈rs型，r/s > 1，V_5导联QRS波群S波增深，$Rv_1 + Sv_5 > 1.2$ mV（1.3 mV）。
- V_1导联T波倒置，Ⅱ、Ⅲ、aVF、V_3 ~ V_6导联ST段上斜型下移0.05 mV。

【心电图诊断】

- 窦性心动过速。
- 右心房肥大。
- 右心室肥大。
- 心电图提示慢性肺源性心脏病。

【心电图解析及临床分析】

该心电图最突出的改变是Ⅱ、Ⅲ、aVF导联的P波，其形态高尖明显，符合“肺型P波”的特征，结合临床诊断为右心房肥大。慢性阻塞性肺疾病已导致右心房肥大，右心室也应受累而出现肥大，循此思路可发现表现不是很明显的右心室肥大的心电图改变：胸导联QRS波群形态及电压的改变。图中还见有Ⅱ、Ⅲ、aVF、V_3 ~ V_6导联ST段轻度的上斜型下移，这多半是由心房复极向量增大所致，无特殊临床意义。

慢性肺源性心脏病在心电图上的异常除可出现以上心电图改变外，还可表现有：电轴右偏不小于+90°；心脏重度顺时钟向转位（V_1 ~ V_3导联或V_6导联呈rS型）；aVR导联R/S或R/Q ≥ 1；肢体导联QRS低电压；完全或不完全性右束支阻滞；心律失常方面常出现快速房性心律失常如房性早搏、房性心动过速及心房颤动等。慢性肺源性心脏病发展至中晚期，常有比较典型的心电图改变，借此可作出病因诊断。

【处理建议】

建议患者行超声心动图检查，了解右房、右室大小，以及是否存在肺动脉高压。建议给予吸氧、解痉、平喘、祛痰、抗感染治疗，并给予利尿、扩血管等抗心力衰竭治疗。

例32 左侧气胸

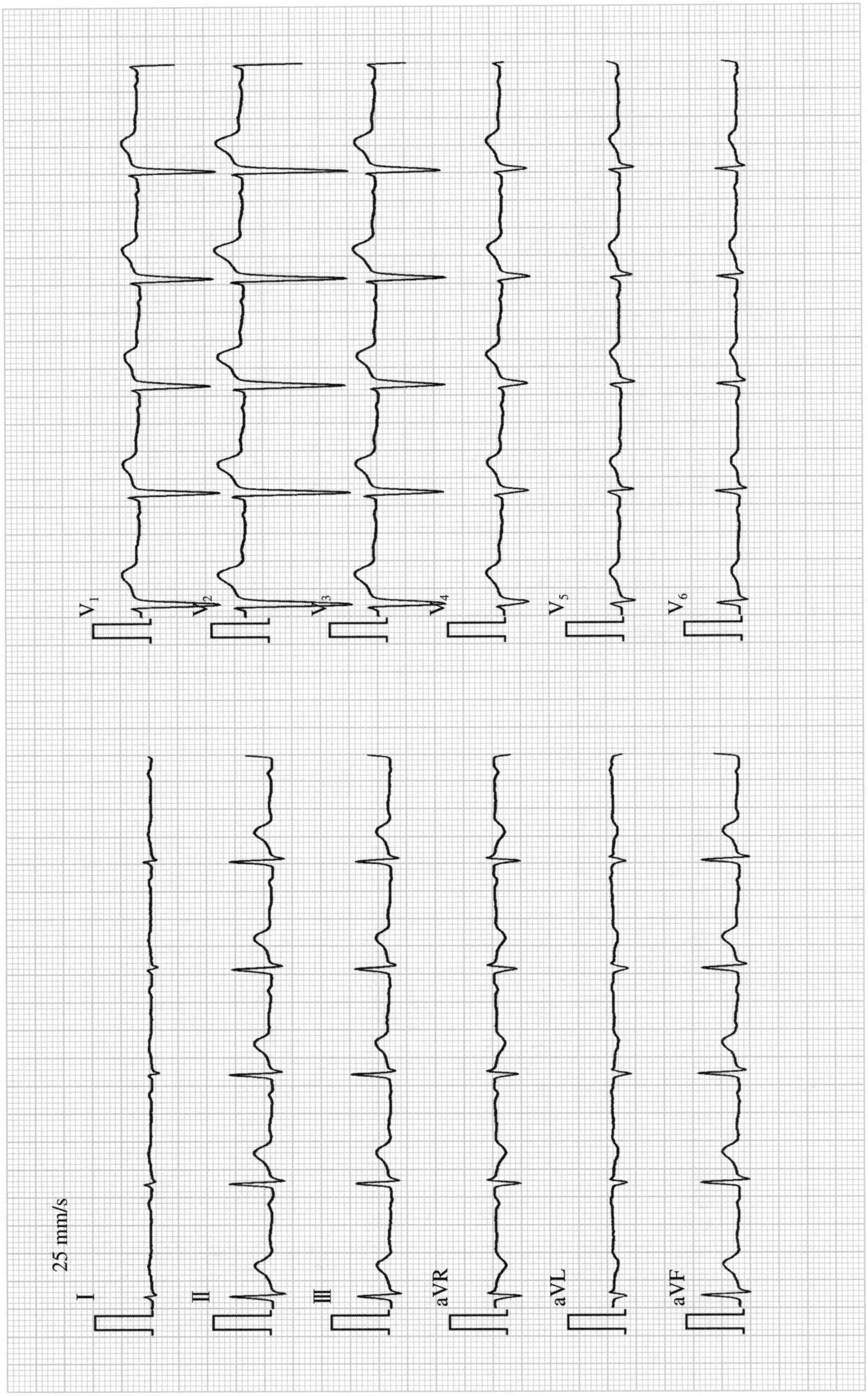

【病史摘要】

男性，23 岁，持续性胸痛 2 小时，运动和深呼吸时加剧，听诊左肺呼吸音消失。

【初步印象】

胸痛查因：气胸？

【心电图改变】

左胸导联（V_4 ~ V_6）QRS 波群振幅突然显著减小，形态基本正常。

【心电图诊断】

- 窦性心律。
- 左胸导联 QRS 波群振幅突然显著减小，提示左侧气胸。

【心电图解析及临床分析】

该心电图各肢体导联 QRS 波群时间、形态及电压均正常，胸导联中右胸导联也正常，只是移行至左胸导联 (V_4 ~ V_6)，QRS 波群振幅突然显著减小，不符合常态。结合患者的临床症状，应考虑有左侧气胸的可能。当左侧气胸时，由于大量气体出现在心脏与左侧胸壁之间，造成心电向胸壁传导时电阻增加，从而使左胸导联（V_4 ~ V_6）QRS 波幅显著降低。另有部分患者因心脏在胸腔中位置发生改变，在心电图上可出现电轴右偏、$S_1S_2S_3$ 图形等改变。

【处理建议】

建议患者行 X 线胸片检查以明确诊断，必要时行胸腔穿刺抽气或外科手术治疗。

例33 布鲁加达综合征

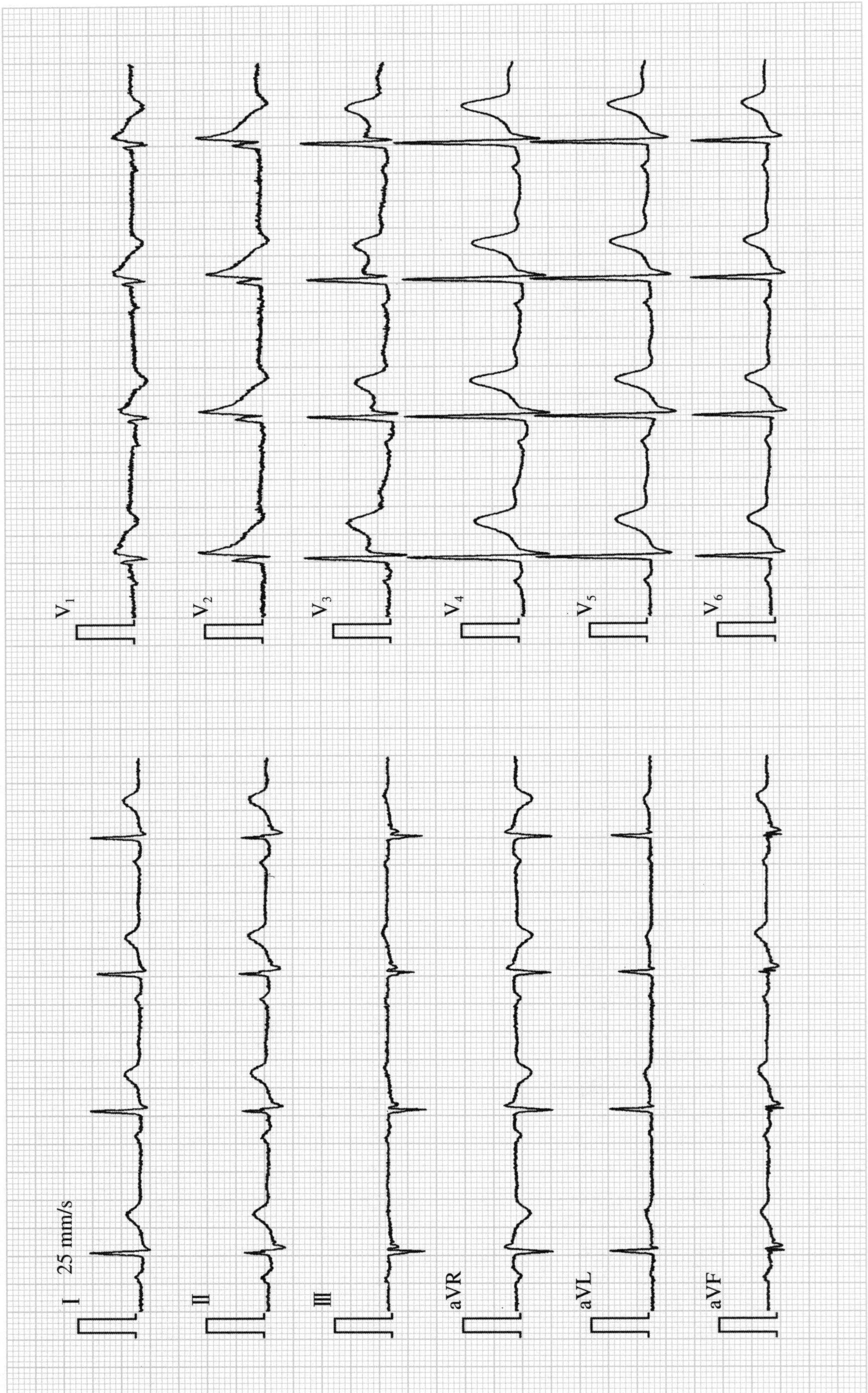

【病史摘要】

女性，53 岁，2 小时前突发晕厥 1 次。

【初步印象】

晕厥。

【心电图改变】

- V_1 ~ V_3 导联可见 J 波。
- V_1、V_2 导联 ST 段呈下斜型抬高、T 波倒置，V_3 导联 ST–T 呈马鞍形：ST 段凹面向上抬高大于 0.1 mV、T 波直立。

【心电图诊断】

- 窦性心律。
- 布鲁加达（Brugada）综合征。

【心电图解析及临床分析】

该图 V_1、V_2 导联 QRS 波群终末部出现高大明显的 J 波（≥ 0.2 mV），其图形改变貌似右束支传导阻滞。此图形改变实际由 J 波、抬高的 ST 段及 T 波改变共同组成称为布鲁加达波。布鲁加达波与恶性室性心律失常（多形性室性心动过速或室颤）构成布鲁加达综合征。

布鲁加达综合征为显性遗传性疾病，患者一般无心脏结构上的异常，但心肌细胞膜钠通道存在缺陷，有室性心律失常和猝死发生的风险。尽管布鲁加达波是布鲁加达综合征的特征性心电图改变，但不能单凭心电图出现布鲁加达波就诊断为布鲁加达综合征，对无室速或室颤引起反复晕厥的患者，称为特发性布鲁加达征样心电图改变。而本例患者是因出现晕厥来医院就诊，很可能系室性心律失常发作所致。临床上，当遇到心电图有布鲁加达波须判断其意义时，应注意其家族成员中有无类似心电图报告及有无晕厥、猝死情况的发生。

【处理建议】

建议患者行电生理检查，近亲亲属都应做心电图检查。对捕捉到室速发作者，唯一的治疗方法是植入心脏复律除颤器（ICD）。

例34 长 QT 综合征

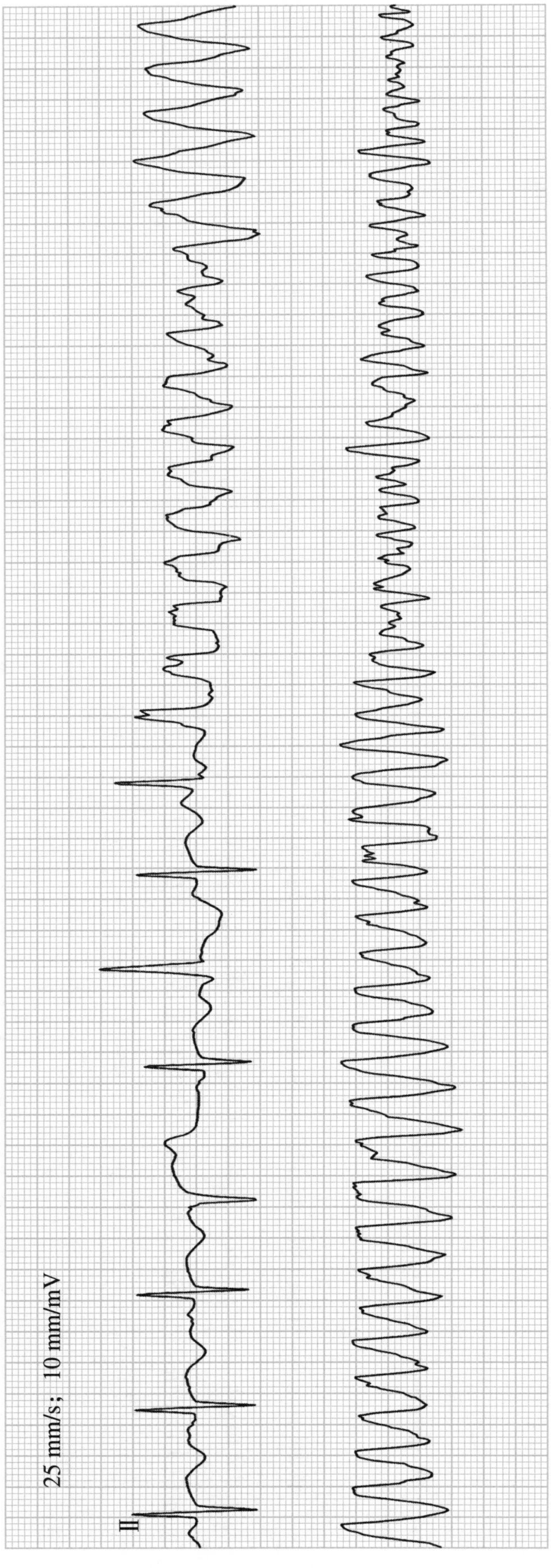

【病史摘要】

女性，20 岁，1 个月内两次在运动时晕倒。听诊：心率 82 次 / 分，律不齐。该心电图记录于运动后不久。

【初步印象】

心律失常，晕厥。

【心电图改变】

- 图中（共 20 秒）第 1 ~ 3、5、7 个搏动为窦性激动；第 4、6 个搏动为多形性室性早搏；第 8 个搏动起为多形性室速，大约后 4 秒转为室颤。
- 窦性激动的 T 波呈正负双向。窦性激动的 QT 间期延长（QT：0.48 秒；QTc：0.56 秒）。

【心电图诊断】

- 窦性心律。
- 多形性室性早搏、多形性室性心动过速、心室颤动。
- T 波异常、QT 间期延长。长 QT 综合征。

【心电图解析及临床分析】

长 QT 综合征又称 QT 间期延长综合征，是指心电图上主要表现为 QT 间期延长、T 波和（或）U 波异常，临床多表现为晕厥、猝死的一组综合征。根据有无继发因素，长 QT 综合征分为先天遗传性长 QT 综合征和后天获得性长 QT 综合征。先天遗传性长 QT 综合征（又称为原发性长 QT 综合征）是一种心肌离子通道疾病，其心电图特点是 QT 间期延长且易变、T 波和（或）U 波形态异常、心动过缓和尖端扭转型室速（有学者将窦性心律时有 QT 间期延长者的多形性室速统称为尖端扭转型室速），患者易发生晕厥甚至猝死，尤以儿童和年轻人多见。后天获得性长 QT 综合征（又称为继发性长 QT 综合征）比较多见，常见因素为电解质紊乱和药物影响，也见于饥饿、中枢神经系统损伤、严重的心动过缓、二尖瓣脱垂等原因。根据室速发作的诱因，长 QT 综合征分为：① 长间歇依赖型，多为获得性，常由于心动过缓或早搏后的长间歇而诱发尖端扭转型室速；② 肾上腺素能依赖型，多为先天性，常在情绪激动、应激、运动等交感神经兴奋、儿茶酚胺释放增多时触发尖端扭转型室速；③ 中间型，上述两种情况兼而有之。

该患者为年轻女性，两次晕厥均发生在运动中，本次心电图亦记录于运动后不久，故其为先天遗传性长 QT 综合征的可能性大。临床上，当遇到心电图有原因不明 QT 间期延长时，尤其是儿童和年轻人，应注意其家族成员中有无此类心电图报告及有无晕厥、猝死情况的发生。

【处理建议】

建议患者行动态心电图及电生理检查，近系亲属也应做常规心电图及动态心电图检查。治疗方面，一方面要避免诱因，另一方面可采用 β 受体阻滞剂，必要时考虑植入心脏复律除颤器。

例35 肢体导联电极置放不正确

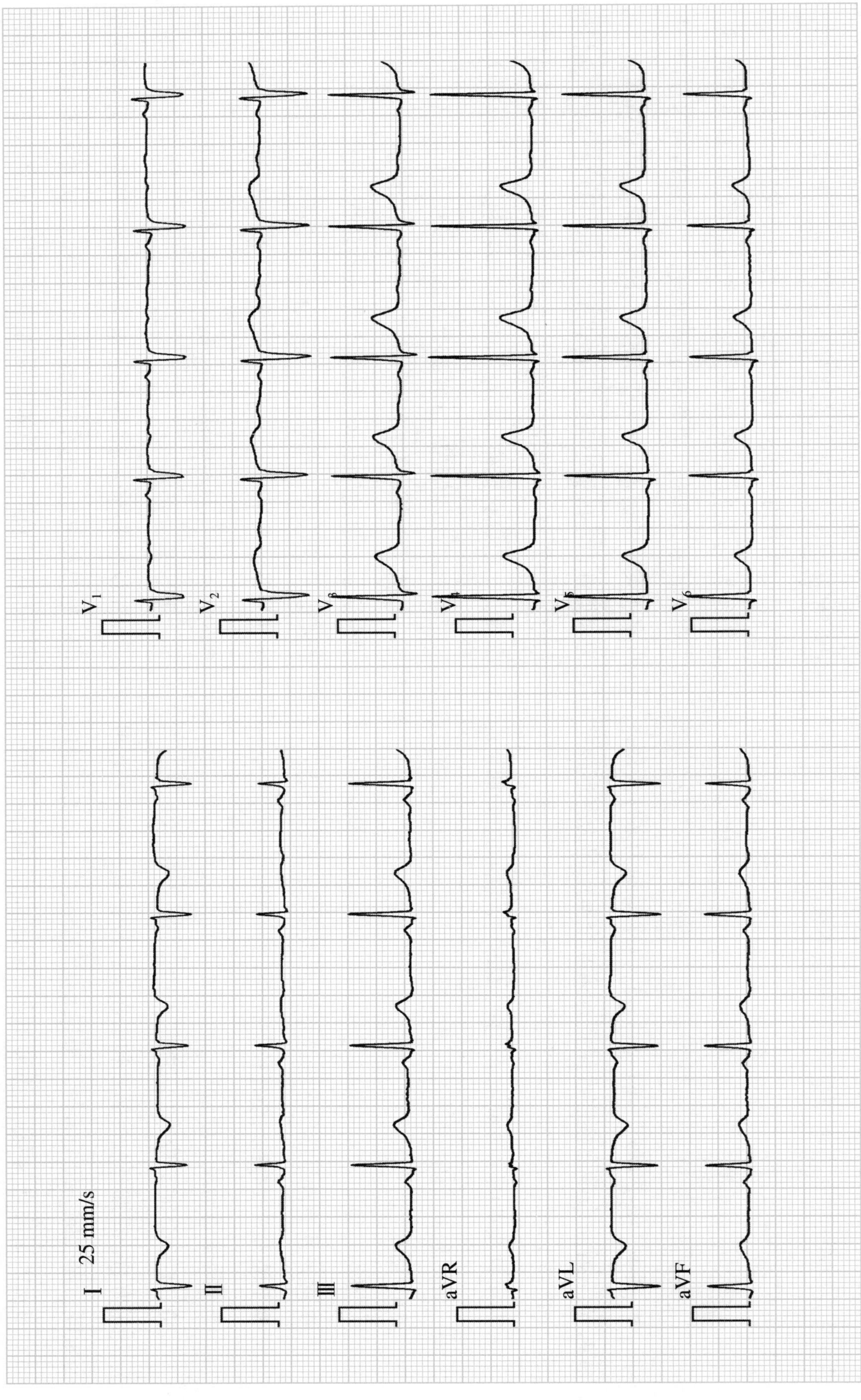

【病史摘要】

女性，35 岁，整形术前检查。

【初步印象】

健康人。

【心电图改变】

- Ⅰ、aVL 导联 P 波及 T 波均倒置，而 V_4 ~ V_6 导联无异常改变。
- 电轴右偏。

【心电图诊断】

- 窦性心律。
- 左右上肢电极置放颠倒。

【心电图解析及临床分析】

描记心电图时将左右上肢电极接反是经常发生的技术差错。在记录心电图时，若看到显示屏上Ⅰ导联 P 波、T 波均倒置并且 QRS 波群主波向下（呈通常图形的倒像），就应检查一下左右上肢的电极是否接反，本图就是这样一份在左右上肢电极接反情况下记录的心电图：Ⅰ导联 P–QRS–T 为通常图形的倒像，Ⅱ与Ⅲ、aVR 与 aVL 导联图形互换，而 aVF 导联图形不变。若检查发现左右上肢电极置放正确，则应该看一看胸导联心电图是否符合正常变化规律（V_1 ~ V_6 导联 R 波是否逐渐增高），以明确是否是右位心心电图改变。左右上肢电极接反只影响肢体导联心电图的图形，而不影响胸导联图形。右位心心电图改变见病例 36。

【处理建议】

人为技术差错，将错误连接的左右上肢电极纠正，再次记录心电图即可。

例36 右位心

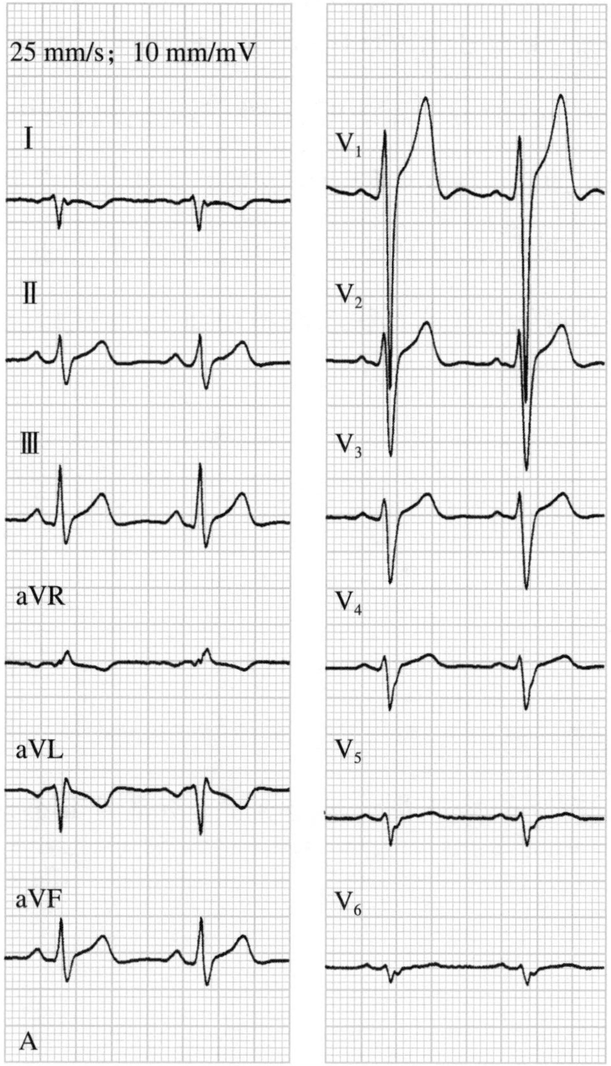

正常连接的12导联心电图

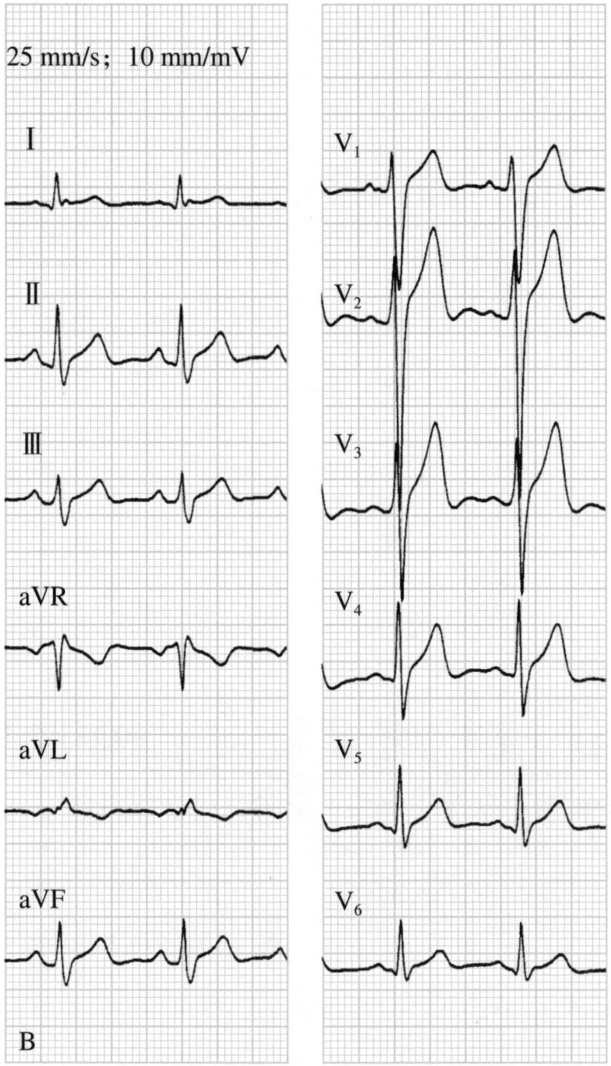

“校正的”12导联心电图

【病史摘要】

女性，23 岁，招工体检。

【初步印象】

健康人。

【心电图改变】（图 A）

● 肢体导联心电图犹如左右上肢电极接反的心电图：Ⅰ导联 P-QRS-T 为通常图形的倒像，Ⅱ导联与Ⅲ导联、aVR 导联与 aVL 导联图形互换，而 aVF 导联图形不变。胸导联（V_1 ~ V_6）QRS 波群均呈 rS 型，QRS 波群振幅逐渐减小，犹如通常的 V_2、V_1、V_3R、V_4R、V_5R、V_6R 导联的图形。

● 电轴右偏。

【心电图诊断】

● 窦性心律。

● 右位心。

【心电图解析及临床分析】

右位心是指心脏在胸腔中的位置水平 180° 转向，恰似正常位置在镜中的影像（又称为镜像右位心）。这时心电图导联的电极若按正常方式连接（图 A），心电图就会出现不合乎常态的图形改变：① 肢体导联图形类似左右上肢电极接反时（如上一病例）记录的图形，即Ⅰ导联图形为通常图形的倒像，Ⅱ导联与Ⅲ导联图形互换，aVR 导联与 aVL 导联图形互换，aVF 导联图形无变化；② 胸体导联从 V_1 到 V_6，其 QRS 波群形态不变（均呈 rS 型），而振幅却越来越小。

按正常的导联连接方法，心电图出现上述特征性改变可作出“右位心”诊断。但对于右位心患者，这样记录的心电图不能发现诸如左室肥大、心肌缺血、束支传导阻滞等其他心电图改变。因此对于右位心患者，须增加记录“校正的”12 导联心电图：左右上肢及左右下肢电极反接、胸导联 V_1 ~ V_6 电极依次置于 V_2、V_1、V_3R、V_4R、V_5R、V_6R 位置处，以此分析有无其他心电图异常。图 B 即是按此电极连接方法记录的“校正”心电图。

【处理建议】

建议患者行 X 线胸片检查，以确诊是否为右位心。并建议做 B 超或 CT 检查，以了解其他脏器有无转位情况。

例37 高钾血症（帐篷状T波）

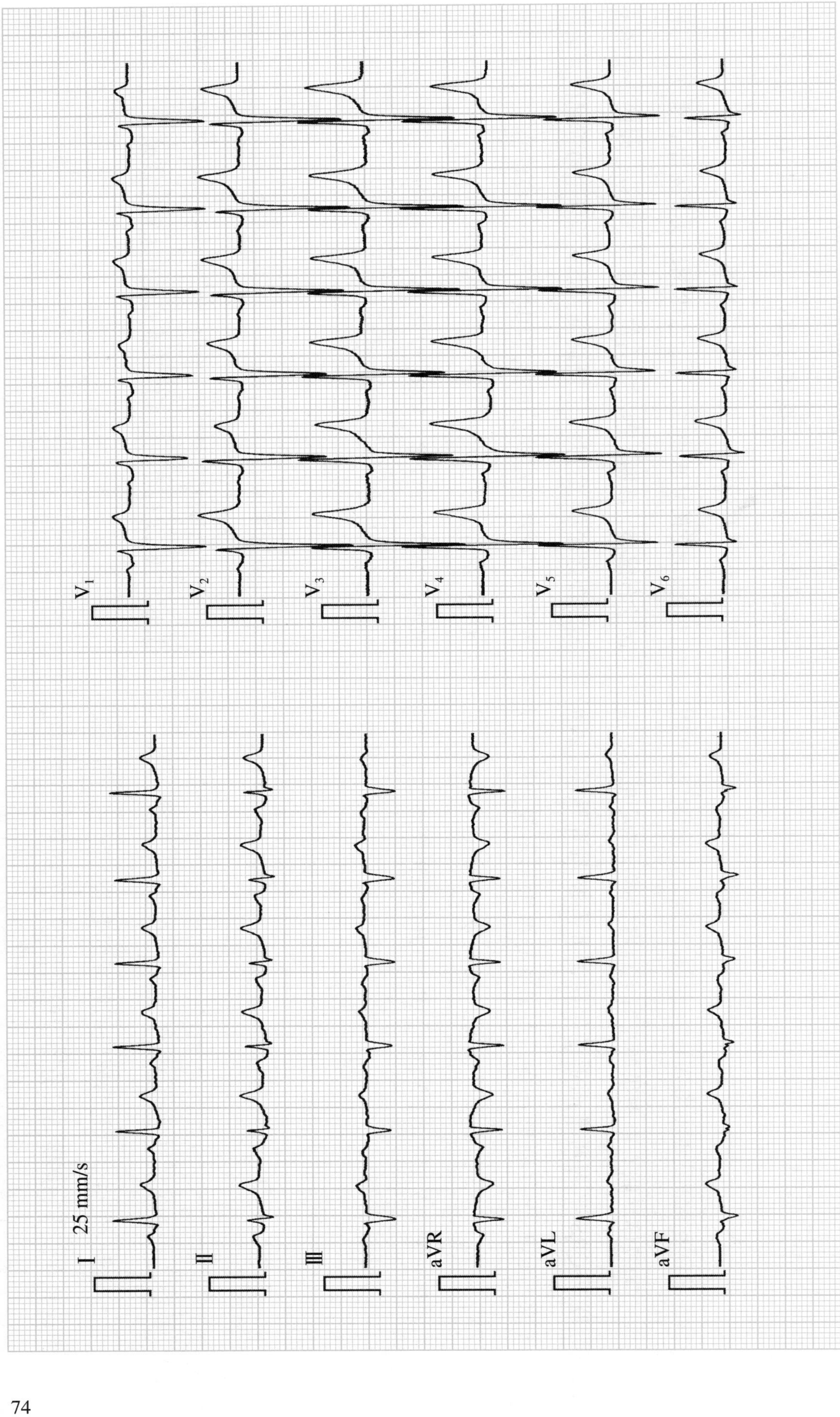

【病史摘要】

男性，56 岁，主诉恶心、呕吐、腹胀 1 周。血压持续高于正常，双下肢水肿及中度贫血。肾功能检查显示肌酐为 456 μmol/L。

【初步印象】

肾功能衰竭?

【心电图改变】

帐篷状 T 波：Ⅱ、aVF、V_2 ～ V_6 导联 T 波形态高尖，升降支对称，基底部狭窄，ST 段与 T 波有较明显的分界点。

【心电图诊断】

- 窦性心律。
- 帐篷状 T 波，提示高钾血症。

【心电图解析及临床分析】

帐篷状 T 波是指 T 波改变形似帐篷。这是当细胞外钾浓度升高超过正常高限 5.5 mmol/L 时，心肌细胞复极期对钾离子通透性增加，使动作电位 3 相变得陡峻、时程缩短，导致心电图 T 波出现双肢对称、基底部变窄、直立高尖的帐篷状形态改变。

不是所有高尖的 T 波都提示高钾血症，只有符合帐篷状改变的 T 波才有较强的特异性。本例心电图的 T 波就是这样一种典型的帐篷状 T 波。在随后收到的电解质检测报告中，血清钾浓度为 6.25 mmol/L。

【处理建议】

1. 给予呋塞米（速尿）20 ～ 40 mg 静脉推注。
2. 10%葡萄糖酸钙 10 ～ 20 mL 稀释后缓慢静脉推注。
3. 5%碳酸氢钠 100 mL 静脉滴注。
4. 10%葡萄糖 500 mL 加胰岛素 12 单位，于 3 ～ 4 小时内静脉滴注完毕。
5. 降钾树脂 15 ～ 30 g 用水混匀后口服。
6. 紧急情况下可进行血液透析。

例38 高钾血症（窦-室传导）

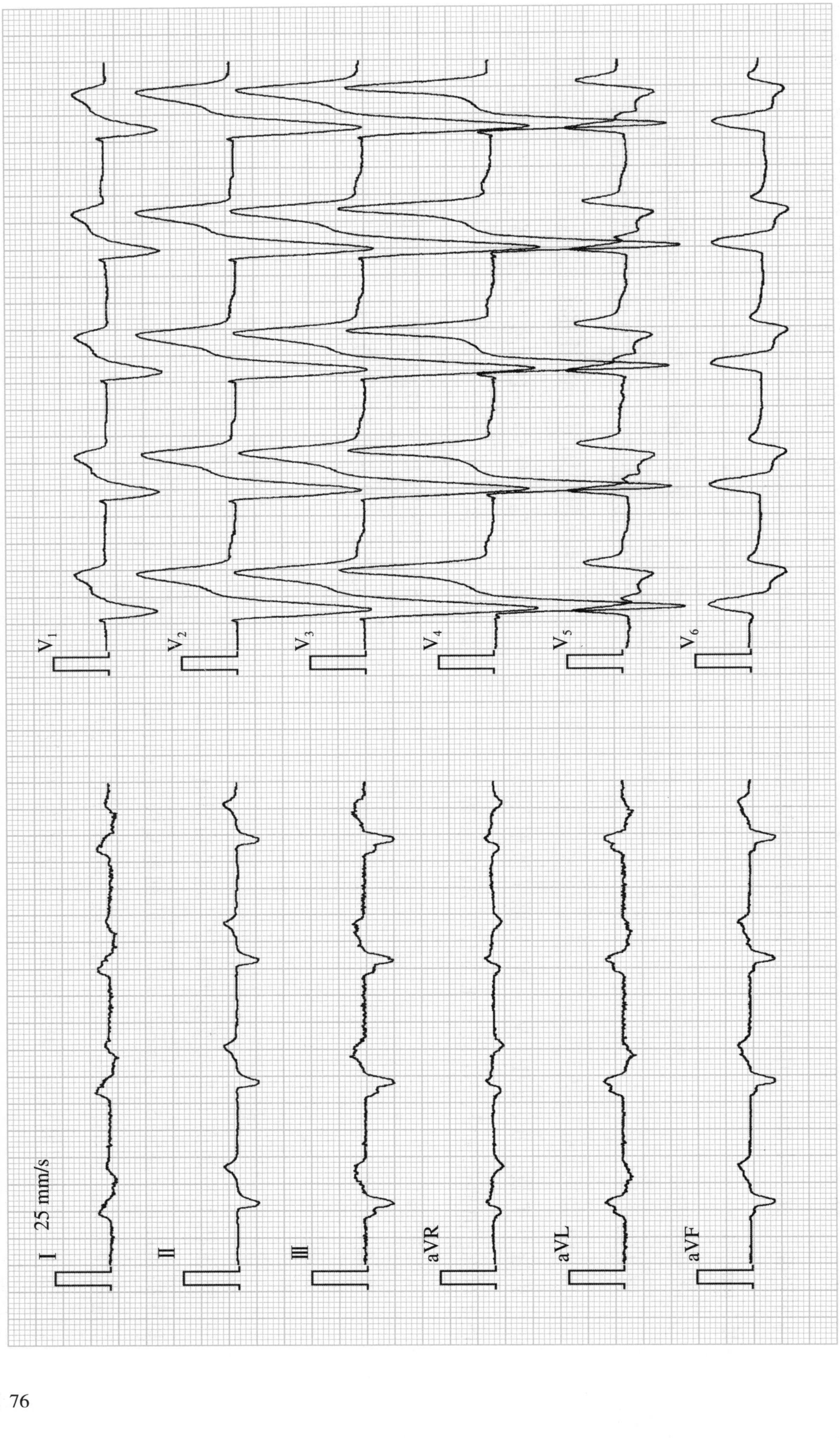

【病史摘要】

女性，68 岁，昏迷，原每周血液透析 3 次持续 2 年，因家中无人陪伴，透析耽搁 2 天。

【初步印象】

肾功能衰竭。

【心电图改变】

- 各导联 QRS 波群前无 P 波，心率 67 次 / 分。
- QRS 波群时间增宽大于 0.11 秒，QRS 波群形态类似左束支阻滞图形改变。
- ST-T 改变：Ⅰ、aVL、V_5 ~ V_6 导联 ST 段下移，V_2 ~ V_5 导联 T 波双肢对称，顶端高尖，基底部狭窄。

【心电图诊断】

- 窦 - 室传导心律。
- 室内传导阻滞。
- T 波高尖。
- 重度高钾血症心电图改变。

【心电图解析及临床分析】

高钾血症心电图随血清钾浓度增高程度不同可有不同的表现。当血清钾浓度升高超过 7.0 mmol/L 时，因心肌细胞静息膜电位升高，造成动作电位 0 相上升速度减慢，使激动传导速度减慢，表现在心电图上，出现 PR 间期延长，QRS 波群增宽（室内阻滞）。当血清钾浓度升高超过 8.5 mmol/L 时，心房肌丧失兴奋性，心电图上 P 波消失，窦房结产生的冲动循结间束传入心室，形成所谓窦 - 室传导心律。因 P 波看不见，增宽的 QRS 波群类似室性激动而易误认为室性心律。该患者电解质检测报告中，血清钾浓度为 8.7 mmol/L。

【处理建议】

立即血液透析。

例39 低钾血症

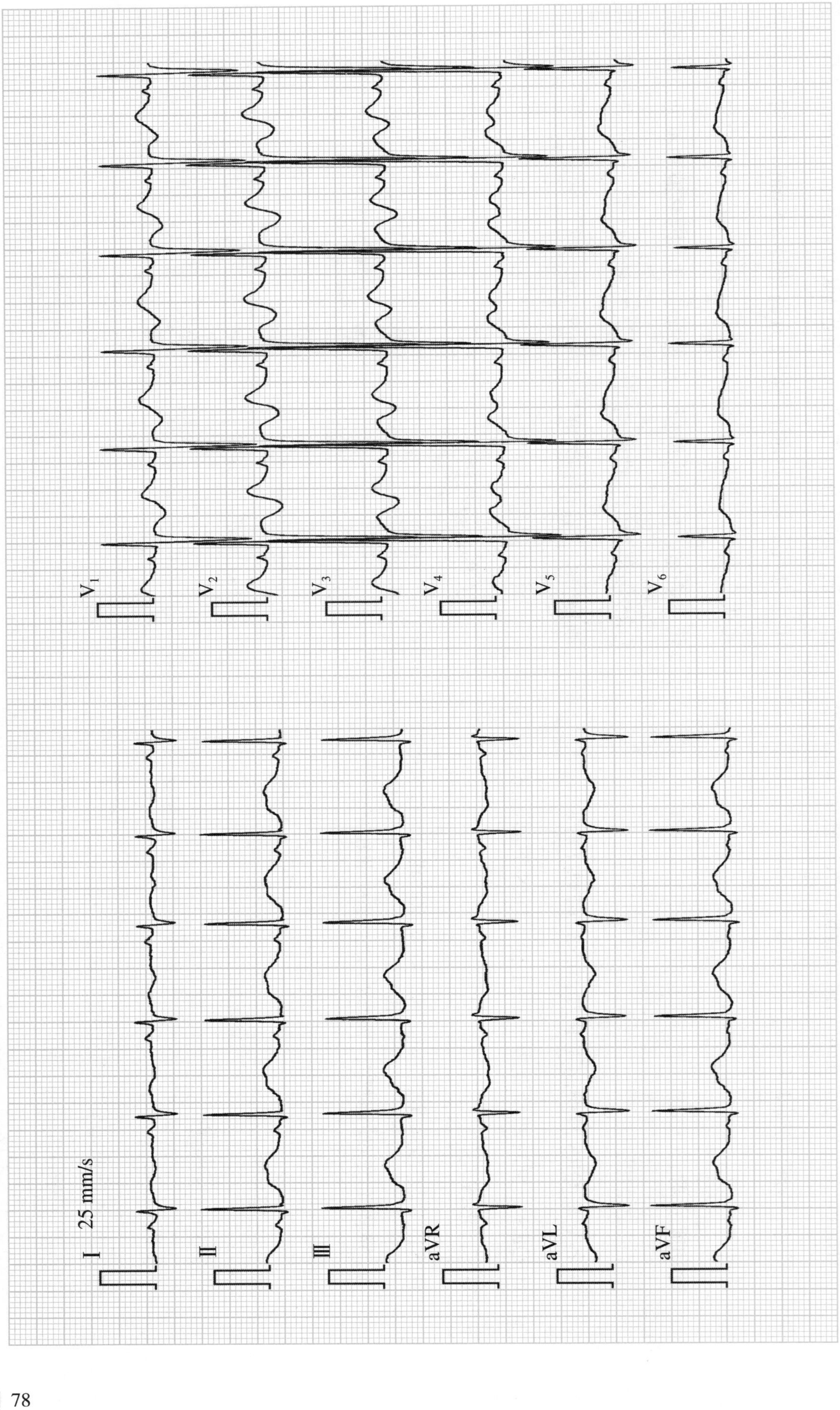

【病史摘要】

男性，25 岁，发作性乏力 6 小时。既往有周期性麻痹病病史 2 年。

【初步印象】

周期性麻痹。

【心电图改变】

Ⅱ、Ⅲ、aVF、V_1 ~ V_6 导联 U 波明显增高，振幅大于 0.1 mV。其中 V_1 ~ V_3 导联 T 波倒置、U 波直立，其余 U 波与其前直立的 T 波融合，形成“驼峰状”改变。

【心电图诊断】

- 窦性心律。
- T–U 异常，提示低钾血症。

【心电图解析及临床分析】

在该心电图多个导联 T 波的后半部分又有一个凸起，像是双峰 T 波的第二个峰。但实际不是 T 波，而是异常增大的 U 波。结合临床考虑是低钾血症在心电图上的表现（该患者电解质检测报告中血清钾浓度为 2.5 mmol/L）。

当细胞外钾浓度降低时，细胞膜对钾离子通透性减小，使动作电位 3 相复极坡度变缓和时程延长，反映在心电图上表现为 T 波低平或倒置、U 波增高及 QT 间期延长。U 波增高除见于低钾血症外，临床上还见于药物（洋地黄、乙胺碘呋酮）影响、脑血管意外、高血压、长 QT 综合征等。

【处理建议】

补钾。建议检测甲状腺激素和醛固酮等激素水平，以进一步明确低钾原因。请内分泌科和神经内科医生协助诊治。

例40 高钙血症

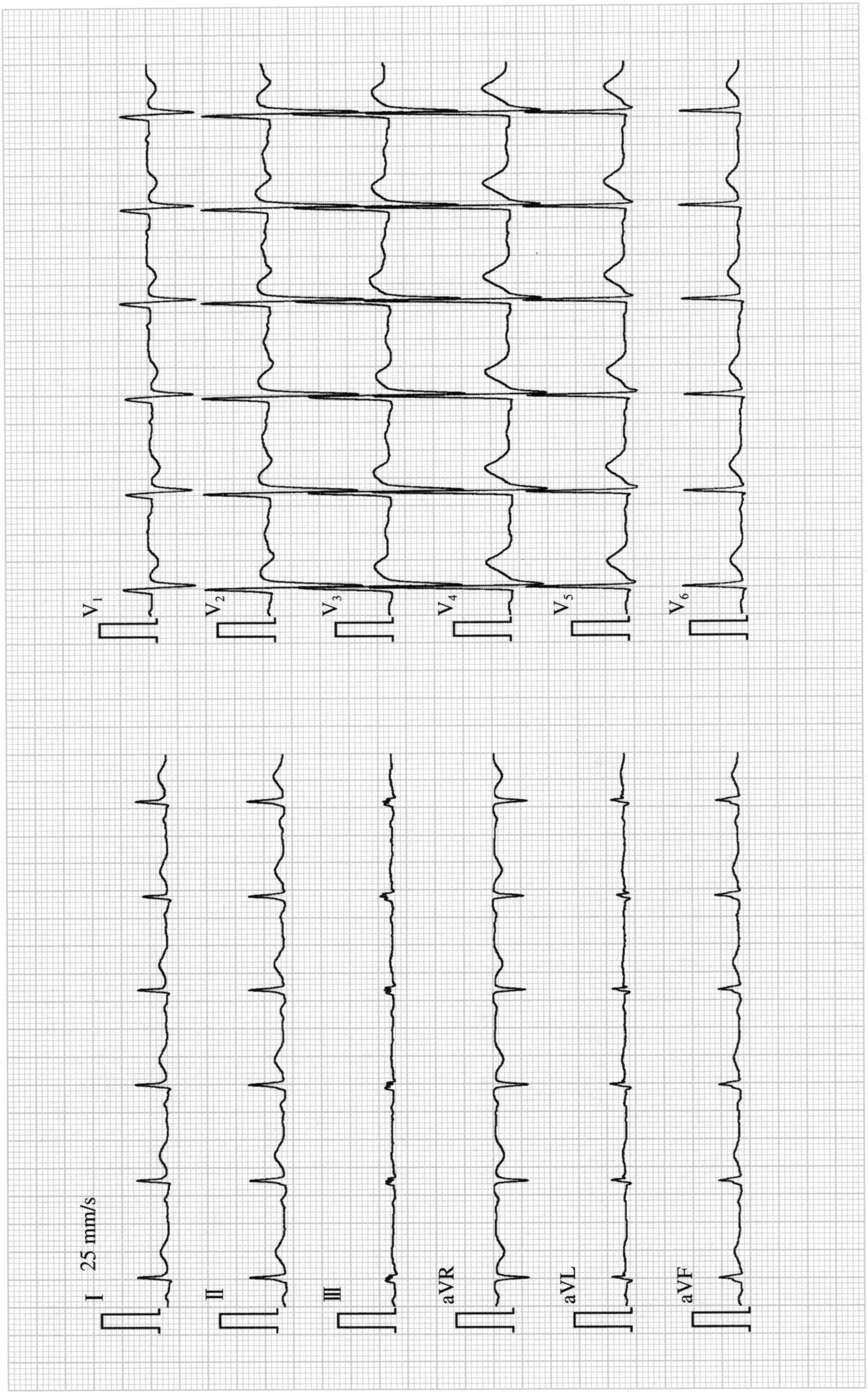
25 mm/s
I
II
III
aVR
aVL
aVF
V1
V2
V3
V4
V5
V6

【病史摘要】

男性，42 岁，因恶心呕吐、食欲缺乏、乏力 2 个月入院。骨髓流式细胞报告示：T 淋巴细胞增殖性疾病；脊椎 CT 示：胸腰椎多个椎体及部分骨盆组成溶骨性骨质破坏，血钙浓度为 3.57 mmol/L。

【初步印象】

急性淋巴细胞白血病（T 细胞性）。

【心电图改变】

- 各导联 ST 段几乎缺失或明显缩短。
- QT 间期缩短（0.32 秒）。
- V_2、V_3 导联可见较明显的 U 波。

【心电图诊断】

- 窦性心律。
- ST 段缩短、QT 间期缩短，提示高钙血症。

【心电图解析及临床分析】

该图各导联 T 波紧接着 QRS 波群，中间似乎缺失了 ST 段，由此引起心电图发生改变：ST 段缩短及 QT 间期缩短，其 QT 间期缩短是由 ST 段缩短所导致。

当血钙浓度升高时，心肌细胞动作电位 2 相缩短，动作电位总时程缩短，导致心电图 ST 段缩短或消失，以及 QT 间期缩短，有时可伴有明显的 U 波。QT 间期缩短临床上可见于高钙血症、高钾血症、洋地黄作用、早期复极等。结合该患者病史，此 QT 间期缩短是高钙血症在心电图上的表现。

【处理建议】

给予降低血钙处理。可输注生理盐水 2 000 ~ 3 000 mL（24 小时）；如合并心力衰竭或肾功能不全，可予呋塞米 40 ~ 60 mg 静脉推注；糖皮质激素：地塞米松 5 ~ 10 mg/d；给予降钙素皮下或肌内注射；并监测血钙。

例41 低钙血症

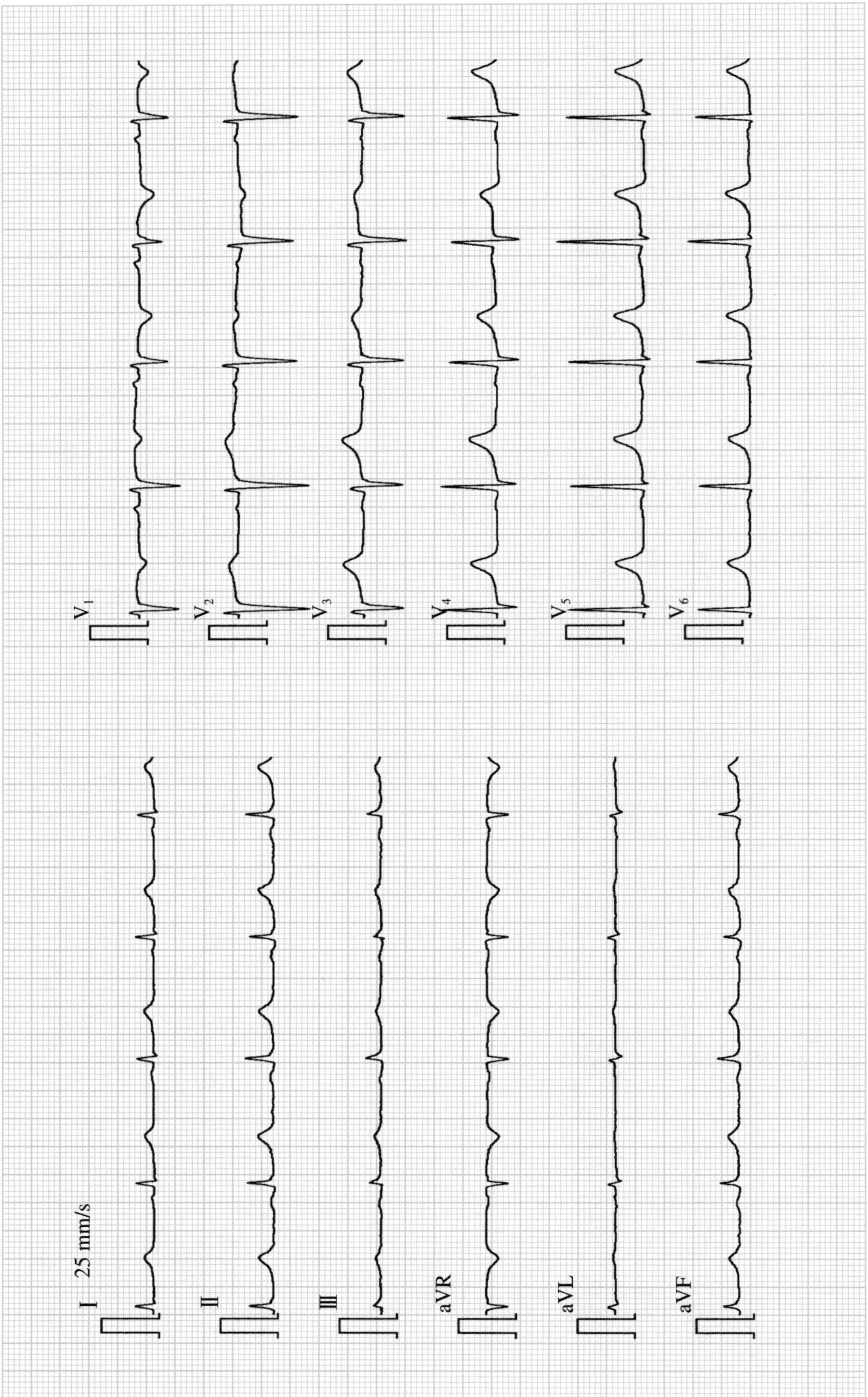

【病史摘要】

女性，78 岁，乏力伴双下肢抽搐 1 天。血钙浓度为 1.51 mmol/L。

【初步印象】

低钙血症？

【心电图改变】

- 各肢体导联 QRS 波群总振幅（即 R+S）都小于 0.5 mV。
- 多数导联 ST 段呈水平状，时间大于 0.12 秒。
- QT 间期延长（0.45 秒），QTc：0.48 秒。

【心电图诊断】

- 窦性心律。
- 肢体导联 QRS 低电压。
- ST 段平直延长、QT 间期延长，提示低钙血症。

【心电图解析及临床分析】

该心电图和例 40 心电图有着相反的改变：ST 段延长及 QT 间期延长。其 QT 间期延长是因 ST 段延长所导致的。与高血钙相反，低血钙使动作电位 2 相延长，动作电位总时程延长，心电图亦出现与高血钙相反的改变。QT 间期延长临床上除可见于低钙血症外，还可见于低钾血症、心肌缺血或损伤、脑血管意外、长 QT 综合征、低温及抗心律失常药物作用等。结合该患者临床资料，此 QT 间期延长是低钙血症在心电图上的反映。

【处理建议】

10% 葡萄糖酸钙 10 mL 稀释后缓慢静脉注射（10 ~ 20 分钟）。检测血清免疫反应性甲状旁腺激素（immunoreactive parathyroid hormone，IPTH），明确是否有甲状旁腺功能减退。

例42 蛛网膜下腔出血

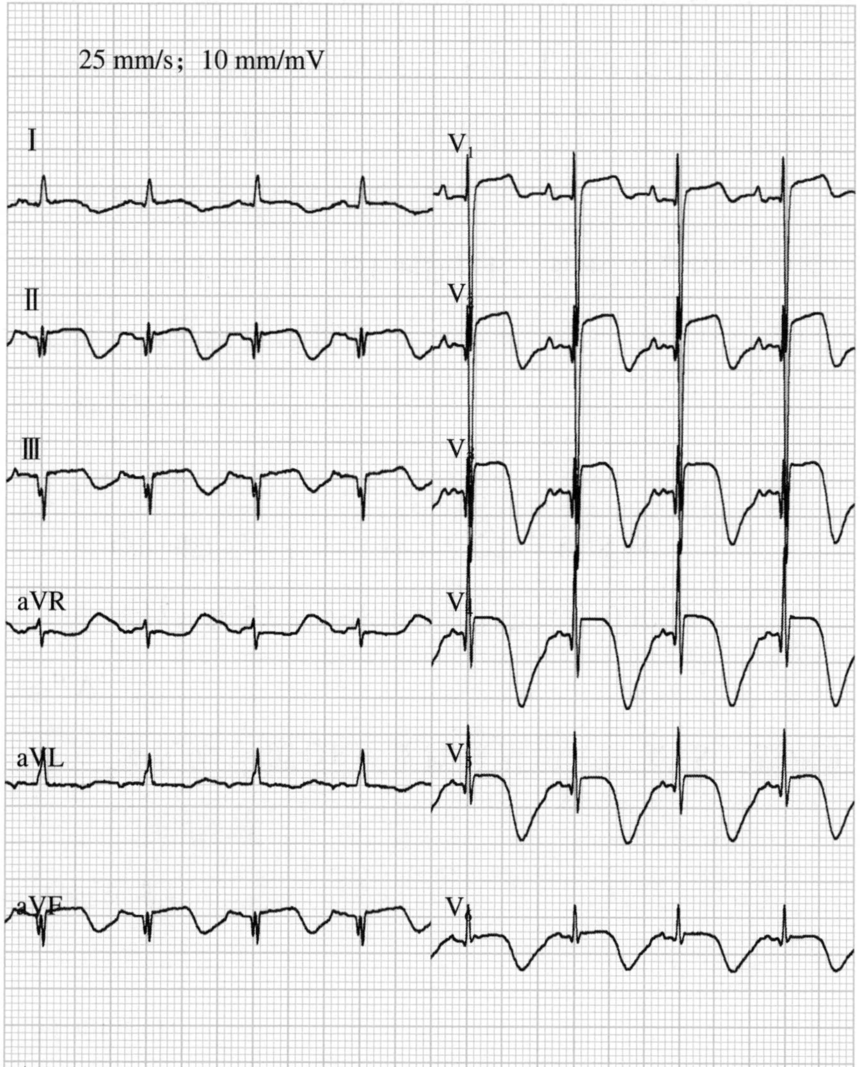

A

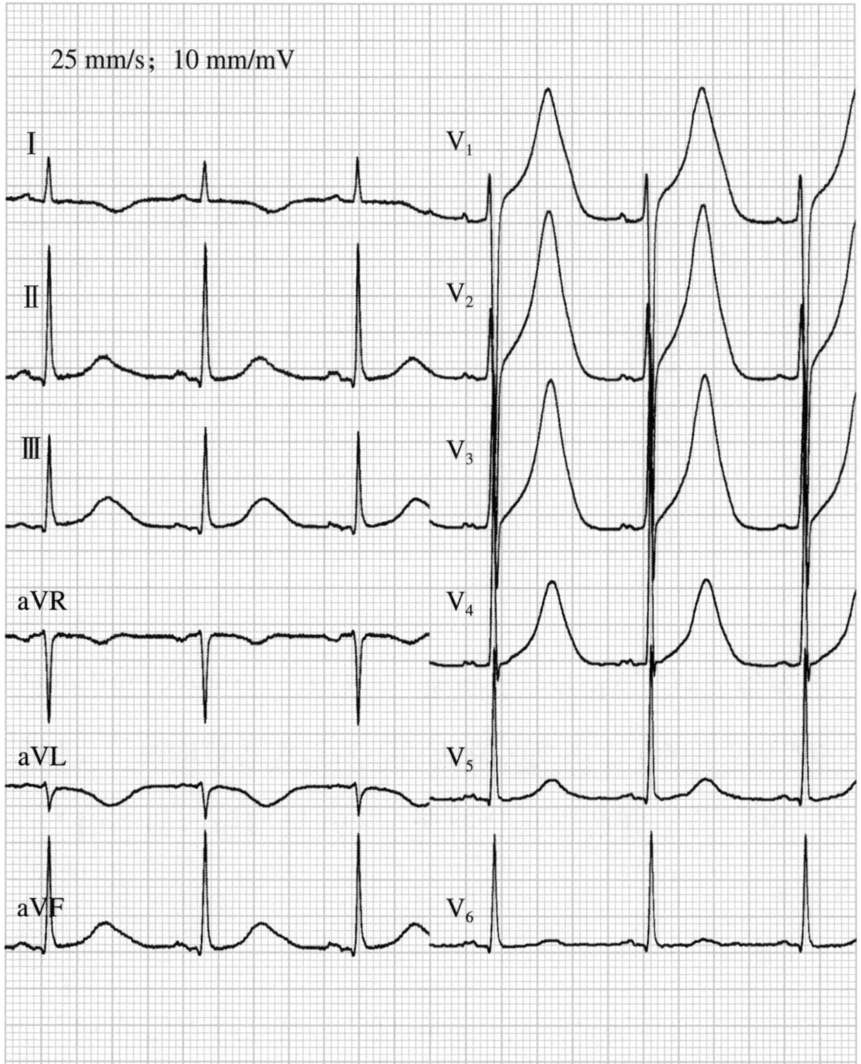

B

【病史摘要】

图 A：女性，72 岁，昏迷 2 小时入院。

图 B：男性，58 岁，昏迷 1 小时。两人头颅 CT 检查均显示蛛网膜下腔出血。

【初步印象】

脑血管意外。

【心电图改变】

- 图 A：① 异常 Q 波。Ⅱ导联 QRS 波群呈 qrs 型 q > r/4，Ⅲ、aVF 导联呈 QS 型，QS 波有挫折；V_2 ~ V_3 导联呈 qrS 型，q > r/4。② ST–T 改变。Ⅱ、Ⅲ、aVF、V_2 ~ V_6 导联 ST 段抬高 0.1 ~ 0.35 mV，aVR 导联 ST 段下移 0.05 mV；Ⅱ、Ⅲ、aVF、V_2 ~ V_6 导联 T 波宽深倒置。③ QT 间期延长。QT 间期 0.50 秒，QTc：0.66 秒。
- 图 B：① 巨大 T 波。V_1 ~ V_4 导联 T 波直立高耸，基底部宽阔。② QT 间期延长。QT 间期 0.56 秒，QTc：0.61 秒。

【心电图诊断】

- 图 A：① 窦性心动过速；②异常 Q 波、ST–T 异常、QT 间期延长，符合脑血管意外心电图改变。
- 图 B：① 窦性心律；② T 波高耸、QT 间期延长，符合脑血管意外心电图改变。

【心电图解析及临床分析】

图 A 显示多个导联 ST 段抬高、T 波倒置并出现异常 Q 波。从心电图的表现来看首先会想到急性心肌梗死的可能，但该图描记于一个处于深度昏迷的患者，头颅 CT 显示珠网膜下腔出血。颅内病变特别是脑血管意外可引起下丘脑一过性缺血或损伤，改变自主神经张力，从而引起心肌损伤或功能性改变，导致心脏复极过程发生改变。不过，在脑卒中患者中亦有 15% ~ 20% 合并心肌缺血或心肌梗死，为排除并发心血管疾病，临床为该患者做了冠状 CTA 检查。结果显示：仅左回旋支有 30% 的狭窄，其余正常，故患者心电图改变系由脑血管意外所致。

脑血管意外心电图中出现的 T 波改变常表现为巨大宽深倒置的 T 波（幅度大于 1 mV），多在 3 个以上导联出现，且以 V_3 ~ V_6 导联多见。2001 年，美国哈佛医学院赫斯特教授将这一形态特异的巨大倒置 T 波命名为尼亚加拉瀑布样 T 波。不过在临床上，亦有少数脑血管意外患者的 T 波表现为直立高耸，如图 B。

【处理建议】

心电血压监护，吸氧，绝对卧床，并尽快转神经内科进一步诊治。

例43 洋地黄效应

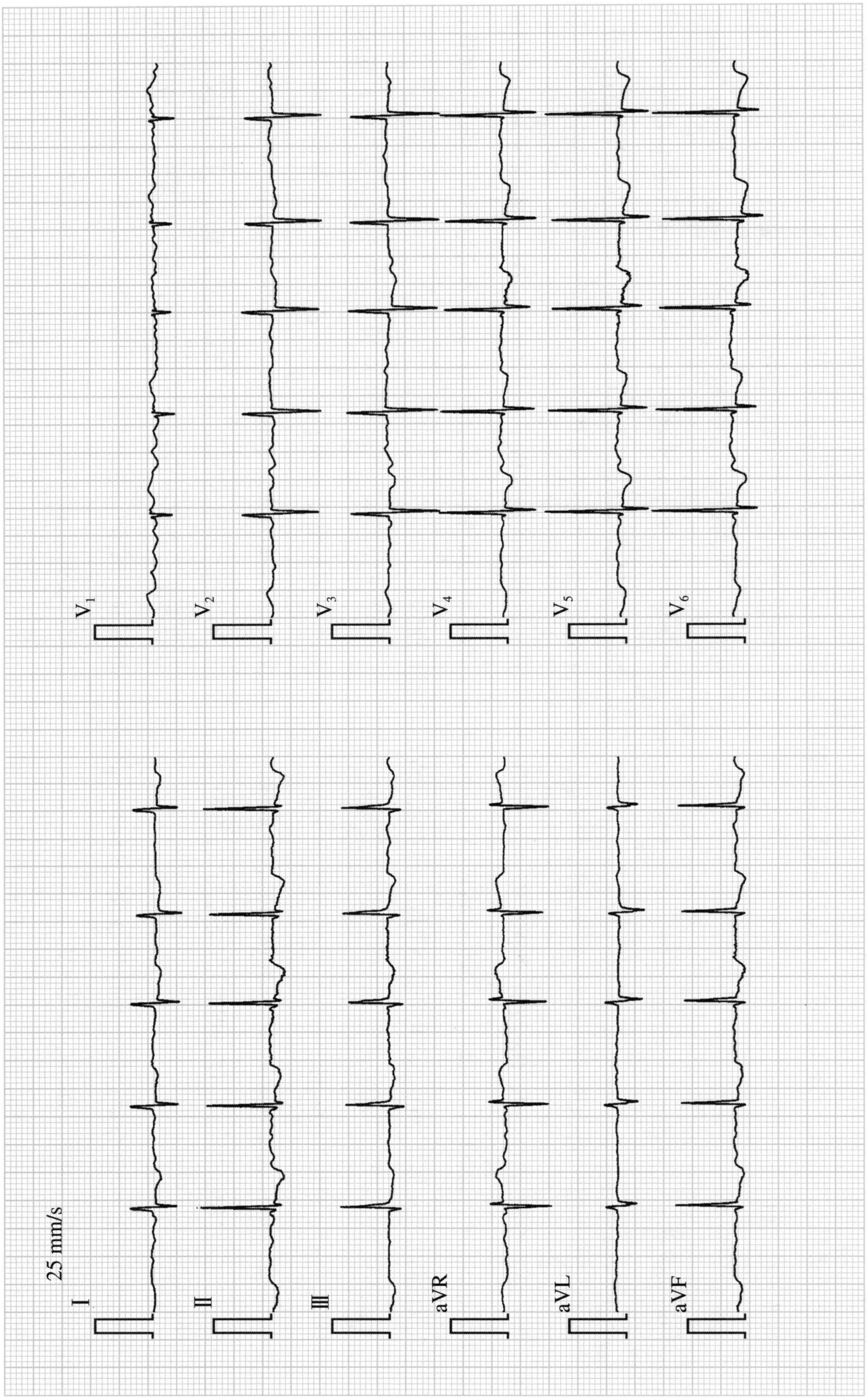
25 mm/s
I
II
III
aVR
aVL
aVF
V1
V2
V3
V4
V5
V6

【病史摘要】

女性，72 岁，既往因心力衰竭长期服用利尿剂和地高辛（0.125 mg，1 次 / 日）治疗，近日出现食欲缺乏伴恶心呕吐。

【初步印象】

洋地黄药物中毒？

【心电图改变】

● 心房颤动：各导联 P 波消失代以 f 波，RR 间距绝对不等。

● ST-T 改变：Ⅰ、Ⅱ、aVF、V_4 ~ V_6 导联 ST 段下斜型下移大于 0.05 mV，T 波倒置或负正双向。下斜型下移的 ST 段与倒置的 T 波融合，形似鱼钩。

【心电图诊断】

● 心房颤动。

● ST-T 鱼钩状改变，符合洋地黄效应的心电图改变。

【心电图解析及临床分析】

应用洋地黄后的患者，其最初的心电图大多表现为 T 波振幅降低和 QT 间期缩短，随着 ST 段出现下斜型下移 T 波亦逐渐转负正双向或倒置，常表现为下移的 ST 段凹面向上，ST 段与 T 波之间没有分界点，倒置的 T 波前支缓慢下降后支快速上升，ST-T 改变的形似鱼钩状，如本例心电图。

出现“鱼钩状”ST-T 改变仅提示患者正在服用地高辛（称为洋地黄效应），并不代表洋地黄中毒。不过洋地黄的治疗剂量与中毒剂量十分接近，尽管本例未看到洋地黄中毒的心电图表现，但患者有恶心、呕吐等洋地黄中毒症状，故仍须注意排除。洋地黄中毒，临床上可以有胃肠道症状和神经系统症状，但出现心律失常往往是洋地黄中毒的主要表现。

【处理建议】

患者长时间服用利尿剂，近日出现食欲缺乏，应检查血清钾浓度。患者在低血钾情况下更易发生地高辛中毒。须同时检测血清中的地高辛浓度，若显著升高可予 Fab 抗体片段治疗。长期服用洋地黄应小剂量，避免中毒。

例44 窦性心动过缓伴不齐，等律性不完全性房室分离，交界性逸搏心律

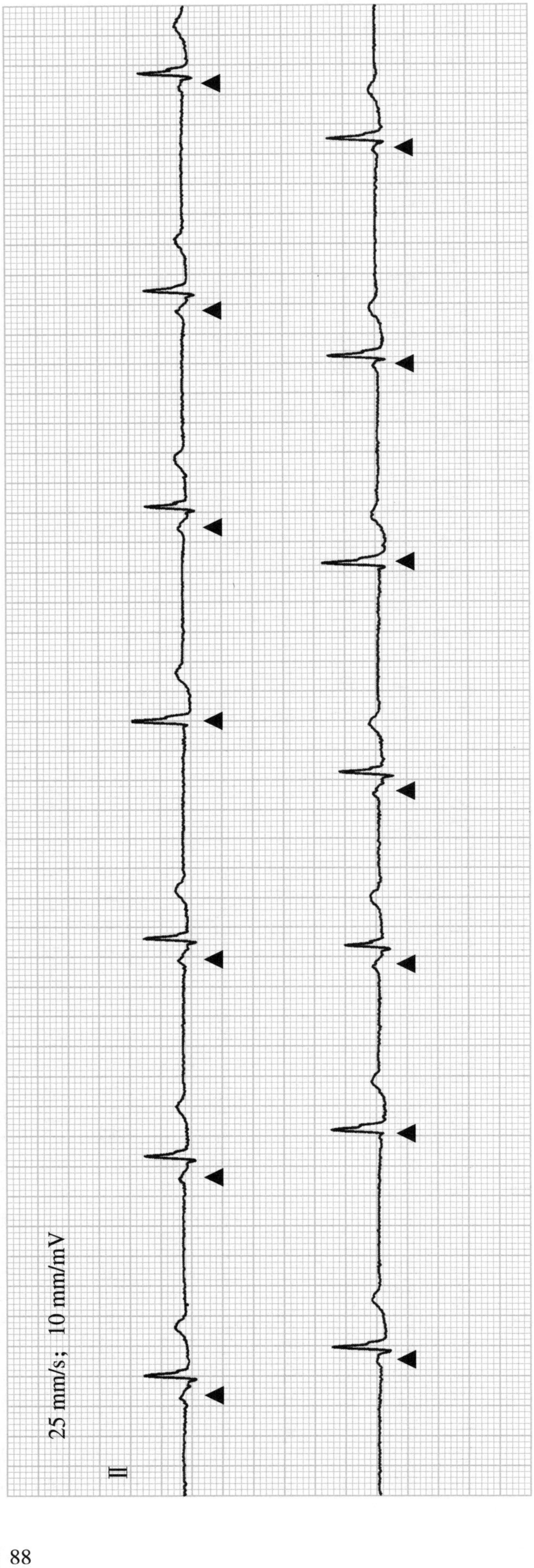

【病史摘要】

男性，69 岁，外科常规术前检查，既往无心脏病病史。听诊：心率 43 次 / 分，律不齐。

【初步印象】

心律失常，窦性心动过缓或房室传导阻滞？

【心电图改变】

● PP 缓慢，平均频率 42 次 / 分； PP 间距不匀齐（相差大于 0.12 秒）。

● 第 1 ~ 3、5、6、10、11 个 QRS 波群前有 P 波，且 PR 间期固定为 0.15 秒；第 4、7 ~ 9、12 ~ 14 个 QRS 波群前无 P 波或无相关 P 波（PR 间期不固定，且小于 0.15 秒），其 R 波振幅略有增高。

【心电图诊断】

● 窦性心动过缓伴不齐。

● 交界性逸搏、交界性逸搏心律。

● 等律性不完全性房室分离。

【心电图解析及临床分析】

这是一份连续记录 20 秒的Ⅱ导联心电图。心电图的下方画了一些“▲”，▲尖端所指的是窦性 P 波或窦性 P 波所处的位置，由此可看出窦性 PP 缓慢而不齐（42 次 / 分）。当 PP 较短频率较快时，窦性 P 波下传心室（第 1 ~ 3、5、6、10、11 个），PR 间期固定（0.15 秒）。当 PP 较长频率较慢时，房室交界区起搏点发出逸搏（第 4、7 ~ 9、12 ~ 14 个），表现为：QRS 波群前无 P 波或无相关 P 波（PR 间期小于 0.15 秒），QRS 波群形态或振幅亦略有改变，其间窦性 P 波在下传心室途中，房室传导纤维因刚兴奋完毕尚处于不应期导致激动下传受阻，而形成等律性干扰性不完全性房室分离。

逸搏是指由于窦性心动过缓、窦性停搏、房室传导阻滞等各种原因造成长间歇时，作为一种保护性措施，低位起搏点会发出一个或一连串的冲动，激动心房或心室。仅发出 1 ~ 2 个称为逸搏，连续 3 个以上称为逸搏心律。按激动起源部位的不同，逸搏有房性、交界性及室性三种，其中以交界性逸搏最为常见（如本例）。

【处理建议】

建议行动态心电图、超声心动图、冠脉 CTA、甲状腺功能等检查。

对于无症状的窦性心动过缓患者通常无须治疗。如出现头晕、黑矇或晕厥等心排血量不足症状者，可应用阿托品 0.5 ~ 1 mg 静脉推注或静脉滴注异丙肾上腺素，并可考虑心脏起搏治疗。

例45 窦性停搏，交界性逸搏

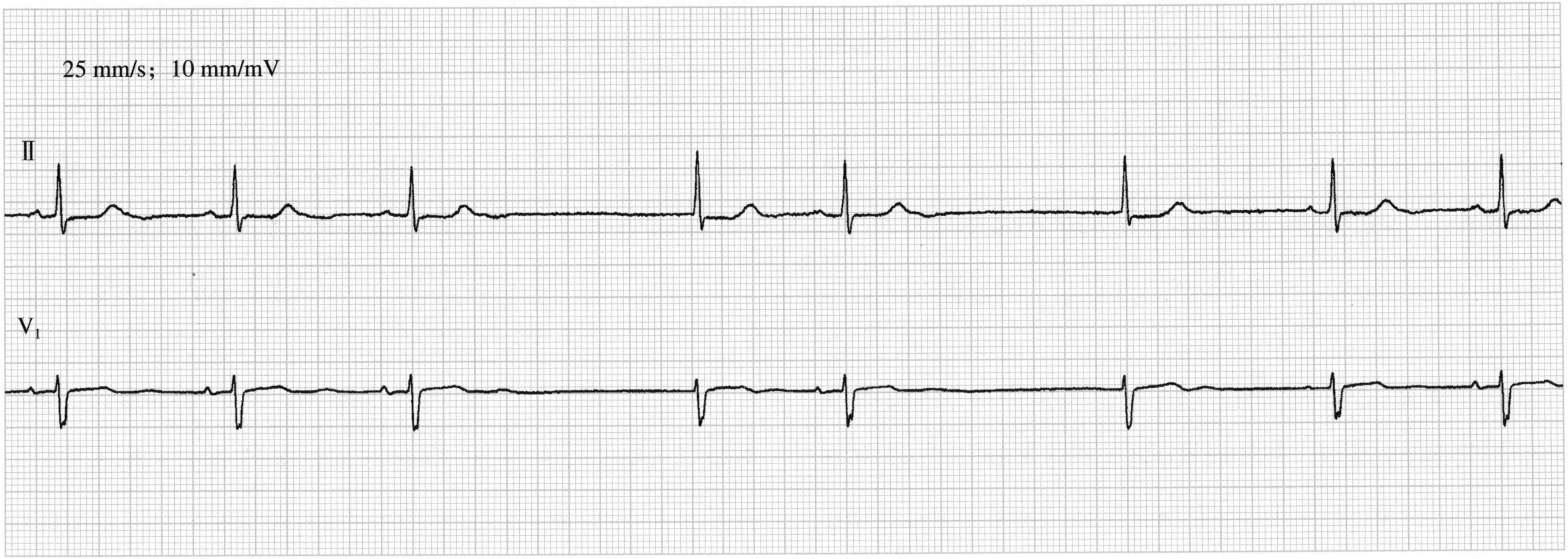

【病史摘要】

男性，67 岁，头晕黑矇近 1 周。听诊：心率 50 次 / 分，律不齐。

【初步印象】

心律失常，房室传导阻滞？

【心电图改变】

- PP 显著不匀齐，长 PP 大于短 PP 的 2 倍，第 4 ~ 5 个 PP 间距达 3.15 秒。
- 第 4、6 个 QRS 波群在长间歇后出现，其前无 P 波，其 QRS 波群形态与其他 QRS 波群相比略有差异。

【心电图诊断】

- 窦性心动过缓。
- 窦性停搏。
- 交界性逸搏。
- 心电图提示病态窦房结综合征。

【心电图解析及临床分析】

病态窦房结综合征指由于窦房结及周围组织病变，造成其起搏或传导功能障碍，导致一系列缓慢性心律失常，并引起头晕、黑矇、晕厥等临床表现。其心电图主要表现有：持续的窦性心动过缓、窦性停搏或窦房阻滞等。该图显示，窦性激动在原本心动过缓的情况下突然停止发放冲动，且低位起搏点（房室交界区）发出的逸搏亦较迟缓（第 3、4 个 RR 间期达 1.84 秒），导致心电图上出现长 RR 间期。后者说明房室交界区起搏功能亦低下（双结病变）。该患者头晕黑矇可能系心脏出现过长时间的停搏所致。

临床上，窦性停搏主要见于各种原因所致的窦房结功能低下，也可见于迷走神经张力过高、颈动脉窦过敏、脑血管意外、高钾血症，以及一些抗心律失常药物作用。

【处理建议】

该患者因出现晕厥来医院就诊，心电图示窦性停搏，须立即心电监护。必要时可给阿托品 0.5 ~ 1 mg 静脉推注或静脉滴注异丙肾上腺素。在排除电解质紊乱及药物因素影响情况后，须及时转心内科安装永久性心脏起搏器。

例46 交界性逸搏心律

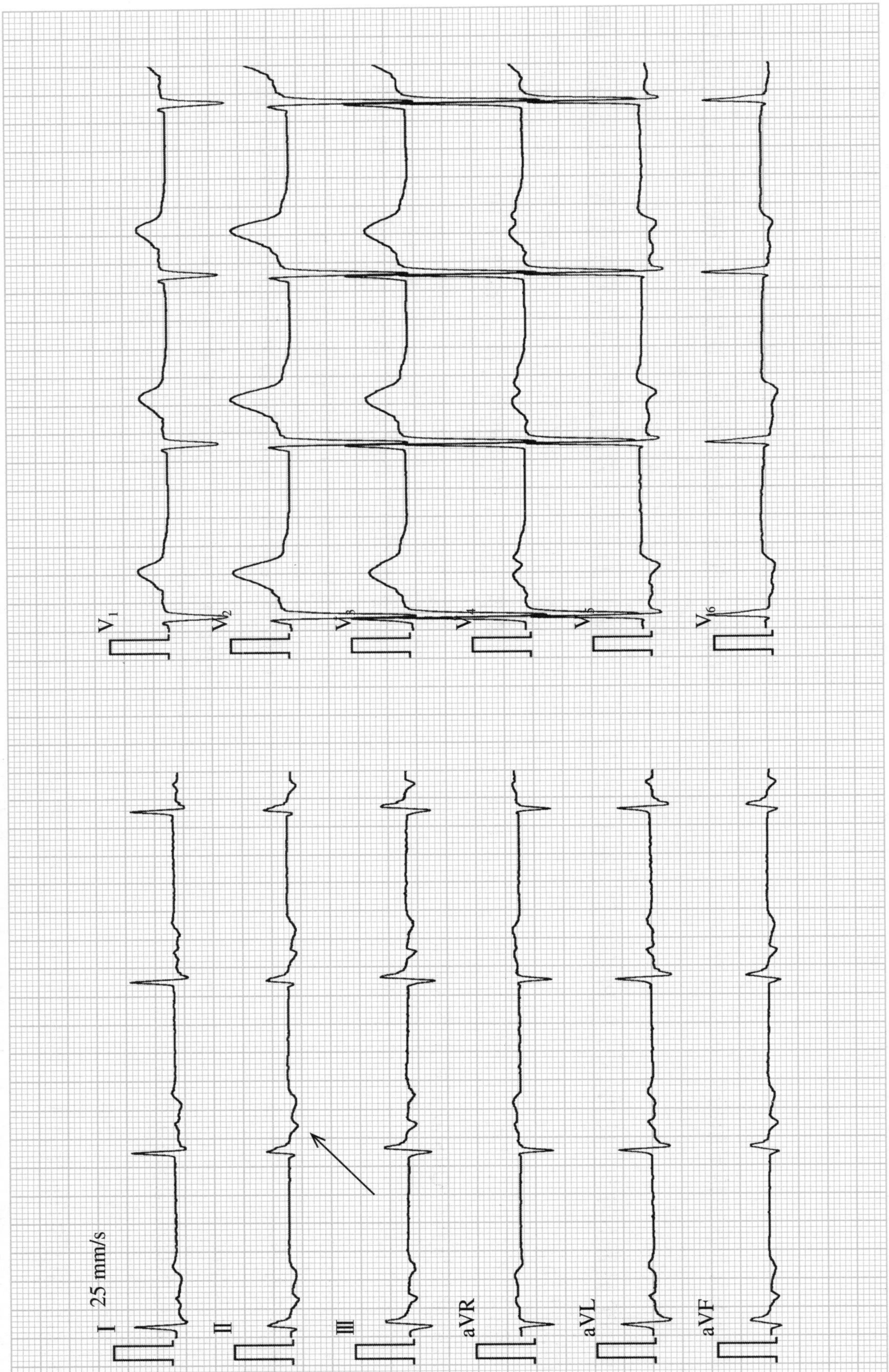

【病史摘要】

男性，80 岁，反复胸闷、胸痛 1 年，加重 2 天。6 个月前突发急性下壁心肌梗死。

【初步印象】

冠心病，心绞痛，陈旧性下壁心肌梗死。

【心电图改变】

- 各导联 QRS 波群前无 P 波，而于其后可见逆行 P^- 波（箭头所指）：Ⅱ、Ⅲ、aVF 导联倒置，aVR 直立。心室率 49 次 / 分。
- Ⅱ、Ⅲ、aVF 导联 QRS 波群呈 qr 型，$q > r/4$。
- Ⅰ、aVL、V_5、V_6 导联 ST 段下移大于 0.05 mV；Ⅱ、Ⅲ、aVF 导联 T 波倒置，Ⅰ、aVL、V_5、V_6 导联 T 波负正双向或倒置，V_4 导联 T 波呈双峰。

【心电图诊断】

- 交界性逸搏心律。
- 陈旧性下壁心肌梗死。
- ST–T 异常，提示侧壁心肌缺血。

【心电图解析及临床分析】

这是一个（陈旧）下壁心肌梗死患者的心电图。图中窦性 P 波消失，而于正常形态的 QRS 波群之后出现逆行 P^- 波，这表明心脏节律是发自房室交界区的交界性心律。至于窦性激动的情况有两种可能：一种是窦性心动过缓，其频率慢于交界区起搏点的频率，窦房结起搏点被抑制；另一种是发生了窦性静止或三度窦房阻滞。两者从该心电图上无法鉴别，窦房结电图或心脏电生理检查有助于两者的鉴别。

在各种原因造成心动过缓 RR 延长时，低位起搏点会被动性发出冲动激动心脏，其中以交界性逸搏及逸搏心律最常见，因此交界区起搏点被称为“心脏第二起搏中枢”。

【处理建议】

患者反复胸闷、胸痛，建议复查冠状动脉造影，明确冠状动脉病变情况，必要时再次血运重建。如纠正心肌缺血后仍有心动过缓相关症状，可予心脏起搏治疗。

例47 房性早搏

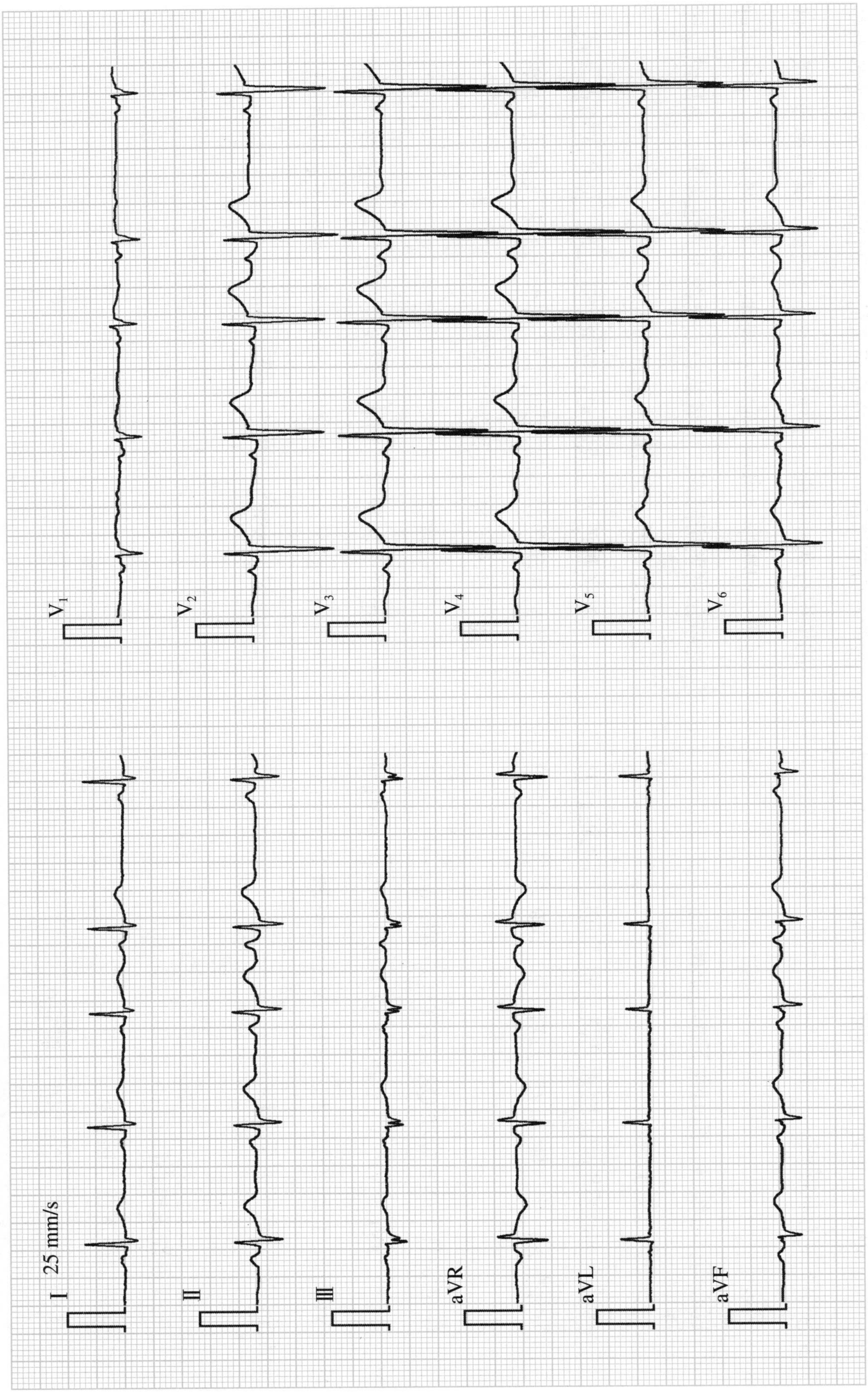

【病史摘要】

女性，27 岁，阵发性心悸 3 天。听诊：心率 73 次 / 分，律不齐。

【初步印象】

心律失常，早搏？

【心电图改变】

各导联第 4 个 P′ 波均提前发生，其 P′ 波形态与窦性 P 波不同，P′ 波后继以形态正常的 QRS 波群，其后代偿间歇不完全。

【心电图诊断】

- 窦性心律。
- 房性早搏。

【心电图解析及临床分析】

房性早搏最主要特点是形态与窦性不同的 P′ 波提前发生。其 P′ 波后多数继以形态正常的 QRS 波群，少数 P′ 波后继以形态畸形的 QRS 波群，另有少部分 P′ 波后不继以 QRS 波群。

早搏是指窦房结以外的异位起搏点提前发出的激动。其中以房性早搏和室性早搏常见，交界性早搏少见。临床上大多数早搏是功能性的，只有约 10% 的早搏是由器质性心脏病引起的。对于房性早搏而言，频发、成对及多源性的房性早搏多见于器质性心脏病。此外，心电图上若同时伴有心房肥大或房内传导阻滞改变，房性早搏几乎 100% 是器质性的。临床上病理性房性早搏主要见于心肌炎、冠心病、风湿性心脏病、肺源性心脏病等。该患者系年轻女性，心电图偶见房性早搏，功能性房性早搏的可能性较大。

【处理建议】

为慎重起见，建议进一步行动态心电图检查。

例48 房性早搏的多种表现形式

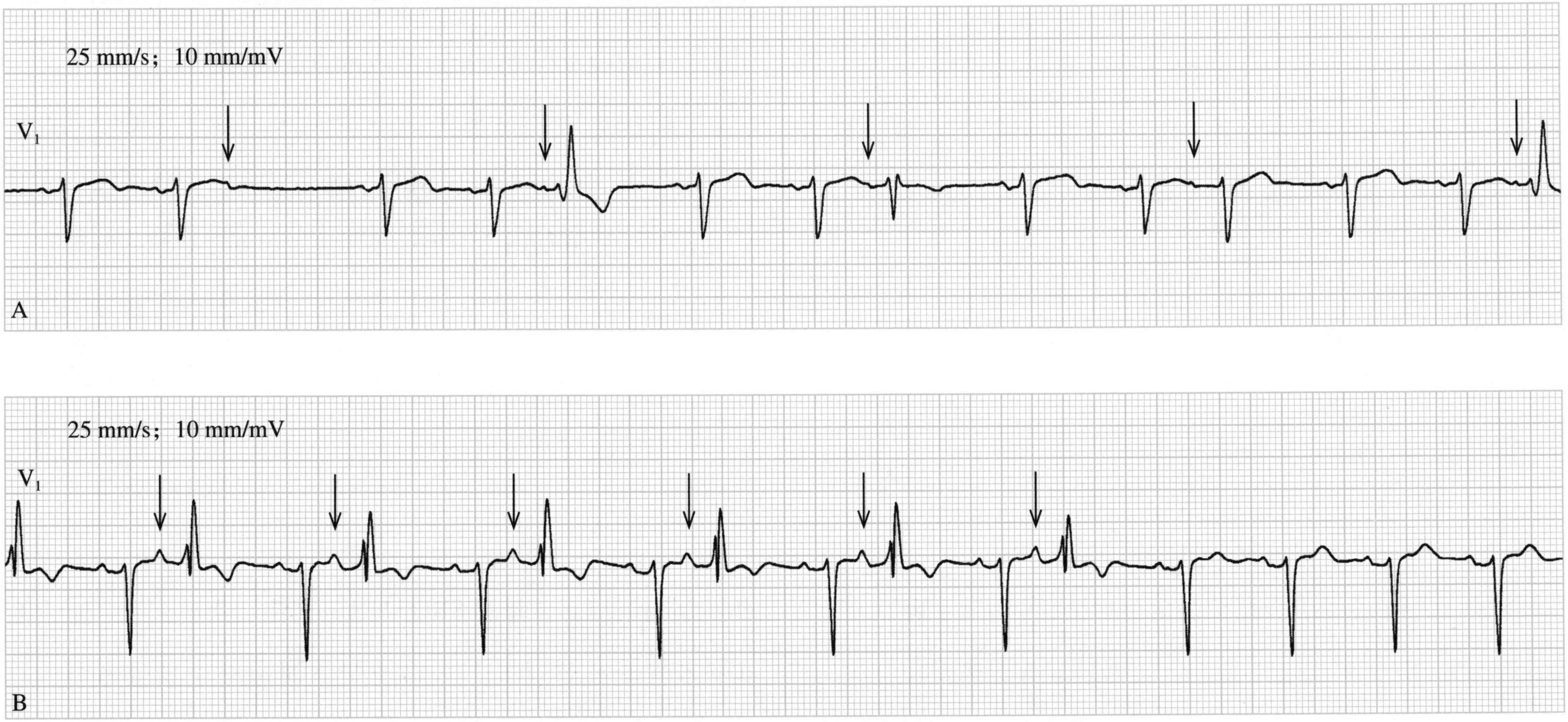

【病史摘要】

图 A：男性，41 岁，阵发性心悸 15 日。听诊：可闻及早搏三联律。

图 B：男性，37 岁，无不适主诉。听诊：可闻及早搏。

【初步印象】

心律失常，早搏？

【心电图改变】

● 图 A：V_1 导联第 3、6、9、12、15 个 P′ 波提前发生落于前一次窦性激动 T 波的末端（箭头所指）。其中第 12 个 P′ 波后继以形态正常的 QRS 波群；第 6、9、15 个 P′ 波后继以形态畸形的 QRS 波群；第 3 个 P′ 波后无下传的 QRS 波群。另第 9、12 个 P′R 间期稍有延长。

● 图 B：V_1 导联第 3、5、7、9、11、13 个 QRS 波群提前发生、形态呈右束支阻滞图形，其前有 P′ 波，P′ 波落于前一次窦性激动的 T 波之上（箭头所指），其后代偿不完全。

【心电图诊断】

● 图 A：① 窦性心律；② 房性早搏三联律，房性早搏伴室内差异性传导、房性早搏未下传。

● 图 B：① 窦性心律；② 房性早搏二联律，房性早搏伴室内差异性传导。

【心电图解析及临床分析】

提前发出房性激动，随其提早程度的不同，其下传心室可有不同的表现：① 多数情况下，提前的 P′ 波后继以形态与窦性心搏相同的 QRS 波群；② 有些房性早搏发生过早，当激动到达房室交界区时，交界区尚处于前一次激动的相对不应期，受此影响激动经交界区传导速度减慢时间延长，导致心电图出现干扰性 P′R 间期延长（图 A 中第 9、12 个）；③ 少数房性早搏（提前更早的）到达交界区时，交界区处于有效不应期，可造成该房性激动下传心室受阻，心电图上表现为提前的 P′ 波后无下传的 QRS 波群，这被称为房性早搏未下传（图 A 中第 3 个）；④ 有时提前的房性激动传至心室时，心室内传导组织有部分尚未脱离不应期，则可导致其支配的心肌推迟除极，使心室除极顺序发生改变，从而造成 QRS 波群形态增宽变形，这被称为室内差异性传导（图 A 中第 5、8、14 个 QRS 波群及图 B 中第 1、3、5、7、9、11、13 个 QRS 波群）。通常心室内右束支不应期相对较长，过早到达的室上性激动易落入右束支的不应期中，造成右心室推迟除极，心室除极顺序与右束支阻滞时相同或相近，故室内差异性传导的 QRS 波群形态多呈右束支阻滞的图形。

房性早搏的不同表现形式本身无特殊意义，需要关注的是造成频发房性早搏的病因。

【处理建议】

嘱患者忌酒、浓茶或咖啡。进一步行动态心电图检查，明确有无其他心律失常；行超声心动图检查，明确有无器质性心脏病；必要时可行冠状动脉 CTA 检查，明确冠状动脉情况。治疗上可口服维拉帕米（异搏定）40 ~ 80 mg，3 次 / 日；或倍他乐克 12.5 ~ 25 mg，2 次 / 日。用药期间注意监测患者的心率和血压。

例49 房性早搏未下传，短阵房性心动过速

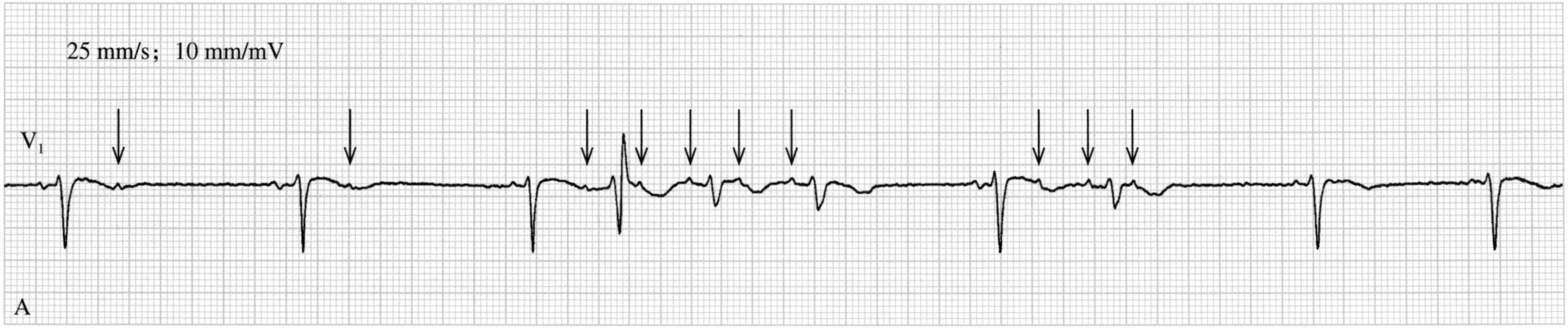

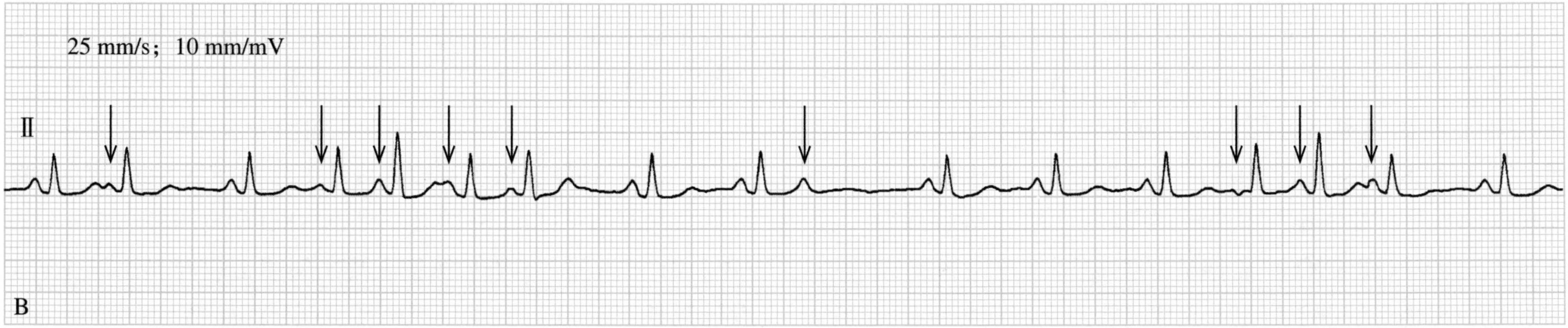

【病史摘要】

图 A：男性，67 岁，反复心悸、胸闷 2 个月，有高血压病病史 10 余年。听诊：心率 58 次 / 分，律不齐。

图 B：男性，61 岁，发作性心悸、胸闷 1 个月，体力活动时明显，有吸烟史。听诊：心率 90 次 / 分，律不齐。

【初步印象】

冠心病？心律失常。

【心电图改变】

● 图 A：箭头下方均可见提前出现的 P′ 波。其中第 1、2 个 P′ 波后无下传的 QRS 波群；第 3 ~ 7、8 ~ 10 个 P′ 波以 2 ∶ 1 的比例下传心室，其第 3 个 P′ 波后继以呈右束支阻滞图形的 QRS 波群。

● 图 B：箭头下方均可见提前出现的 P′ 波。其中第 6 个 P′ 波后无下传的 QRS 波群，其余 P′ 波均下传心室。此外，第 7 个 P′ 波形态与其他 P′ 波不同，且联律间期亦不相同。

【心电图诊断】

● 图 A：① 窦性心律；② 房性早搏，短阵性房性心动过速伴 2 ∶ 1 房室阻滞；③ 房性早搏未下传，房性早搏伴室内差异性传导。

● 图 B：① 窦性心律；② 多源性房性早搏，短阵性房性心动过速，房性早搏未下传。

【心电图解析及临床分析】

以上两位患者有相似的临床症状，其心电图均显示频发的房性早搏及由房性早搏连续发生所形成短阵房性心动过速。其中图 A 前两个房性早搏因发生过早而未能下传心室（房性早搏未下传），之后的房性心动过速因频率较快而出现 2 ∶ 1 房室阻滞和室内差异传导（第 4 个 QRS 波群）；图 B 也同样表现出房性早搏未下传及短阵房性心动过速。另外，在图 B 中，第 7 个 P′ 波形态与其他 P′ 波不同，且联律间期亦不相等，反映其来自另一处心房起搏点，为多源性房性早搏。

临床上，频发、多源性的房性早搏及房性心动过速多见于器质性心脏病，如冠心病、心肌炎、肺源性心脏病及洋地黄中毒等，少数可见于无器质性心脏病的正常人。以上两位患者年龄较大，且存在吸烟、高血压等冠心病危险因素，考虑冠心病可能。

【处理建议】

建议行动态心电图、超声心动图和 X 线胸片、血电解质等相关检查，必要时可转心内科行冠状动脉造影检查，以明确有无冠状动脉病变。治疗上可纠正相关诱因，如缺氧、电解质紊乱及洋地黄中毒等，并治疗原发病。可给予口服倍他乐克 12.5 ~ 25 mg，2 次 / 日，如患者无心肺疾病可口服普罗帕酮（心律平）150 mg，每 8 小时 1 次。如为病态窦房结综合征，则须在安装永久心脏起搏器的基础上才能安全应用上述药物。

例50 交界性早搏（1）

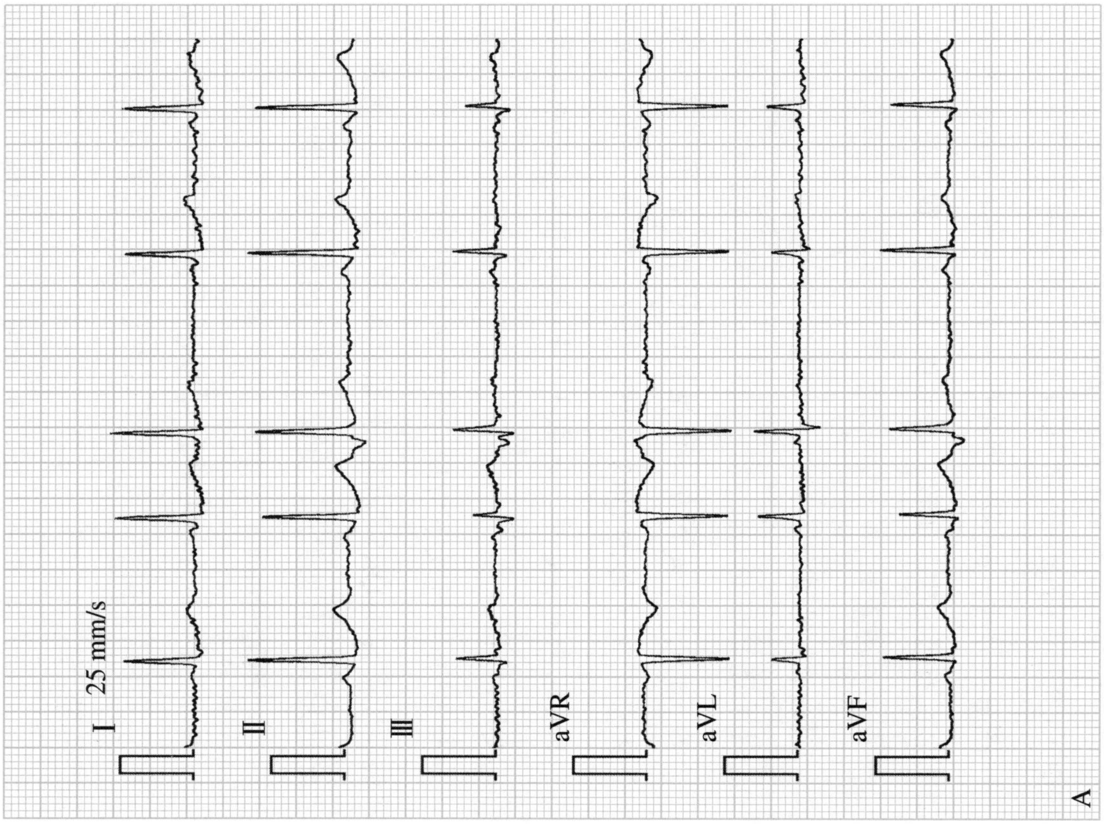

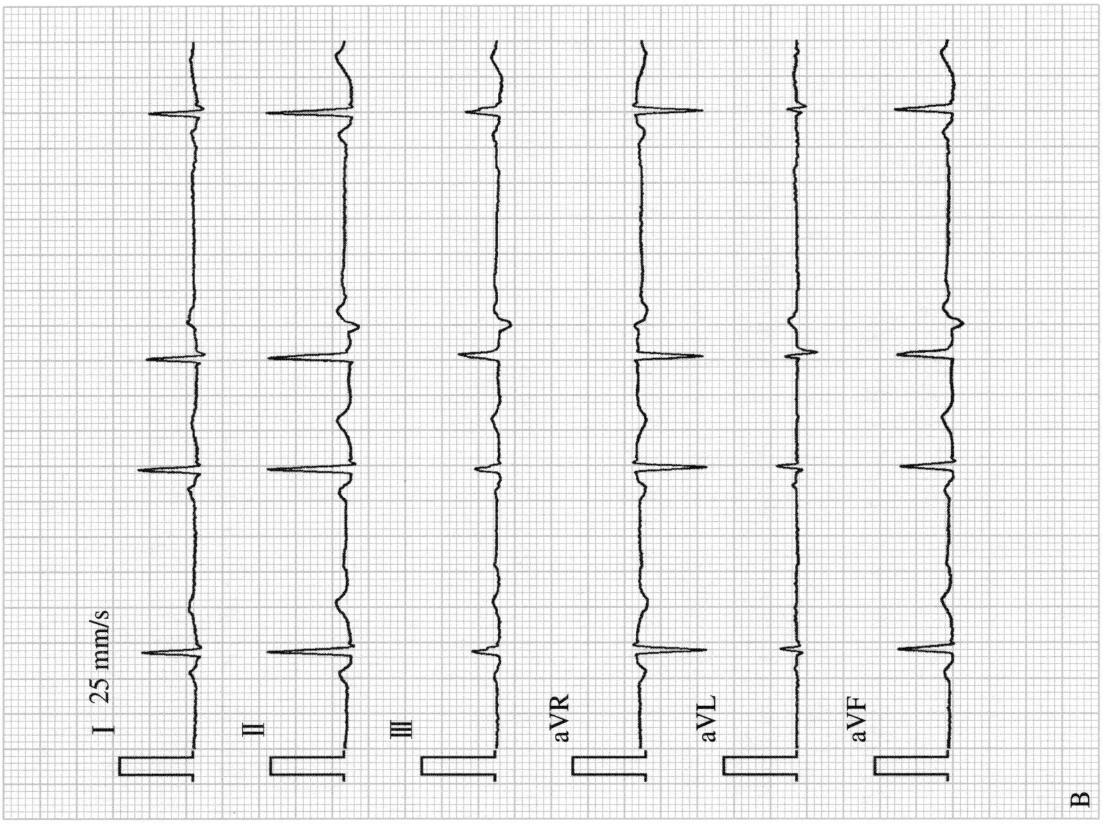

【病史摘要】

图 A：女性，59 岁，阵发性心悸 5 天，既往有高血压病病史 10 余年，听诊可闻及早搏。

图 B：男性，37 岁，外科术前检查，无心脏不适，听诊律不齐。

【初步印象】

心律失常，早搏？

【心电图改变】

● 图 A：肢体导联第 3 个 QRS 波群提前发生，其前可见逆行 P^- 波（Ⅱ、Ⅲ、aVF 倒置，aVR 导联直立），P^-R 间期小于 0.12 秒，QRS 波群形态与其他 QRS 略异，代偿间歇完全。

● 图 B：肢体导联第 3 个 QRS 波群提前发生，其前无 P 波，而于 QRS 波群之后见有一逆行 P^- 波，QRS 波群形态与其他 QRS 略异，代偿间歇完全。

【心电图诊断】

● 图 A：① 窦性心律；② 交界性早搏。

● 图 B：① 窦性心律；② 交界性早搏。

【心电图解析及临床分析】

交界性早搏心电图的最主要特点是：QRS 波群提前出现，其 QRS 波群形态与窦性 QRS 波群相同或相似。交界性发出的激动向上逆传，可产生逆行 P^- 波（Ⅱ、Ⅲ、aVF 倒置，aVR 直立）。因激动逆传和前传的速度不同，逆行 P^- 波可出现于 QRS 波群之前、之后或重于其中。若逆行 P^- 波出现在 QRS 波群之后，交界性早搏是确定的（图 B）。而对于出现在 QRS 波群之前的逆行 P^- 波（图 A），除可见于交界性早搏外，还可见于起源于心房下部的房性早搏。一般而言，两者的鉴别要点是：P^-R 间期小于 0.12 秒者考虑为交界性早搏；P^-R 间期不小于 0.12 秒者考虑为房性早搏。

临床上，交界性早搏较少见。偶发的交界性早搏多见于正常人，而频发的交界性早搏多发生于器质性心脏病患者。

【处理建议】

建议进一步行动态心电图检查。

例51 交界性早搏（2）

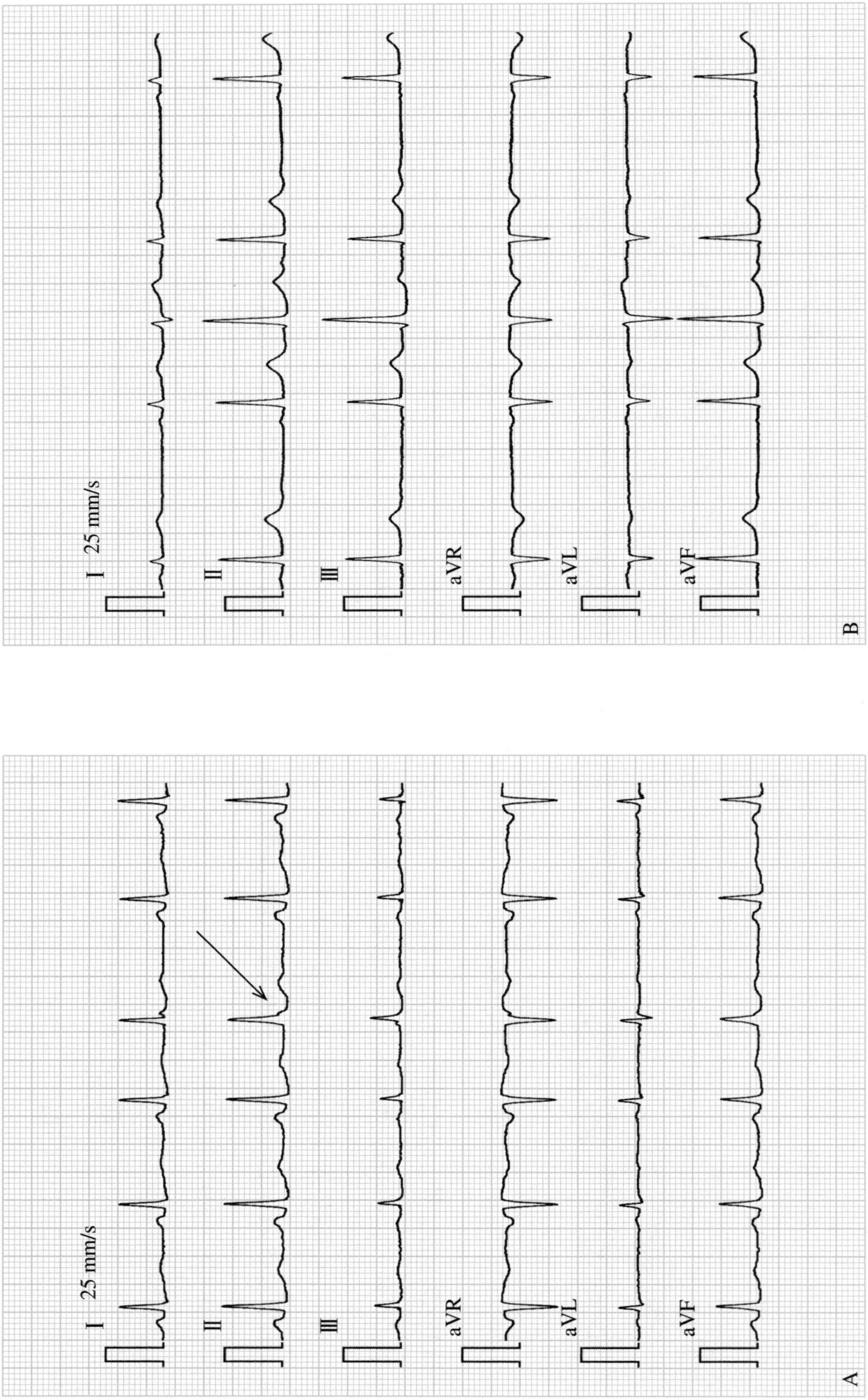

【病史摘要】

图 A：女性，23 岁，体检时发现有早搏。

图 B：女性，27 岁，外科术前检查，无心脏不适，听诊心律不齐。

【初步印象】

心律失常，早搏？

【心电图改变】

- 图 A：肢体导联第 4 个 QRS 波群提前发生，其前无 P 波，而于 QRS 波群的末端可见 1 个重叠其中的窦性 P 波（箭头所指），QRS 波群形态与其他 QRS 波群略异，其代偿间歇完全。
- 图 B：肢体导联第 3 个 QRS 波群提前发生，QRS 波群形态与其他 QRS 波群略有差异，其前无 P 波，其后无代偿间歇（位于两次窦性搏动之间）。

【心电图诊断】

- 图 A：① 窦性心律；② 交界性早搏。
- 图 B：① 窦性心律；② 插入性交界性早搏。

【心电图解析及临床分析】

有些交界性早搏受房室结内单向阻滞的影响不能逆传心房，或交界性激动逆传至心房前窦房结已发出冲动并除极心房，在交界性 QRS 波群之前或之后（图 A）出现无关的窦性 P 波，并产生完全性代偿间歇。其无关的窦性 P 波在下传心室的过程中多因遭遇交界性激动的有效不应期导致下传受阻，倘若脱离其有效不应期（极少数）则下传心室，使交界性早搏呈插入性，其后无代偿间歇（图 B）。

【处理建议】

建议进一步行动态心电图检查。

例52 室性早搏

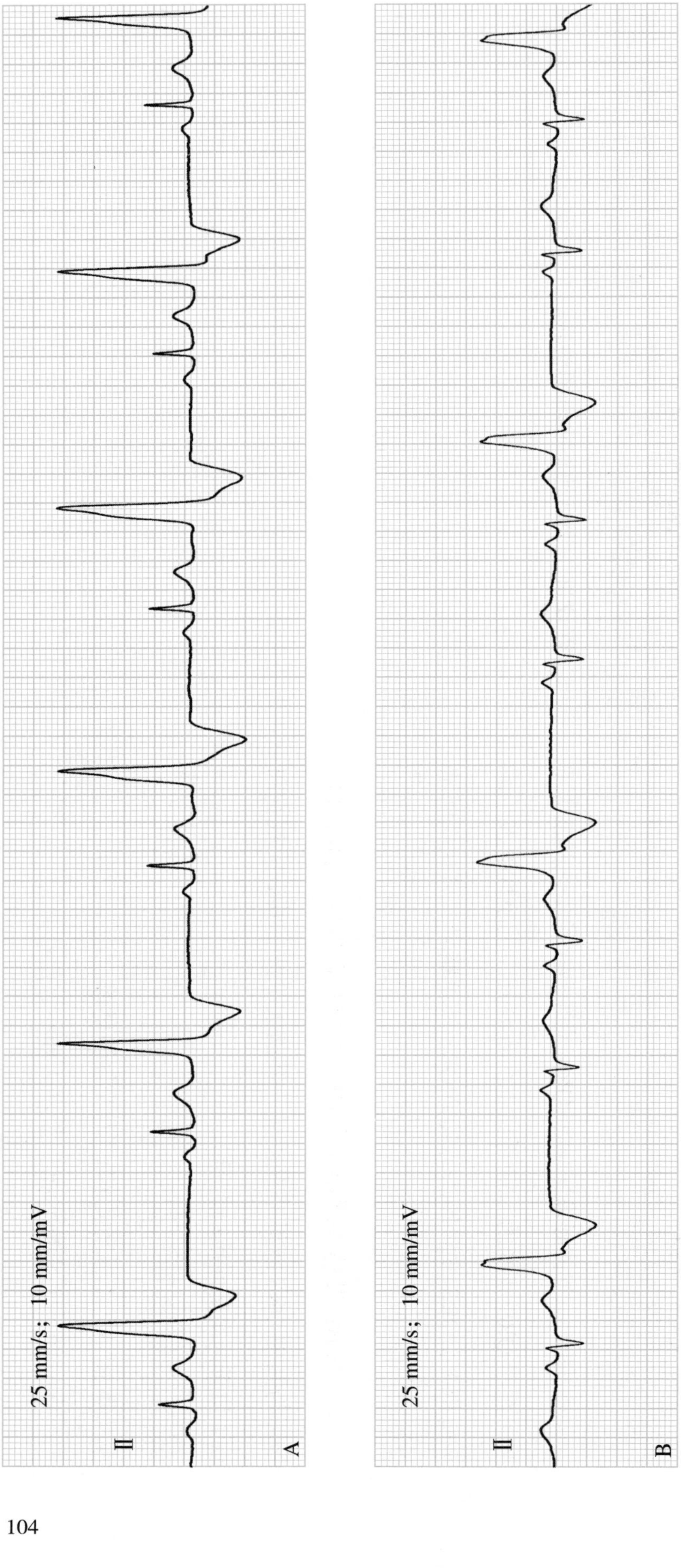

【病史摘要】

图 A：女性，37 岁，心悸、胸闷 1 天。听诊：心率 75 次 / 分，律不齐，可闻及早搏二联律。

图 B：男性，51 岁，发作性心悸、胸闷 15 日，既往无心脏病史。听诊：心率 66 次 / 分，律不齐，可闻及早搏三联律。

【初步印象】

心律失常：早搏二、三联律。

【心电图改变】

- 图 A：Ⅱ导联第 2、4、6、8、10、12 个 QRS 波群提前发生，形态宽大畸形，其前无 P 波。
- 图 B：Ⅱ导联第 2、5、8、11 个 QRS 波群提前发生，形态宽大畸形，其前无 P 波，其后代偿完全。

【心电图诊断】

- 图 A：① 窦性心律；② 室性早搏二联律。
- 图 B：① 窦性心律；② 室性早搏三联律。

【心电图解析及临床分析】

室性早搏心电图特点是：宽大畸形的 QRS 波群提前发生，其前无 P 波或无相关 P 波，其后代偿完全。窦性心搏与早搏（包括各种早搏）成组出现，称为联律。如每一个窦性心搏之后出现一个早搏，两个一组，连续三组以上，称为早搏二联律；如每两个窦性心搏之后出现一个早搏，三个一组，连续三组以上，称为早搏三联律；以此类推。

室性早搏与房性早搏一样大多数见于正常人，为功能性室性早搏。而频发、成对、多源及多形性室性早搏则多发生于器质性心脏病患者。由病理因素导致的室性早搏多见于冠心病、心肌梗死、心肌炎、高血压性心脏病、电解质紊乱和药物中毒等。以上两位患者虽无心脏病史，但室性早搏呈联律出现，鉴于常规心电图记录时间较短，建议行 24 小时动态心电图检查。

【处理建议】

建议进一步行动态心电图和超声心动图检查。必要时给予美西律等药物治疗。

例53 多形性与多源性室性早搏

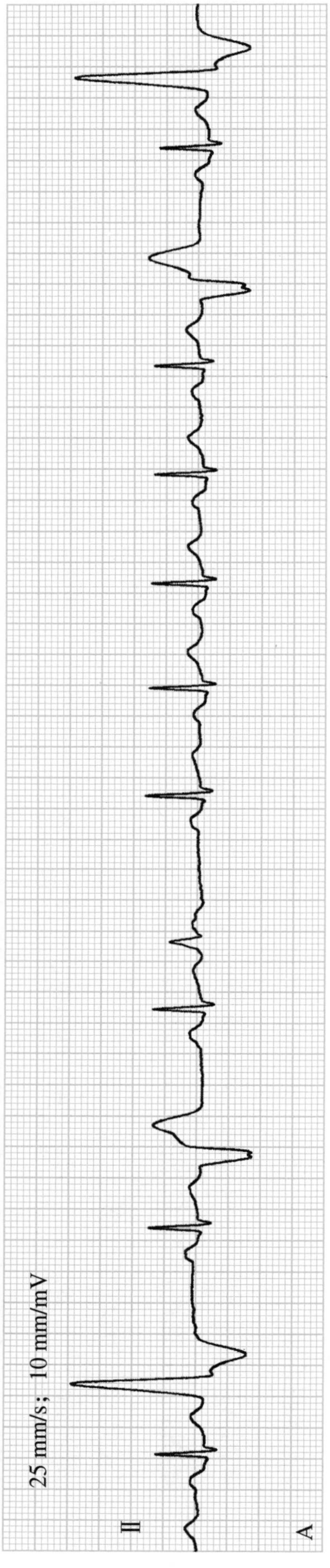

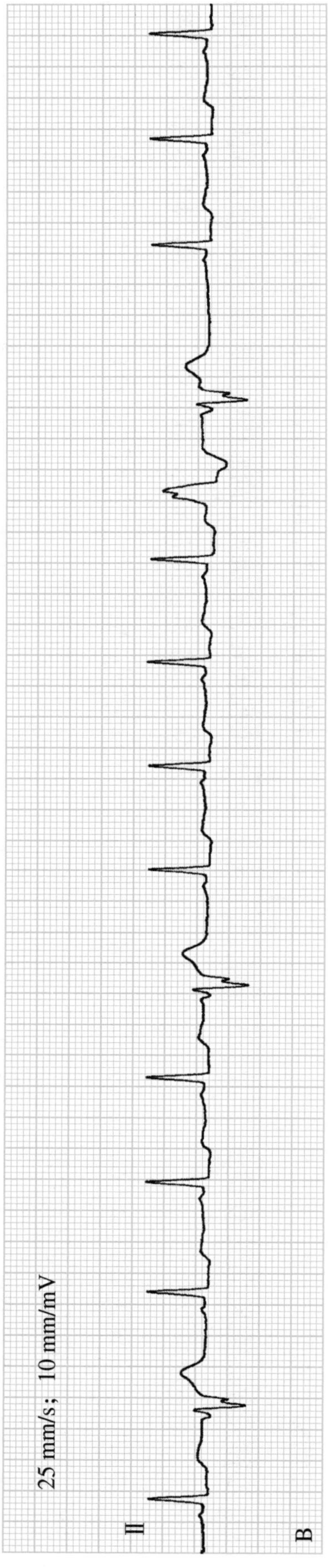

【病史摘要】

图 A：男性，50 岁，心悸、胸闷 3 年，加重 3 个月。听诊：心率 88 次 / 分，律不齐，可闻及早搏。

图 B：男性，70 岁，胸闷、心悸 1 周。听诊：心率 90 次 / 分，律不齐，可闻及早搏。既往有高血压及糖尿病病史。

【初步印象】

心律失常：早搏。

【心电图改变】

● 图 A：Ⅱ导联第 2、4、6、12、14 个 QRS 波群提前发生，宽大畸形，形态不一，不同形态的宽 QRS 波群的联律间期相等，其前无 P 波，其后代偿完全。

● 图 B：Ⅱ导联第 2、6、11、12 个 QRS 波群提前发生，宽大畸形，不同形态的宽 QRS 波群的联律间期不等，其前无 P 波，其后代偿完全。另可见 ST 段近似水平型下移大于 0.05 mV，T 波低平。

【心电图诊断】

● 图 A：① 窦性心律；② 多形性室性早搏。

● 图 B：① 窦性心律；② 多源性室性早搏；③ ST–T 异常。

【心电图解析及临床分析】

图 A 中共有 5 个室性早搏，呈三种形态：其中第 2、14 个 QRS 波群为一种形态；第 4、12 个 QRS 波群为一种形态；第 6 个为一种形态。不同形态的室性早搏与窦性搏动之间的联律间期相等，形态不同而联律间期相等的室性早搏称为多形性室性早搏。图 B 中共有 4 个室性早搏，有两种形态。其中第 2、6、12 个 QRS 波群为一种形态，第 11 个为另一种形态。两种形态的室性早搏与窦性搏动之间的联律间期不相等，形态不一、联律间期不等的室性早搏称为多源性室性早搏。图 B 的患者为老年男性，有高血压和糖尿病病史，心电图有缺血型 ST–T 改变，故该室性早搏可能与冠心病心肌缺血有关。

多形性、多源性室性早搏大多为病理性的，临床上常见于器质性心脏病、电解质紊乱及药物中毒的患者。

【处理建议】

建议行 24 小时动态心电图和超声心动图检查，必要时行运动平板试验或冠状动脉 CTA 检查，以明确有无器质性心脏病。

若有心肌缺血，治疗上可给倍他乐克 12.5 ~ 25 mg，每日 2 次，口服。必要时可改用胺碘酮口服。若无器质性心脏病可给美心律 150 ~ 200 mg，每 8 小时 1 次，口服；或普罗帕酮（心律平）150 mg，每 8 小时 1 次，口服。

例54 舒张晚期室性早搏，室性融合波

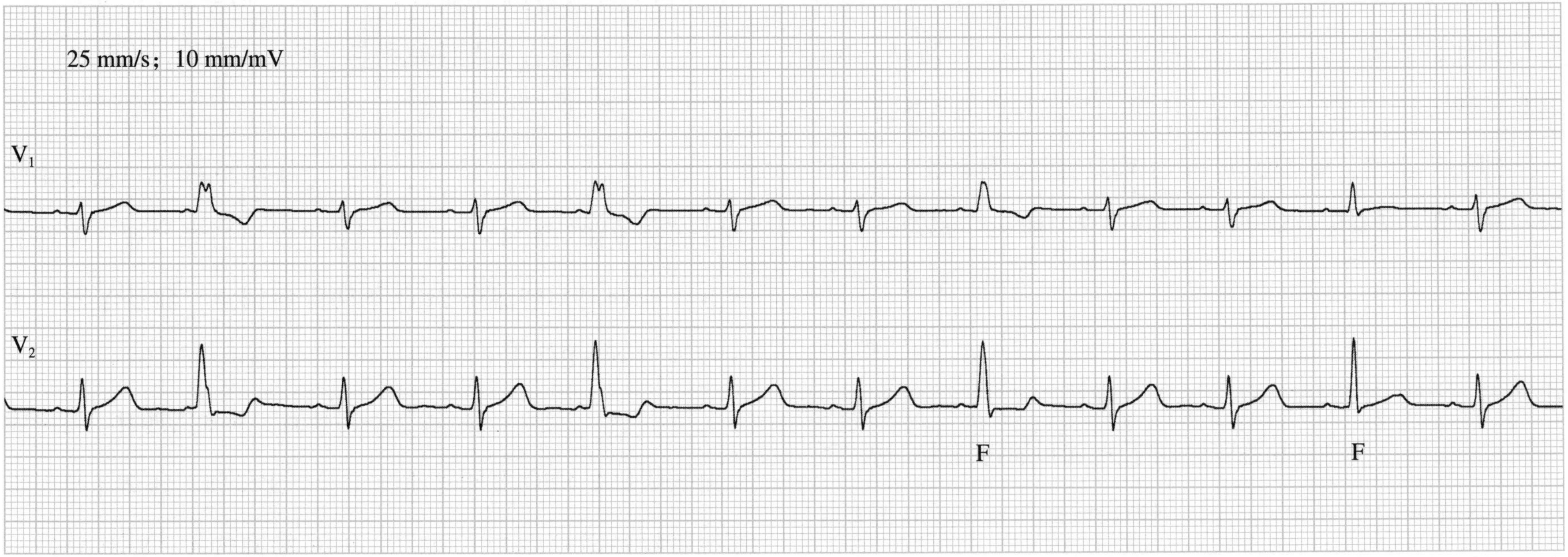

【病史摘要】

女性，29 岁，阵发性心悸 20 天。听诊：心率 72 次 / 分，律略不齐。

【初步印象】

心律失常：早搏?

【心电图改变】

胸导联第 2、5、8、11 个 QRS 波群略提前出现，其前可见窦性 P 波，但 PR 间期小于其他窦性 PR 间期。其中第 2、5 个 QRS 波群宽大畸形，其前的 P 波与 QRS 波群部分重叠为无关窦性 P 波；第 8、11 个 QRS 波群形态介于以上宽大畸形 QRS 波群与正常形态 QRS 波群之间。以上 QRS 波群后代偿完全。

【心电图诊断】

- 窦性心律。
- 室性早搏三联律。
- 室性融合波。

【心电图解析及临床分析】

图中共有 4 次室性早搏，这些室性早搏提前均不明显，发生于窦性心动周期的舒张晚期。尤其是后两个室性激动（第 8、11 个），当其发出时窦性冲动亦下传至心室，以至于两者各自激动一部分心室肌，共同完成一次心室的除极。在心电图上形成 1 个既不像正常窦性 QRS 波群，也不同于宽大畸形室性 QRS 波群，而呈现 1 个介于两者之间的“中间形态”，即室性融合波（“F”上方的 QRS 波群）。在室性融合波中，由于窦性与室性各自控制心室比例的不同，室性融合波之间也可有形态差异。

室性融合波是室性激动与室上性激动在心室相遇而产生的一种心电现象，其本身无特殊意义。

【处理建议】

临床处理参照例 53。

例55 交界性并行心律

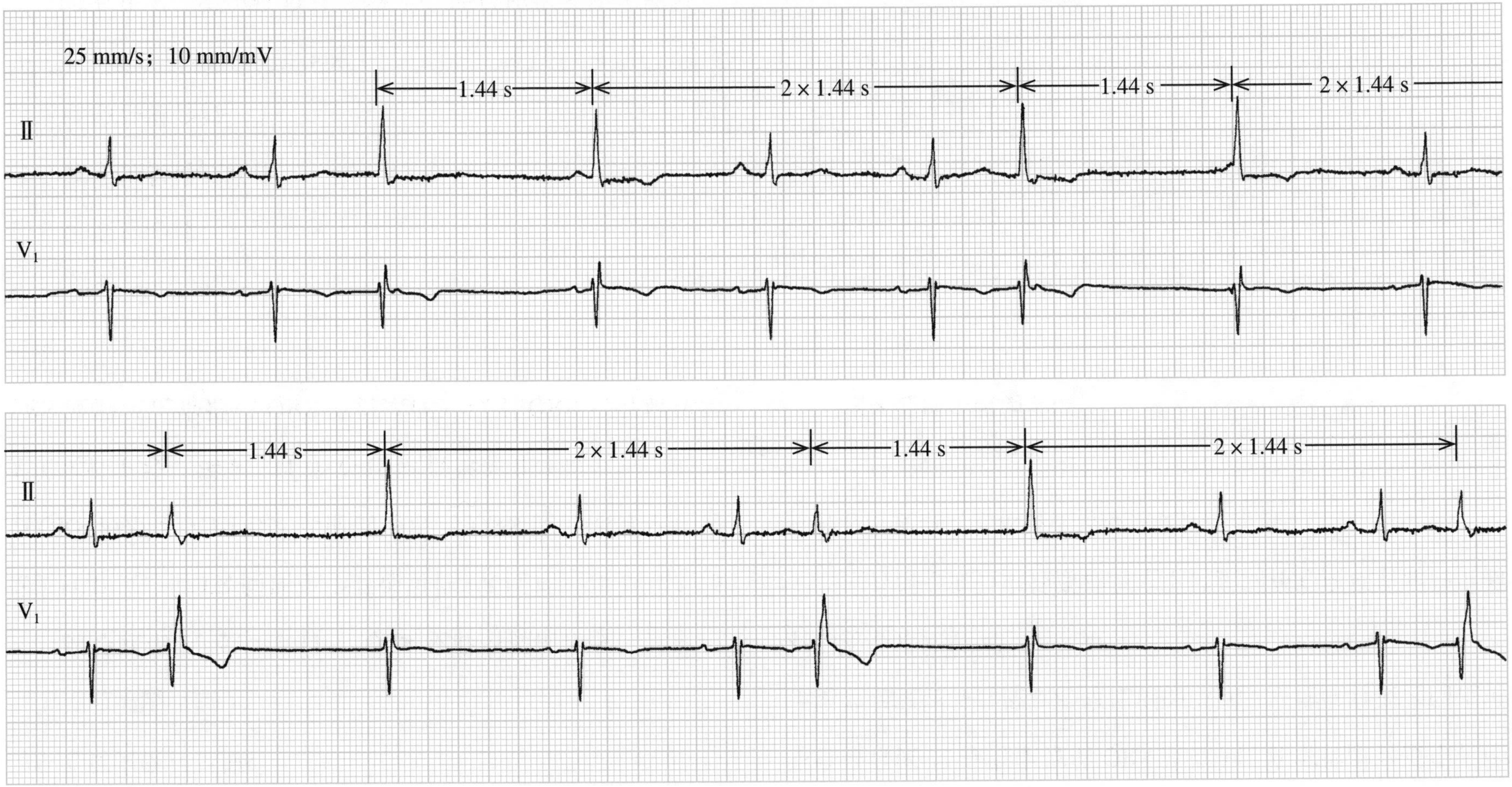
25 mm/s；10 mm/mV
1.44 s
2 × 1.44 s
1.44 s
2 × 1.44 s
Ⅱ
V1
1.44 s
2 × 1.44 s
1.44 s
2 × 1.44 s
Ⅱ
V1

【病史摘要】

女性，52岁，阵发性心悸1个月。听诊：心率58次/分，律不齐，可闻及早搏。

【初步印象】

心律失常：早搏?

【心电图改变】

- Ⅱ、V_1 导联第3、4、7、8、11、12、15、16、19个QRS波群前无P波，QRS形态与窦性QRS形态相似（呈不完右或完右图形），其与之前窦性搏动之间的联律间期不等，且自身之间存在1.44秒的倍数关系。
- V_1 导联，窦性搏动的QRS波群呈rSr′型，r′ < r；交界性搏动的QRS波群呈rSr′型（r′ > r）或rsR′型。

【心电图诊断】

- 窦性心律。
- 右束支传导阻滞。
- 交界性并行心律，室内差异性传导。

【心电图解析及临床分析】

这是一份连续记录20秒的Ⅱ、V_1 导联的心电图。当心脏内存在某个异位起搏点和主节律点共同竞争性控制心脏时称为并行心律。并行心律中异位起搏点的周围存在有外界激动传入阻滞的保护圈，使其能不受外界激动的侵扰，始终按自身的节律向外发放冲动。并行心律在心电图上主要有以下两个特点：一是异位激动与窦性激动之间的联律间期不等，二是异位激动自身之间有公约数及公约数的倍数关系。该患者心电图中出现了一系列交界性激动，其联律间期不等，且自身之间存在1.44秒的倍数关系，符合交界性并行心律的特点。图中窦性激动表现呈不完右形态改变，第3、4、7、8、11、12、15、16、19个QRS波群为交界性激动，其中第11、15、19个交界性QRS波群发生较早，落入右束支相对不应期更早阶段即表现呈完右形态改变，其他交界性QRS波群的形态与窦性QRS波群形态相似呈不完右形态改变。

并行心律中以室性并行心律最多见（下一例），且多见于器质性心脏病；交界性、房性及窦性并行心律较少见，多见于无明显器质性心脏病的青年人。

【处理建议】

交界性早搏处理同室上性早搏，该患者可予美托洛尔12.5 ~ 25 mg，每日2次，口服。

例56 室性并行心律，室性融合波

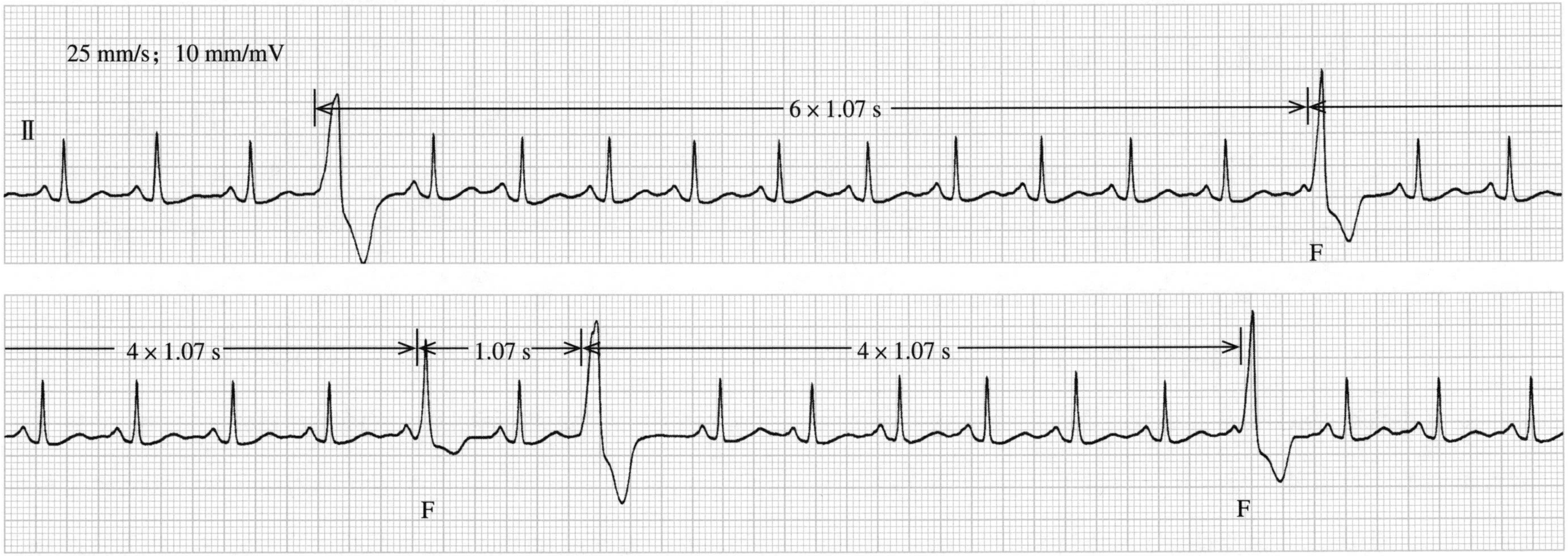

【病史摘要】

男性，66 岁，心悸、胸闷 2 周。听诊：心率 100 次 / 分，律不齐，可闻及早搏。

【初步印象】

心律失常，冠心病?

【心电图改变】

图中第 4、15、22、24、31 个 QRS 波群提前出现。其中第 4、24 个 QRS 波群提前明显，宽大畸形，其前无 P 波；第 15、22、31 个 QRS 波群略有提前，形态上介于以上宽大的 QRS 波群与正常 QRS 波群之间，其前有窦性 P 波，但 PR 间期小于其他窦性 PR 间期。以上提前的 QRS 波群与窦性 QRS 波群间的联律间期不等，其相互之间存在 1.07 的倍数关系。

【心电图诊断】

- 窦性心律。
- 室性早搏，室性融合波。
- 室性并行心律。

【心电图解析及临床分析】

这是一份连续记录 20 秒的Ⅱ导联心电图。图中出现的室性早搏由于联律间期不等，以及相互间存在公约数的倍数关系，故被诊断为室性并行心律。由于联律间期不等，室性早搏可出现在窦性心动周期的不同阶段。当室性早搏于舒张晚期发出时，窦性冲动也可能同时传至心室（第 15、22、31 个），则两者各自激动一部分心室肌，共同完成一次心室除极，形成 QRS 波群形态介于室性 QRS 波群与窦性 QRS 波群之间的室性融合波（“F”上方的 QRS 波群）。室性融合波在室性并行心律中较常见。联律间期不等、室性融合波及室性早搏间存在倍数关系是室性并行心律心电图的三大特点。

临床上室性并行心律常见于老年人及有器质性心脏病的患者，诸如冠心病、高血压性心脏病、心肌炎、心肌病、风湿性心脏病及肺源性心脏病等。

【处理建议】

临床处理参照例 53。

例57 阵发性室上性心动过速

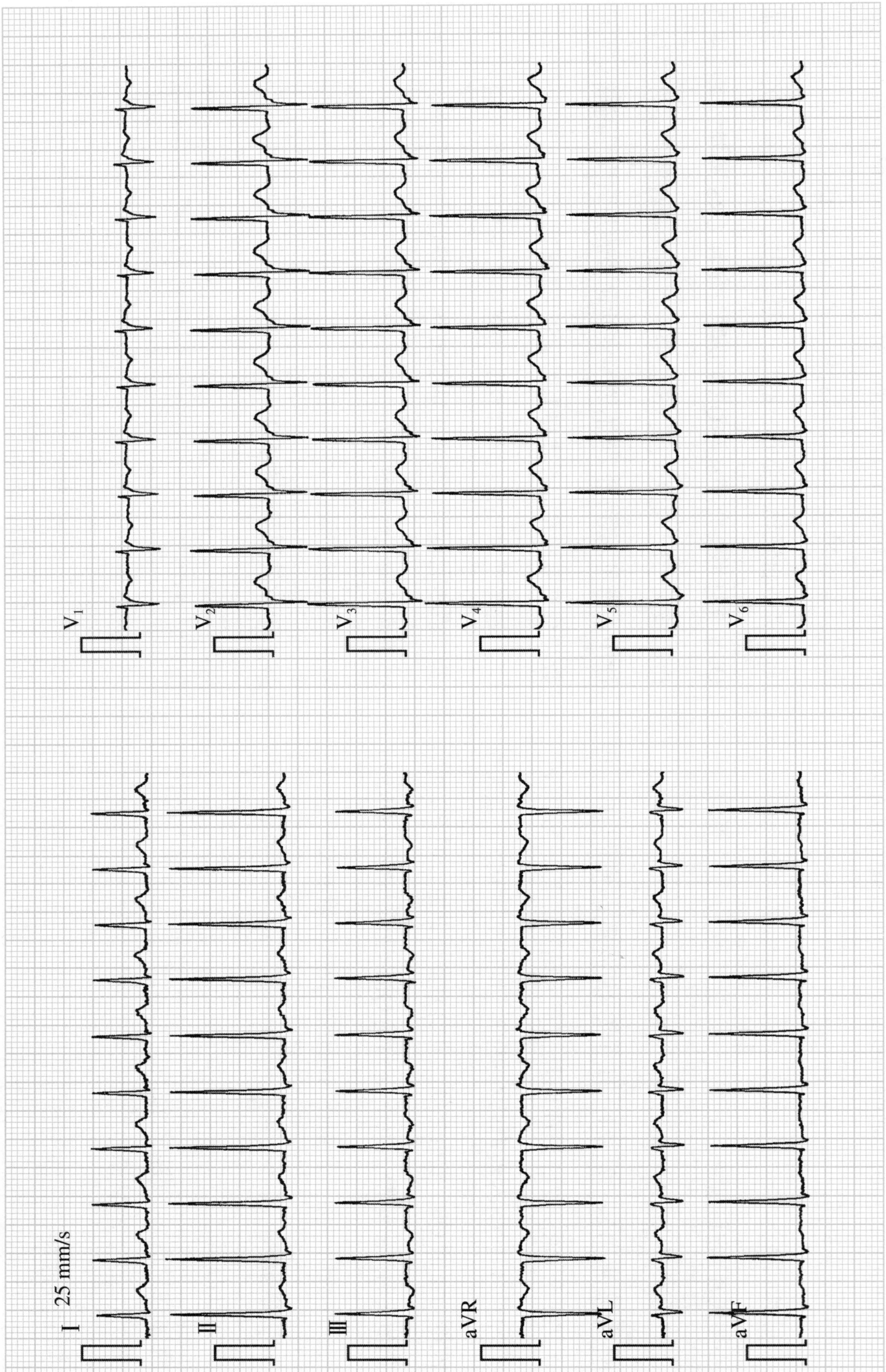

【病史摘要】

男性，23 岁，突发心悸 30 分钟。听诊：心率 154 次 / 分，律规整。

【初步印象】

室上性心动过速？

【心电图改变】

- 各导联 QRS 波群频率快速（154 次 / 分），节律匀齐，形态正常，其前无 P 波。
- Ⅱ、Ⅲ、aVF 导联 T 波低平或倒置。

【心电图诊断】

阵发性室上性心动过速。

【心电图解析及临床分析】

阵发性室上性心动过速（简称“室上速”），广义上指起源于心室以上或传导途径不局限于心室的一切快速心律，包括：窦性心动过速、房性及交界性心动过速、窦房结折返性心动过速、房室结折返性心动过速、房室折返性心动过速、心房扑动及颤动等；狭义上的室上速主要为房室折返性心动过速和房室结折返性心动过速两类。临床上所说的阵发性室上性心动过速一般指后者。

明确阵发性室上性心动过速为哪种类型的室上速固然很重要，但仅仅依靠心电图常很困难。这是因为，鉴别各种类型的室上速主要依靠 P′ 波的表现：P′ 波的形态及 P′ 波与 QRS 波群的关系。但与心动过速有关的 P′ 波常很小，且多数与波幅较大的 QRS 波群相重叠而难以辨别。尽管各类型室上速亦有一些各自的心电图特点，但在临床实际记录的心电图中往往未能出现或表现得不典型。更多情况下，仅表现出频率快速、节律规整、QRS 波群前无 P 波、QRS 波群形态正常这些共同特征，对此，心电图只能笼统地冠以“阵发性室上性心动过速”，明确诊断须行心脏电生理检查。

临床上，阵发性室上性心动过速具有突发突止特点，多见于年轻人及无器质性心脏病患者，少数由某些药物或某些疾病所导致。

【处理建议】

1. 急性发作期处理：① 刺激迷走神经。如颈动脉窦按摩、压迫眼球、瓦尔萨尔瓦动作及诱导恶心等；② 药物。心电监护下腺苷 6 ～ 12 mg 快速静脉推注，或维拉帕米（异搏定）5 mg 静脉推注 5 ～ 10 分钟，也可选用普罗帕酮（心律平）针剂按患者体重 1 ～ 2 mg/kg 以 10 mg/min 的速度静脉推注。

2. 合并器质性心脏病患者可予盐酸胺碘酮（可达龙）复律。

3. 转心内科行电生理检查和射频消融治疗。

例58 多源性房性心动过速

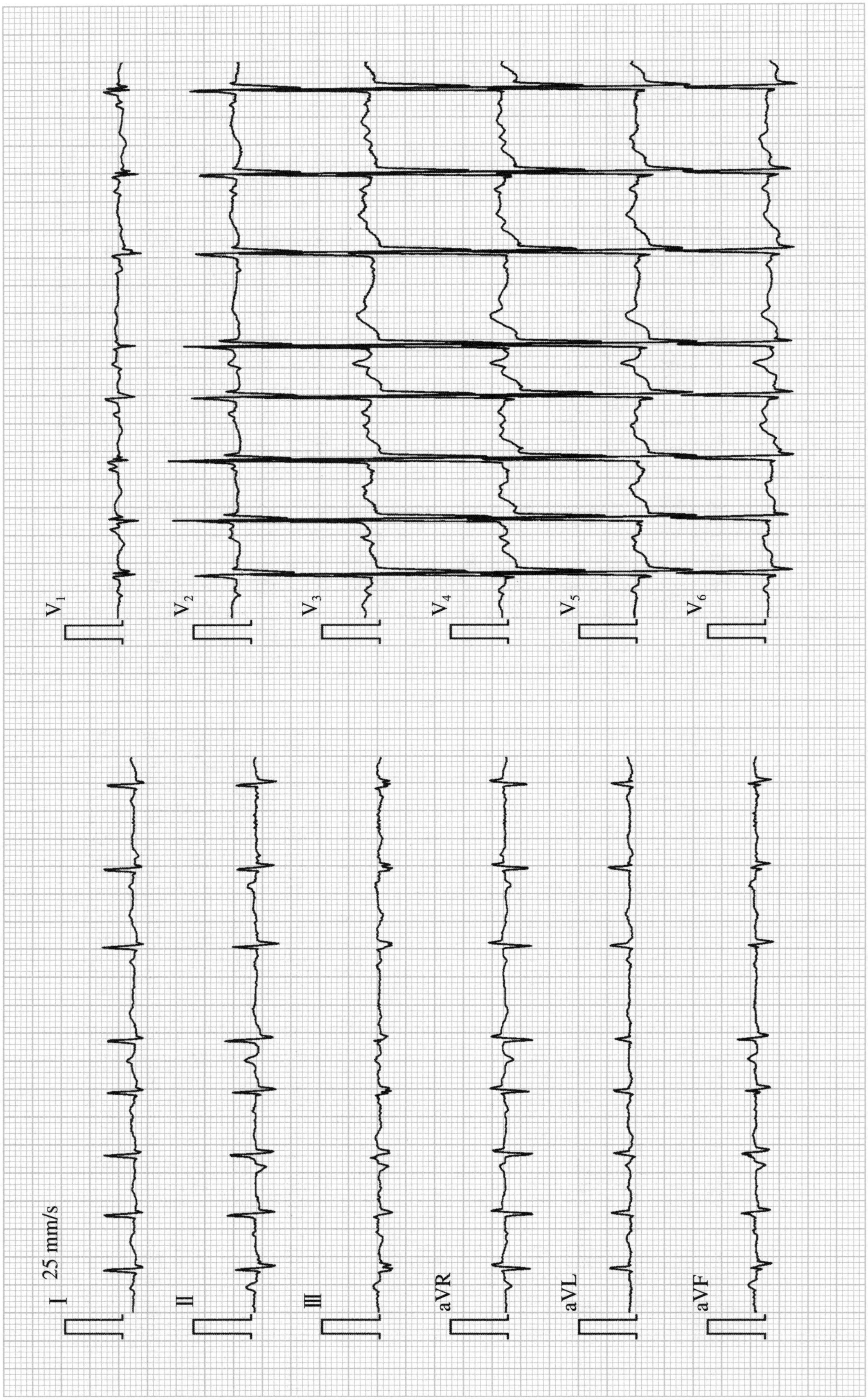

【病史摘要】

男性，71 岁，反复咳嗽、气喘 10 余年，加重 15 日。既往有慢性支气管炎史和吸烟史，高血压病病史 10 余年。体格检查：口唇青紫，桶状胸。听诊：双肺呼吸音低，可闻及干湿性啰音，心率 110 次 / 分，律不齐。

【初步印象】

慢性阻塞性肺疾病急性加重，肺心病？心律失常，高血压病。

【心电图改变】

- 各导联窦性 P 波被房性 P′ 波替代。房性 P′ 波呈多种形态（至少 5 种），P′ P′ 间期长短不等，P′ R 间期长短不一，平均频率约 120 次 / 分。
- $Rv_5 > 2.5$ mV。
- V_3 ~ V_6 导联 ST 段下移大于 0.05 mV，T 波低平，Ⅱ、Ⅲ、aVF 导联 T 波低平。

【心电图诊断】

- 多源性房性心动过速。
- 左心室肥大。
- ST–T 异常。

【心电图解析及临床分析】

多源性房性心动过速又称紊乱性房性心动过速，指心房不同部位异位起搏点提前发出激动所形成的房性心动过速。该患者心电图显示：QRS 波群前无正常的窦性 P 波，表现的是形态不一的 P′ 波，在Ⅱ、Ⅲ、aVF 导联 P′ 波至少有 5 种形态，P′ P′ 间期长短不等，P′ R 间期长短不一，频率约 120 次 / 分，符合多源性房性心动过速的心电图特征。图中左室电压增高及 ST–T 改变应与患者长期高血压有关。

多源性房性心动过速大多数见于老年人，60% 以上出现于患有严重慢性阻塞性肺部疾病的患者，其中以慢性肺源性心脏病最常见。其他可见于冠心病、洋地黄中毒、低血钾等。

【处理建议】

治疗上纠正缺氧、电解质紊乱及控制肺部感染。可给予维拉帕米（异搏定）40 ~ 80 mg，每日 3 次，口服。如心室率较快，可予盐酸胺碘酮 150 mg 静脉推注（10 mg/min）。该患者为慢性阻塞性肺疾病，不宜使用酒石酸美托洛尔（倍他乐克）和普罗帕酮（心律平）。

例59 室性早搏，阵发性室性心动过速

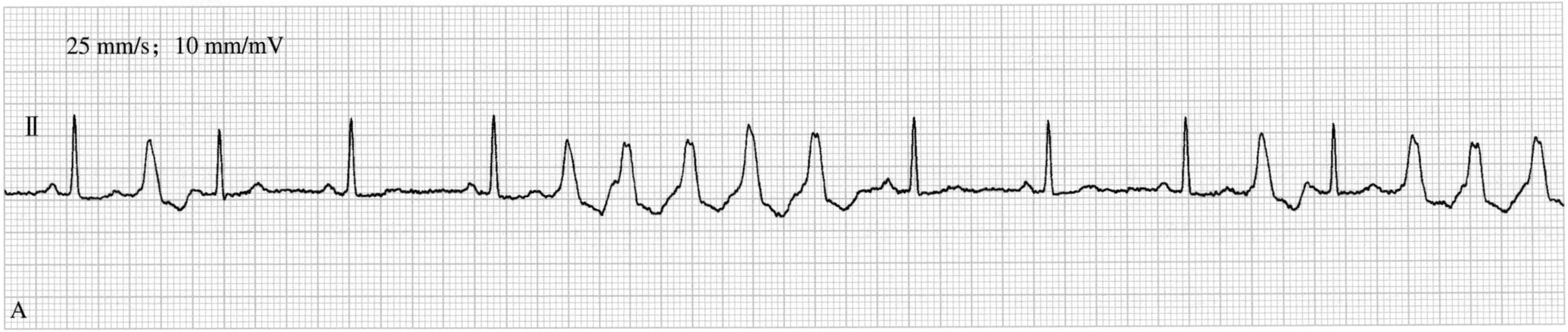

A

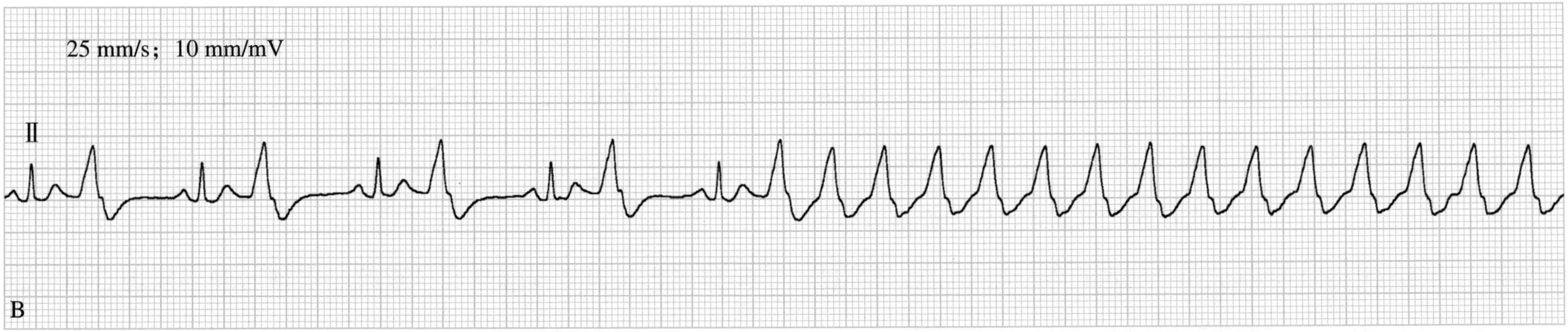

B

【病史摘要】

图 A：男性，48 岁，阵发性心悸 1 周，既往无高血压及心脏病病史。听诊：心率 85 次 / 分，律不齐。

图 B：女性，71 岁，阵发性胸闷、心悸 6 个月，加重 1 周。高血压病病史 15 年。听诊：心率 110 次 / 分，律不齐，可闻及早搏二联律。

【初步印象】

心律失常：早搏?

【心电图改变】

● 图 A：Ⅱ导联第 2、6 ~ 10、14、16 ~ 18 个 QRS 波群提前发生，宽大畸形，前无 P 波，其中第 2 个及第 14 个 QRS 波群插入在 2 个正常窦性 QRS 波群之间。

● 图 B：Ⅱ导联第 2、4、6、8、10 ~ 24 个 QRS 波群提前发生，宽大畸形，前无 P 波。

【心电图诊断】

● 图 A：① 窦性心律；② 插入性室性早搏，短阵性室性心动过速。

● 图 B：① 窦性心律；② 室性早搏二联律，阵发性室性心动过速。

【心电图解析及临床分析】

以上两份心电图显示的同是室性早搏和室性心动过速，并显示了室性心动过速的形成过程。其中图 A 是一种短阵性反复发作性室性心动过速，它由一连串室性早搏所组成，故称短阵室性心动过速，又称早搏型室性心动过速，临床上多见于正常人。图 B 的前半部分为窦性 – 室早二联律，后半部分为室性早搏连续发生而形成的阵发性室性心动过速，其室速 QRS 波群的形态与之前室早 QRS 波群形态完全相同。宽 QRS 波群心动过速不一定都是室速，但与室性早搏 QRS 波群形态相同的心动过速则一定是室速。

室速的 QRS 波群在同一导联只有一种形态者称为单形性室性心动过速。其在临床上多见于冠心病，其他可见于扩张型心肌病、致心律失常右室心肌病、急性心肌炎等，少数亦可见于无器质性心脏病患者。

【处理建议】

A 患者可口服酒石酸美托洛尔（倍他乐克）12.5 ~ 25 mg，每日 2 次，并行 24 小时动态心电图和超声心动图等检查，以明确有无器质性心脏病；B 患者若室速持续时间较长或发作频繁，可予利多卡因 50 ~ 100 mg 静脉推注 3 ~ 5 分钟，或予胺碘酮 150 mg 静脉推注（10 mg/min），后转心内科治疗原发病。

例60 室性心动过速（房室分离、心室夺获）

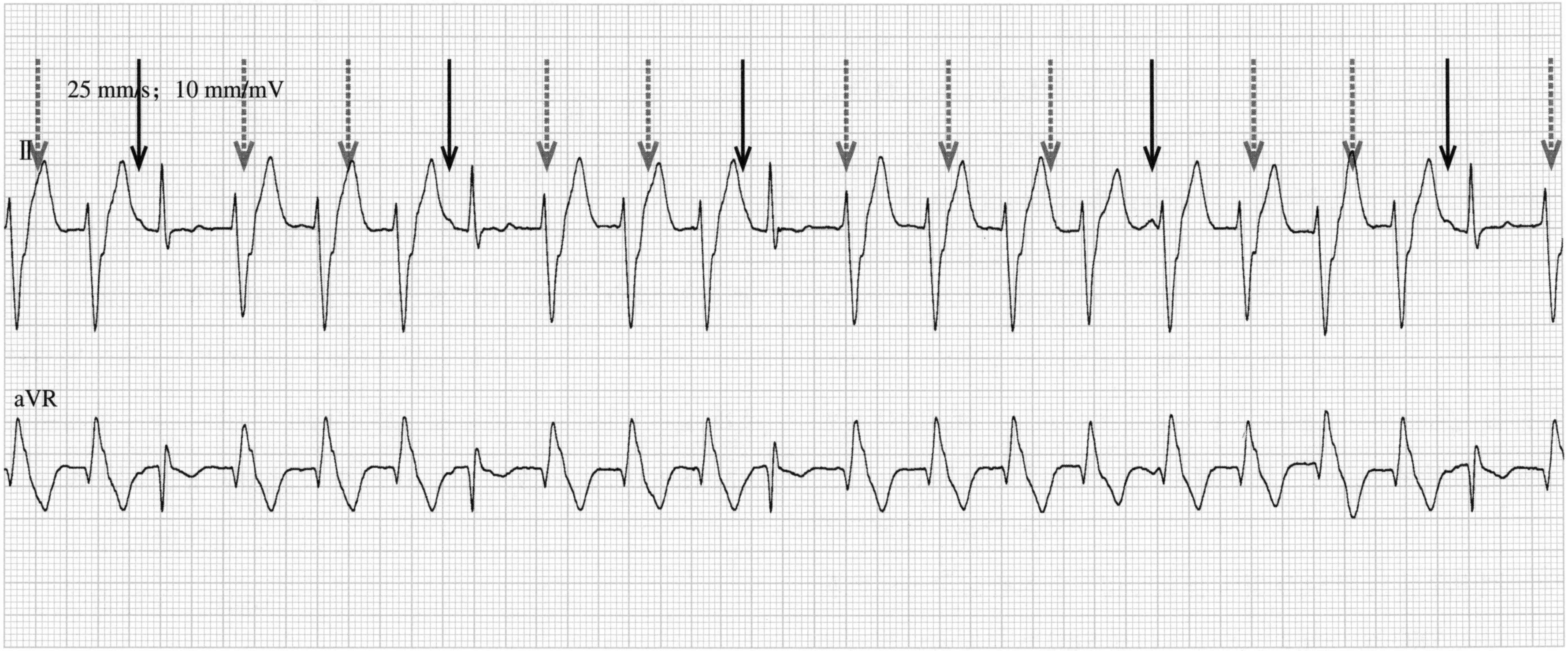

【病史摘要】

男性，55 岁，阵发性心慌胸闷 2 天。既往有高血压病病史和吸烟史。体格检查：血压 150/100 mmHg。听诊：心率 147 次 / 分，律不齐。

【初步印象】

高血压病，冠心病，心律失常。

【心电图改变】

- 图中除第 3、7、11、16、20 个 QRS 波群前可见窦性 P 波外（黑色箭头所指），其余 QRS 波群前未见 P 波。其窦性 PP 之间存在 0.65 秒（93 次 / 分）的倍数关系，多数 P 波（灰色箭头所示）因与室性 QRS–T 重叠而未能显现。
- 上述第 3、7、11、20 个 QRS 波群提前发生，形态正常，其前可见窦性 P 波；其余 QRS 波群宽大畸形，RR 匀齐，频率 126 次 / 分。第 16 个 QRS 波群前虽有窦性 P 波，但其 PR 间期短（＜ 0.12 秒）、QRS 波群不提前且 QRS 波群形态无变化，故为无关的窦性 P 波。

【心电图诊断】

- 室性心动过速。
- 干扰性不完全房室分离，心室夺获。

【心电图解析及临床分析】

分析复杂心律失常心电图的要点是：寻找窦性 P 波，发现 P 波的规律，分析 P 波与 QRS 波群的关系。该图中黑色箭头指出了确定的窦性 P 波，灰色箭头指出了重叠于 QRS–T 中的窦性 P 波。这些 P 波多数受传导组织不应期的影响未能下传心室，与室性 QRS 波群形成了干扰性房室分离，少数（第 3、7、11、20 个）恰逢应激期则下传心室形成心室夺获（也称窦性夺获）。换句话说，即在室性心动过速时，室性激动多数不能逆传心房，窦房结仍可按自身的节律发放冲动，只是室性激动产生的不应期常会干扰窦性激动的正常下传。

在宽 QRS 波群心动过速中，如果出现房室分离，心室率快于心房率，则可明确诊断为室性心动过速。此外，若见有心室夺获和室性融合波的出现，则更支持室性心动过速的诊断。

其临床意义同例 59。

【处理建议】

参照例 59（B）。

例61 室性心动过速（胸导联QRS波群同向性）

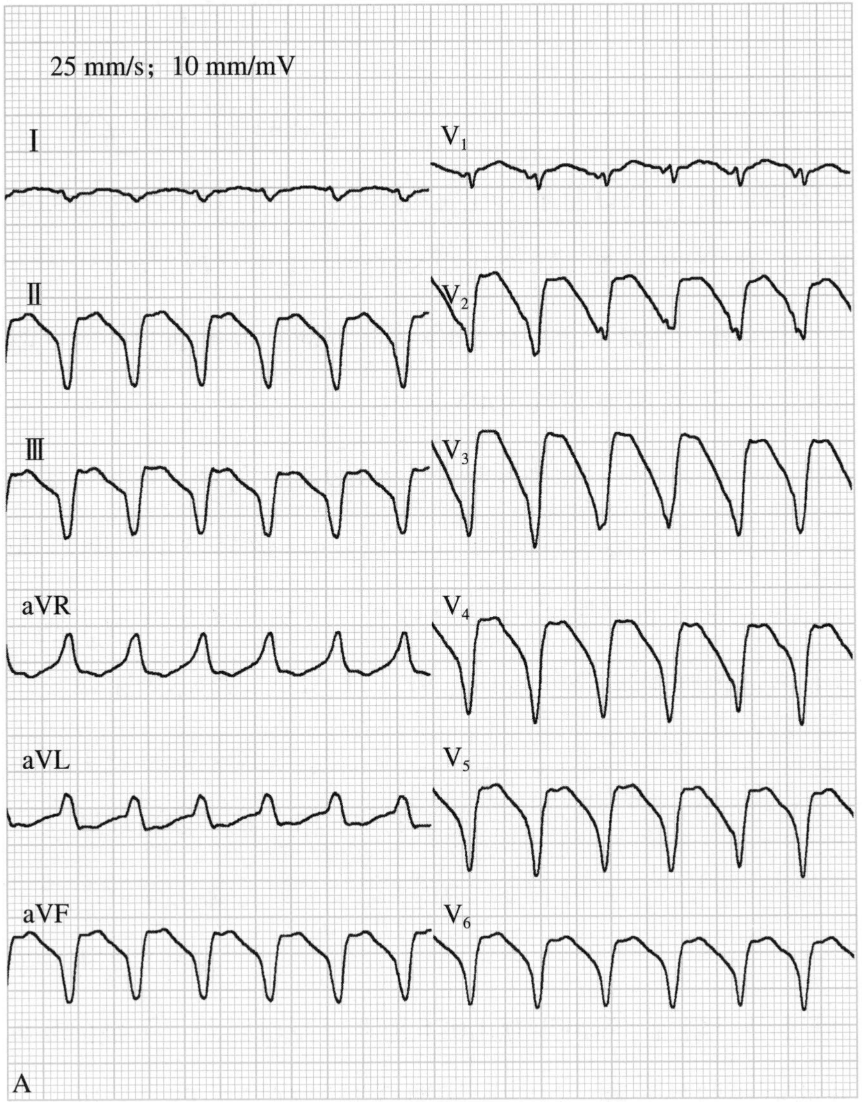

负向同向性室速

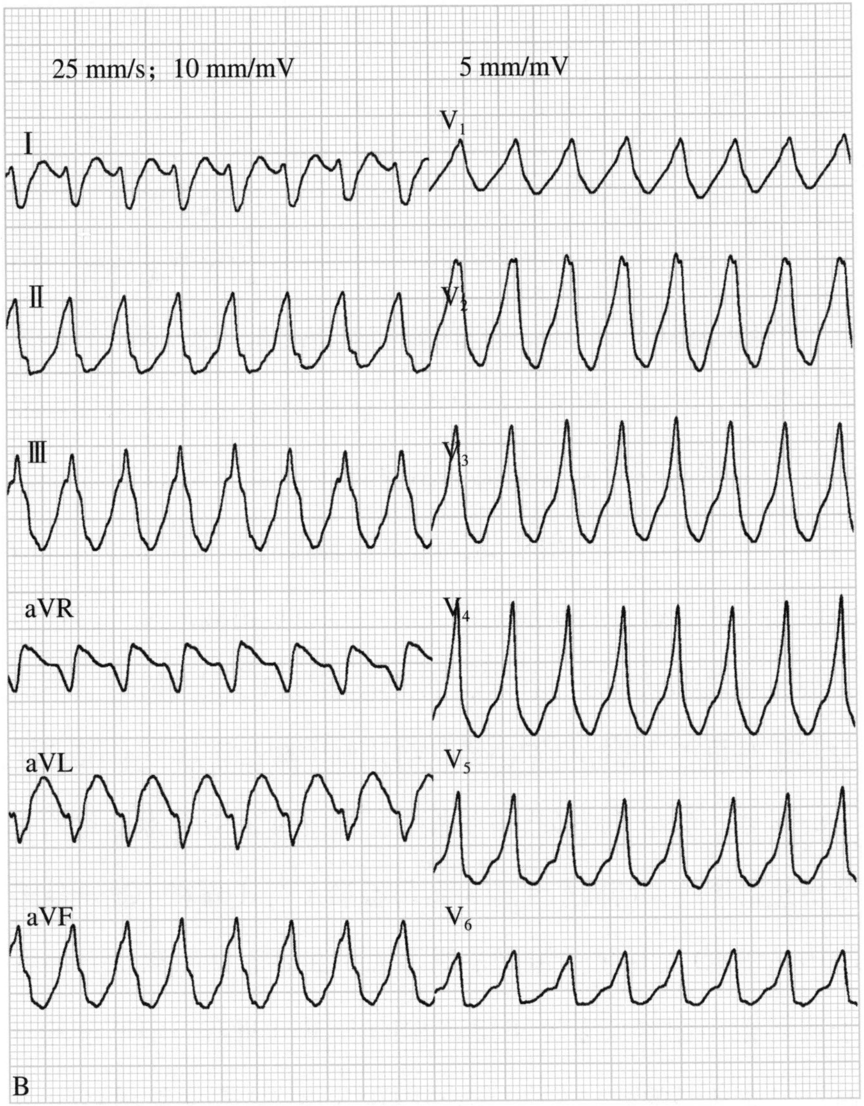

正向同向性室速（胸导联增益是 5 mm/mV）

【病史摘要】

图 A：女性，73 岁，心悸、胸闷 1 天，有高血压病病史 10 余年。体格检查：血压 110/65 mmHg，心率 152 次 / 分，律齐。

图 B：男性，55 岁，发作性心悸、胸痛伴头晕 3 天。体格检查：血压 90/60 mmHg，心率 188 次 / 分，律齐。

【初步印象】

心律失常：室性心动过速？

【心电图改变】

- 图 A：各导联宽大畸形的 QRS 波群连续发生，前无 P 波，RR 匀齐，其 QRS 波群形态在胸导联主波一致向下。
- 图 B：各导联宽大畸形的 QRS 波群连续发生，前无 P 波，RR 匀齐，其 QRS 波群形态在胸导联主波一致向上。

【心电图诊断】

- 图 A：室性心动过速。
- 图 B：室性心动过速可能性大。

【心电图解析及临床分析】

以上两份心电图均为宽 QRS 波群心动过速。在宽 QRS 波群心动过速的鉴别诊断中，若胸导联（V_1 至 V_6）QRS 波群呈负向同向性（主波方向一致向下），该宽 QRS 波群心动过速肯定是室性心动过速（如图 A）；若胸导联 QRS 波群呈正向同向性（主波方向一致向上），此宽 QRS 波群心动过速绝大多数是室性心动过速（如图 B），少数须排除经旁路（左侧）前传的房室折返性心动过速。图 B 患者血压下降较明显（90/60 mmHg），支持室性心动过速的诊断，不过对其明确诊断尚须结合临床多方面情况综合考虑。

【处理建议】

参照例 59（B）。

例62 特发性室性心动过速

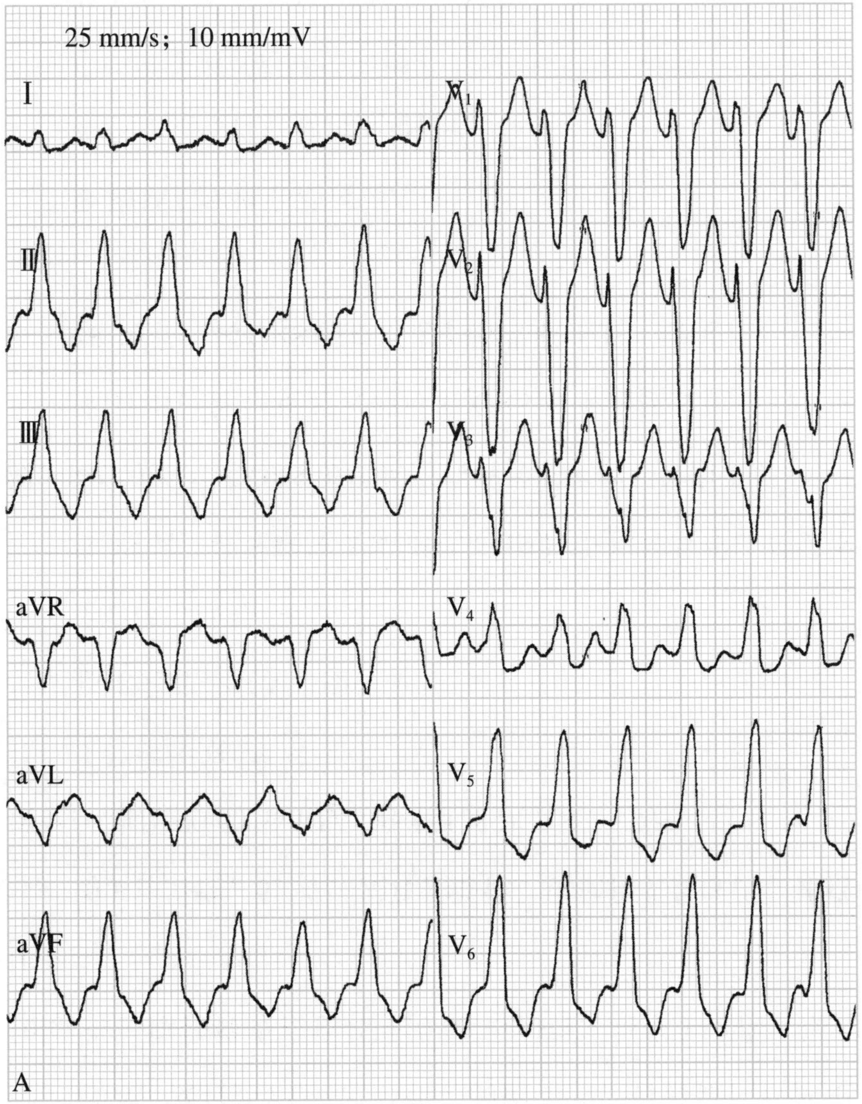

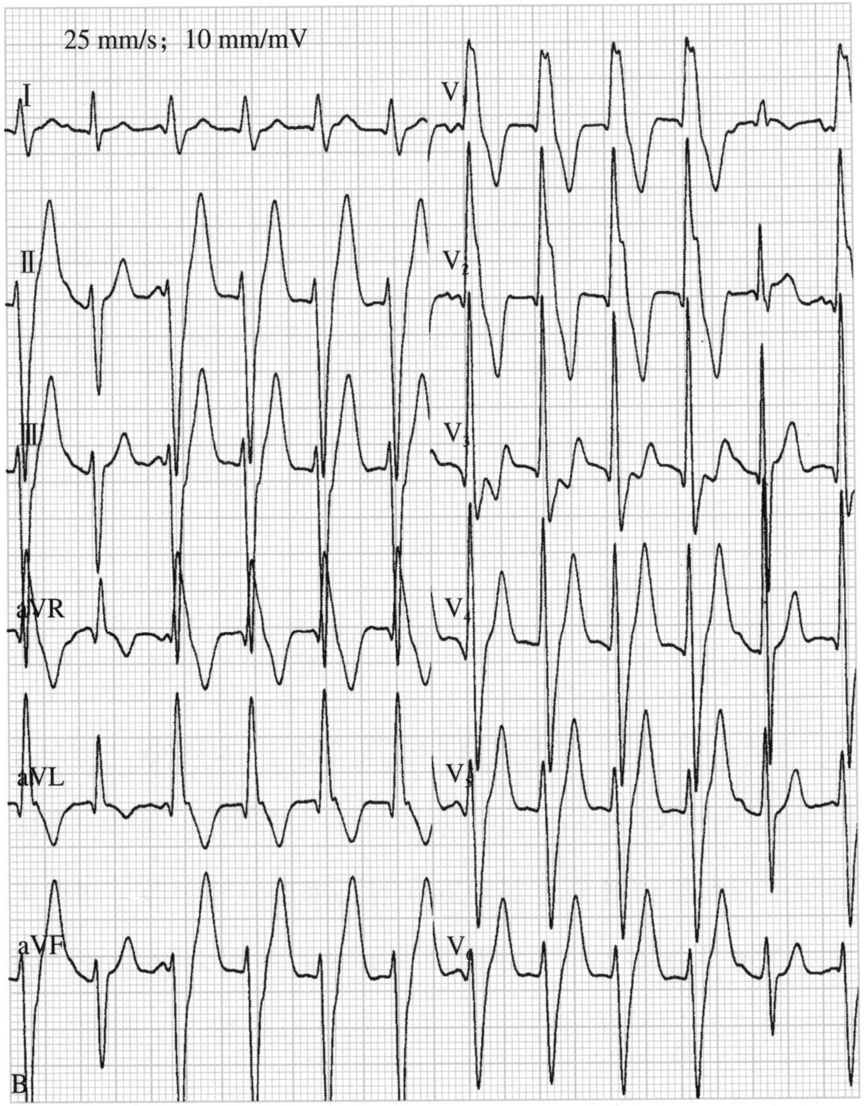

【病史摘要】

图 A：男性，24 岁，心慌、胸闷 3 小时，无心脏病病史。体格检查：血压 124/72 mmHg，心率 164 次 / 分，律齐。

图 B：女性，35 岁，发作性心慌 3 年，再发作 12 小时。体格检查：血压 118/68 mmHg，心率 146 次 / 分，律齐。

【初步印象】

心律失常：室性心动过速？

【心电图改变】

- 图 A：Ⅰ导联 QRS 波群振幅较小，Ⅱ、Ⅲ、aVF 导联 R 波高大，胸导联表现为左束支阻滞图形。
- 图 B：V_1 导联 QRS 波群类似右束支阻滞图形，肢体导联呈左前分支阻滞图形。肢体导联第 2 个及胸导联第 5 个 QRS 波群前有窦性 P 波且 QRS 波群形态正常（窦性夺获）；肢体导联第 3 个 QRS 波群前可见无关的 P 波（房室分离）。

【心电图诊断】

- 图 A：右室特发性室性心动过速。
- 图 B：① 左室特发性室性心动过速；② 房室分离、窦性夺获。

【心电图解析及临床分析】

特发性室性心动过速指发生在结构正常的心脏，即在目前的诊断技术范围内没有发现明显器质性心脏病，也没有电解质紊乱和已知的离子通道功能异常的室性心动过速。根据起源部位不同，特发性室性心动过速可分为右室特发性室速和左室特发性室速，右室特发性室速主要起源于右心室流出道，QRS 波群呈类似于左束支阻滞图形的改变（如图 A）。左室特发性室速大多起源于左心室间隔面左后分支的分布区域（又称为分支型室速），其心电图表现为：① V_1 导联 QRS 波群呈右束支阻滞图形；② 肢体导联 QRS 波群呈左前分支阻滞图形；③ V_5、V_6 导联绝大多数呈 rS 型（$R/S < 1$）；④ 由于室速起源于心室的间隔部位，故 QRS 波群一般增宽不明显（如图 B）。

特发性室速多见于无心脏病病史的青年人，多呈阵发性发作，发作时大多血流动力学稳定。大多数患者预后良好，但少数亦有晕厥和猝死的风险。

【处理建议】

有症状的患者可行药物治疗，β 受体阻滞剂和维拉帕米是一线药物。对于药物治疗失败或不能耐受药物者，导管消融术是首选治疗方式。

例63 单形性与多形性室性心动过速

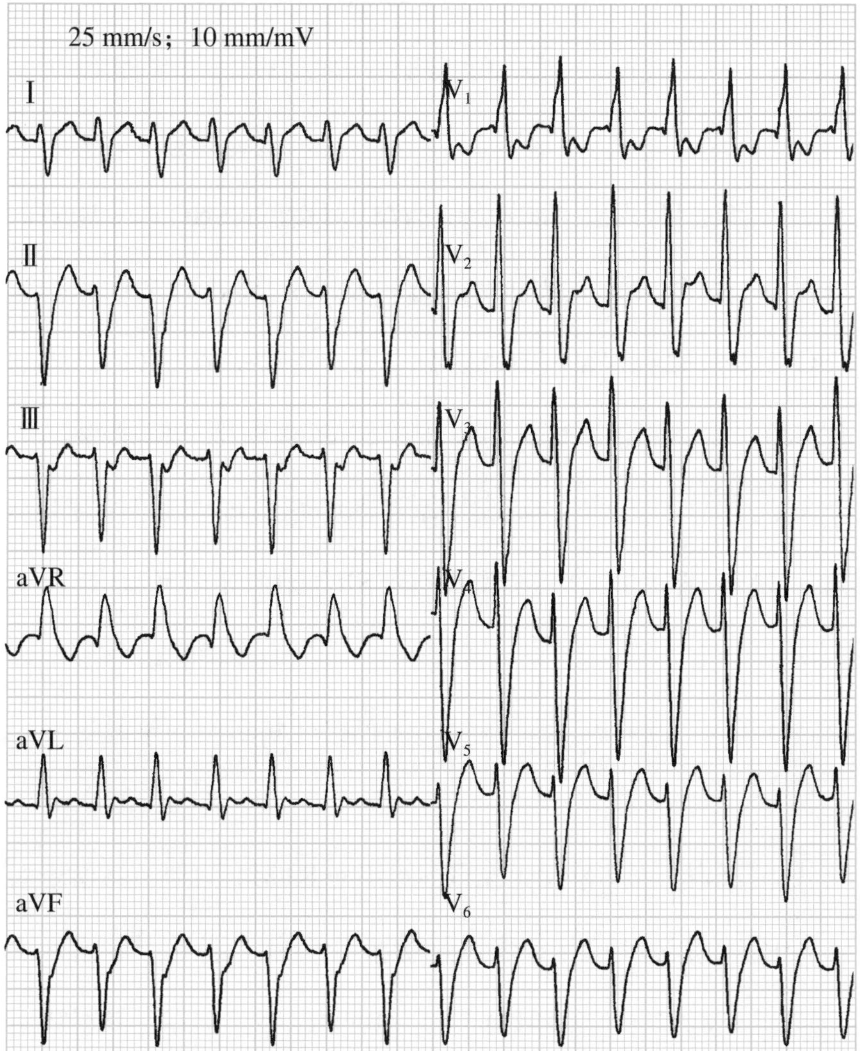

A

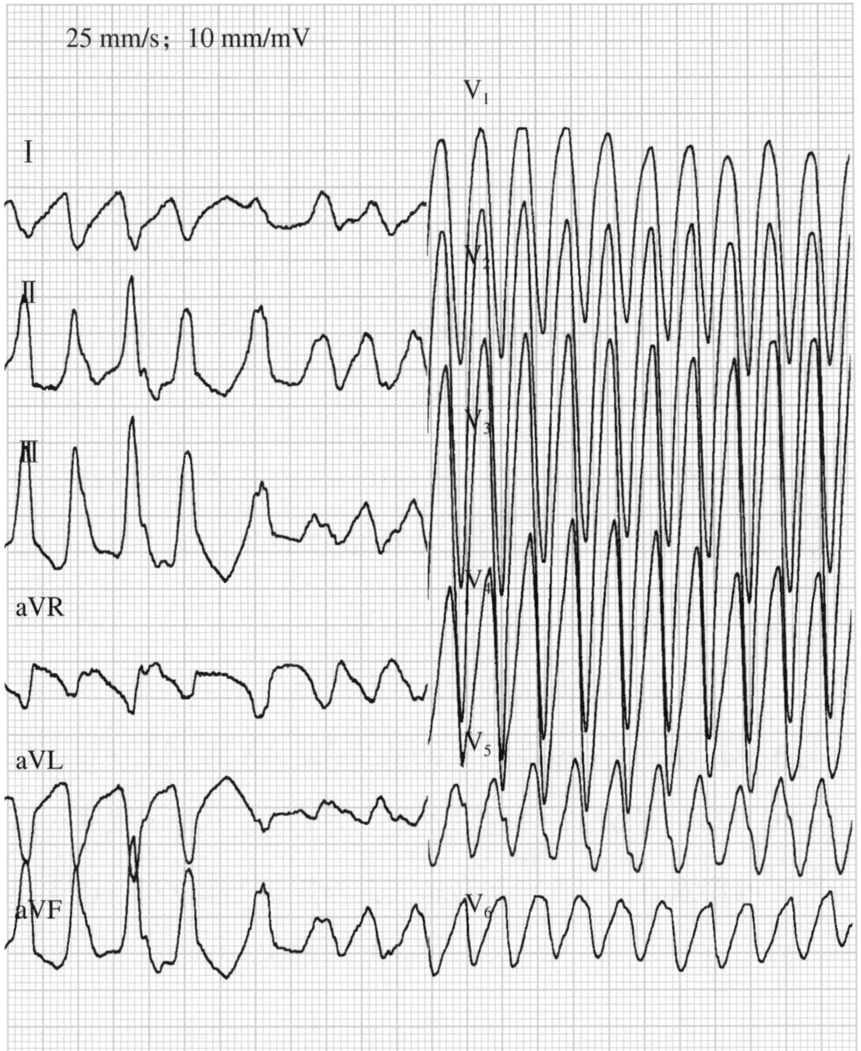

B

【病史摘要】

图 A：男性，27 岁，发作性心悸、胸闷 6 个月，再发作 1 小时，无心脏病病史。体格检查：血压 132/74 mmHg，心率 158 次 / 分，律齐。

图 B：男性，79 岁，突发胸闷 2 小时，既往有前壁心肌梗死 10 余年。体格检查：血压 82/50 mmHg，心率 260 次 / 分，律不齐。

【初步印象】

心律失常：室性心动过速?

【心电图改变】

- 图 A：各导联宽大畸形的 QRS 波群连续发生，电轴位于第四象限，V_5 导联 R/S ＜ 1，其前无 P 波，RR 匀齐，形态一致。
- 图 B：各导联宽大畸形的 QRS 波群连续发生，其前无 P 波，RR 不齐，形态不一。

【心电图诊断】

- 图 A：室性心动过速（单形性）。
- 图 B：室性心动过速（多形性）。

【心电图解析及临床分析】

单形性室性心动过速是指心动过速发作时，心电图同一导联中宽大的 QRS–T 形态只有 1 种；多形性室性心动过速是指心动过速发作时，室性 QRS–T 形态在心电图同一导联上不断变化，且常伴有节律不规整。

单形性室性心动过速常见于冠心病尤其是陈旧性心肌梗死，其他还见于扩张型心肌病、致心律失常性右室心肌病、急性心肌炎、先天性心脏病术后等，少数可见于无明显器质性心脏病的患者，称为特发性室性心动过速。多形性室性心动过速是一种凶险的恶性心律失常，常蜕变为室颤，在窦性心律时 QT 间期是否延长，其预后及治疗原则不一样。有学者主张，以窦性心律时 QT 间期是否延长对其分类：① QT 间期正常的多形性室速，不论 QRS 波群形态是否符合尖端扭转型室速的特点，均应称为多形性室速；② QT 间期延长的多形性室速，不论 QRS 波群形态是否符合尖端扭转型室速的特点，均应称为尖端扭转型室速。

【处理建议】

单形性室性心动过速的处理参照例 59（B）；多形性室性心动过速：QT 间期正常的多形性室速，其治疗原则与一般单形性室速相同；QT 间期延长的多形性室速按尖端扭转型室速处理方法（见例 64）进行。

例64 尖端扭转型室性心动过速

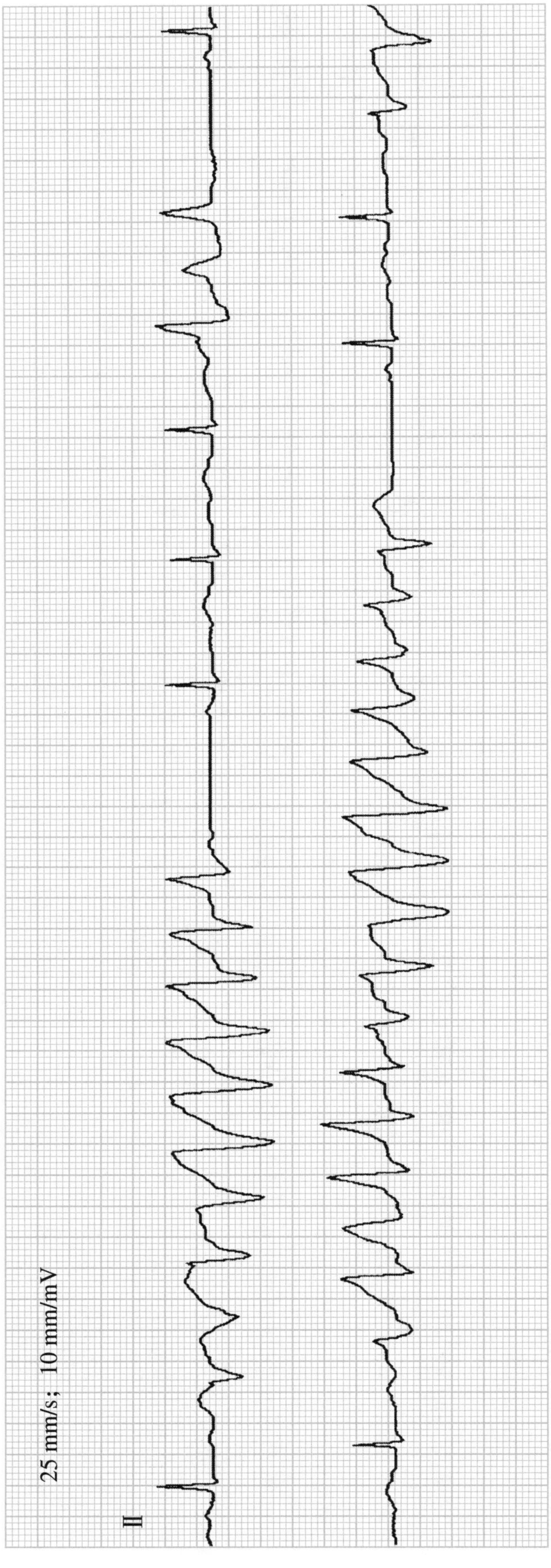

【病史摘要】

女性，71 岁。腹泻 3 天，心慌、黑矇 1 天。体格检查：血压 90/60 mmHg，心率 180 次 / 分，律不齐。血清钾浓度为 3.29 mmol/L。

【初步印象】

低钾血症，心律失常：室性心动过速？

【心电图改变】

- Ⅱ导联第 2 ~ 11、15 ~ 17、20 ~ 35 个 QRS 波群提前发生，宽大畸形且形态多变，QRS 主波围绕基线上下扭转，QRS 波群前无 P 波。
- 图中窦性激动 T 波低平，U 波增高，QT 间期延长（0.43 秒，QTc：0.47 秒）。

【心电图诊断】

- 窦性心律。
- T–U 异常，QT 间期延长，提示低钾血症。
- 尖端扭转型室性心动过速。

【心电图解析及临床分析】

这是一份连续记录 20 秒的Ⅱ导联心电图。图中可见 3 组短阵室性心动过速，其中第 1、3 组持续时间相对较长，在这两组室速中可见室性 QRS 波群的尖端围绕基线做上下扭转，形成所谓尖端扭转型室性心动过速。尖端扭转型室性心动过速为多形性室速的一种特殊类型。

尖端扭转型室性心动过速患者在窦性心律时存在 QT 间期延长，并可有 U 波增高、T–U 融合。导致 QT 间期延长的病因有两类：① 先天遗传性长 QT 综合征，该型多呈家族性发病，常见于儿童和青年（如例 34）；② 后天获得性长 QT 综合征，常由电解质紊乱、药物、心动过缓、中枢神经系统损伤、二尖瓣脱垂等原因所致。出现于该患者心电图中的尖端扭转型室性心动过速属于后者，其 QT 间期延长应与严重腹泻导致的低钾血症有关。

【处理建议】

该患者出现尖端扭转型室性心动过速的原因是低钾血症。故治疗上首选硫酸镁 2.5 g 稀释至 20 mL 缓慢静脉推注，然后 8 mg/min 静脉滴注维持，并同时补钾。

例65 非阵发性交界性心动过速

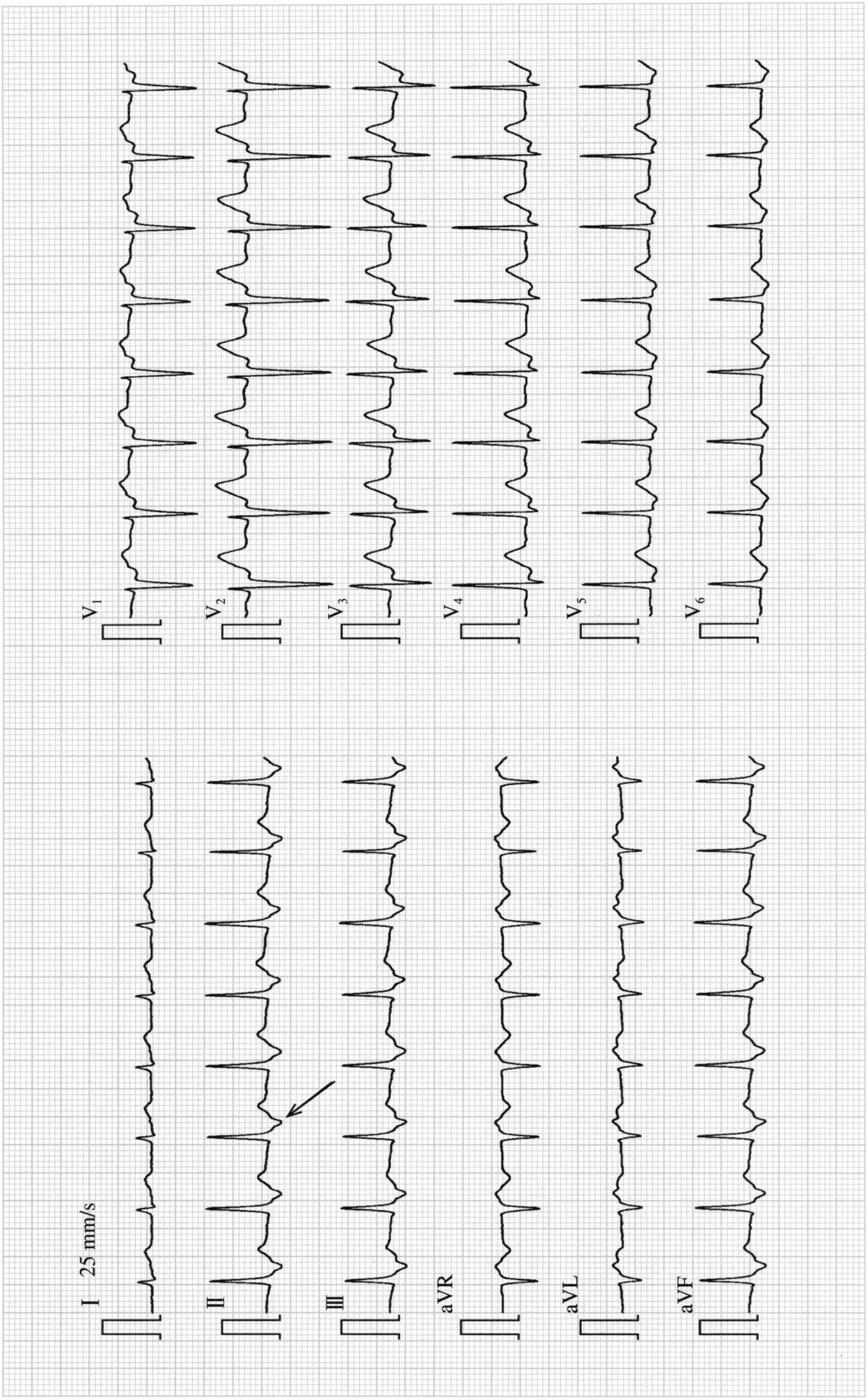

【病史摘要】

男性，41 岁，无不适主诉。既往无心脏病病史。

【初步印象】

无明显心脏疾病。

【心电图改变】

- 各导联 QRS 波群前无 P 波，而于 QRS 波群之后见有逆行 P^- 波（箭头所指）：Ⅱ、Ⅲ、aVF 导联倒置，aVR 导联直立。
- QRS 波群形态正常，频率为 120 次 / 分。

【心电图诊断】

非阵发性交界性心动过速。

【心电图解析及临床分析】

发自交界区的激动一方面向心室前传产生 QRS 波群，一方面向心房逆传形成逆行 P^- 波。逆行 P^- 波可以出现在 QRS 波群之前，也可以位于 QRS 波群之后（如本例），这取决于激动前传与逆传的速度谁更快。逆行 P^- 波若出现于 QRS 波群之前，有时须与起源于心房下部的房性 P^- 波作鉴别；逆行 P^- 波若出现在 QRS 波群之后，则只有交界性激动的一种可能。正常交界区起搏点产生并发出冲动的频率为 40 ~ 60 次 / 分，当交界区起搏点自律性增高，发出冲动的频率超过该频率范围时称为加速性交界性自主心律或非阵发性交界性心动过速。

当交界区起搏点发出冲动的频率大于窦性频率并逆传心房时，窦房结电活动被抑制，心电图仅表现为交界性心律（如本例）；其发出冲动的频率若与窦性频率相近，交界性心律与窦性心律可并存而引起窦 – 交竞争现象（见下一例）。

非阵发性交界性心动过速临床上常见于洋地黄中毒、急性心肌梗死（特别是下壁心梗）、急性风湿热和心脏手术后，偶见于正常人。该患者应属后者。

【处理建议】

该患者无明显症状，可不予处理，必要时可查超声心动图、24 小时动态心电图、X 线胸片、心肌酶谱和肌钙蛋白等，以排除器质性心脏病。

例66 非阵发性交界性心动过速，干扰性不完全性房室分离

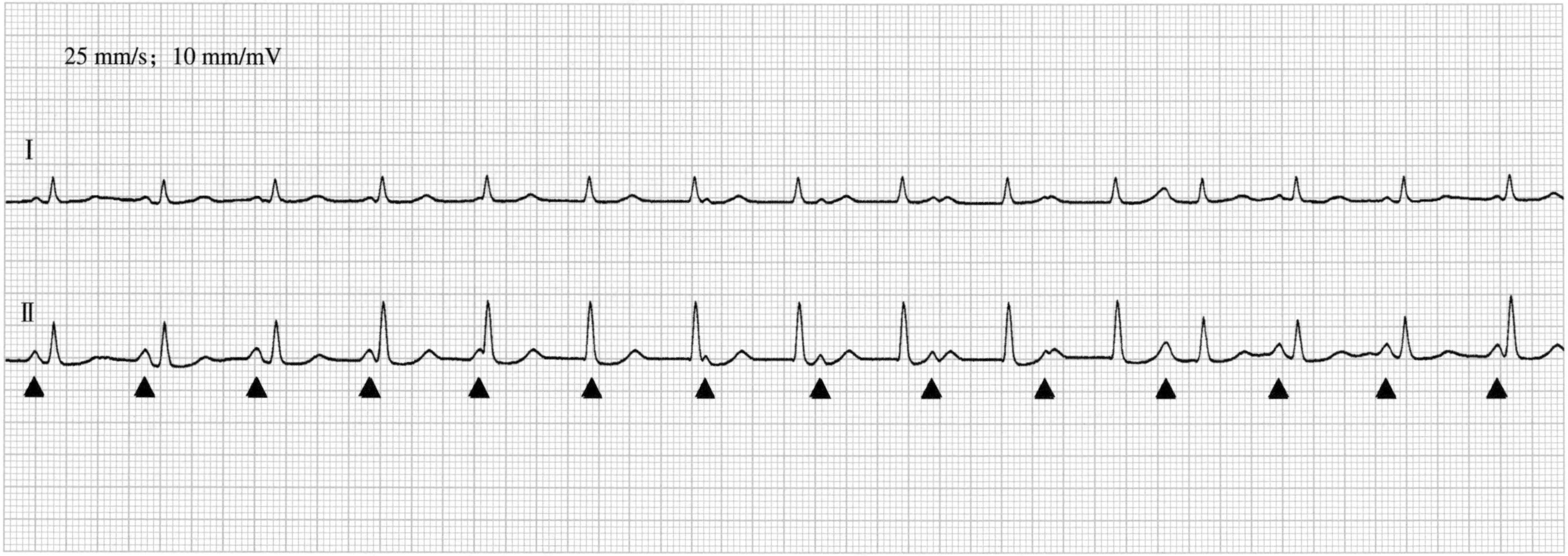

【病史摘要】

女性，52 岁，外科术前心电图常规检查，无不适主诉，既往无心脏病病史。

【初步印象】

无明显心脏疾病。

【心电图改变】

- 窦性 P 波自始至终规律出现（三角所示），部分与提前的 QRS 波群重叠，频率 84 次 / 分。
- 第 4 ～ 11、15 个 QRS 波群略提前出现，形态比窦性 QRS 波群略高大，其前无 P 波或无相关 P 波（第 4、5、15 个 QRS 波群前虽有 P 波，但 PR 间期短于正常窦性的 PR 间期），频率 89 次 / 分。第 12 个形态正常的 QRS 波群提前发生，其前有相关的窦性 P 波（P 波重叠在之前的 T 波波峰处），PR 间期延长。
- Ⅱ导联 ST 段下移 0.05 mV。

【心电图诊断】

- 窦性心律。
- 非阵发性交界性心动过速，干扰性不完全性房室分离，心室夺获伴干扰性 PR 间期延长。
- ST 段异常。

【心电图解析及临床分析】

图中第 4 ～ 11、15 个 QRS 波群略提前出现，形态比窦性 QRS 波群略显高大，其前无 P 波或无相关 P 波，这是起源于房室交界区的交界性激动。其频率（89 次 / 分）与窦性频率相近或稍快，故在图中出现了窦 – 交竞争现象：自第 4 个 QRS 波群开始，交界性激动抢先控制心脏而表现出加速性交界性心律，即非阵发性交界性心动过速，使原位于 QRS 波群之前的窦性 P 波逐渐进入 QRS 波群之中，随后又从 QRS 波群后面游离出来并逐渐远离 QRS 波群。这些 P 波因受交界性激动不应期的干扰，连续未能下传心室而形成干扰性房室分离（图中第 4 ～ 11 个 QRS 波群）。当逐渐向后移行的窦性 P 波一旦脱离其前交界性激动的有效不应期，则下传夺获心室，如图中第 11 个 P 波。由于该窦性 P 波位于其前激动的 T 波之上，此时交界区尚处在相对不应期，导致激动前向传导速度减慢，PR 间期延长。

其临床意义同上一例。

【处理建议】

参照例 65。

例67 非阵发性室性心动过速

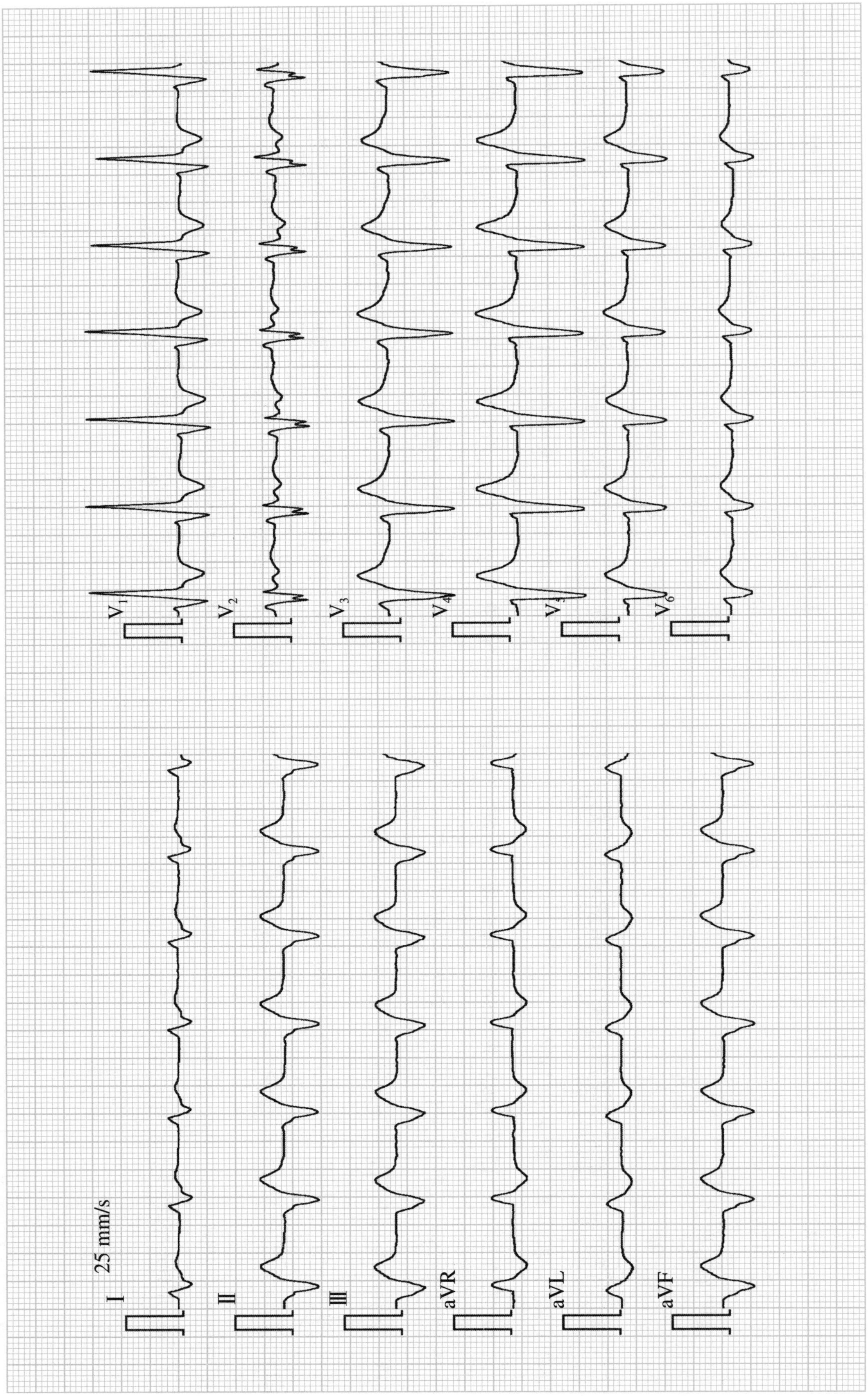

【病史摘要】

男性，46 岁，突发胸痛伴大汗 1 小时，诊断为急性心肌梗死，入院行急诊经皮冠状动脉介入治疗，于术中记录心电图。

【初步印象】

急性心肌梗死。

【心电图改变】

各导联 QRS 波群宽大畸形，前无 P 波，节律匀齐，频率 97 次 / 分。

【心电图诊断】

非阵发性室性心动过速。

【心电图解析及临床分析】

图中各导联 QRS 波群宽大畸形，前无 P 波，节律匀齐，频率 97 次 / 分，符合加速性室性自主心律（又称为非阵发性室性心动过速）的心电图特征。有时，室性激动的频率与窦性激动的频率相近，心电图上频率快者控制心脏，出现窦 - 室竞争现象（见下一例）。

非阵发性室性心动过速由于其频率相对较慢，持续时间不长，对血液动力学影响较小，故又被称作是“良性”的。但有些病例存在严重的基础疾病（如急性心肌梗死），“良性”的非阵发性室性心动过速亦会演变为致命的室性心动过速。临床上非阵发性室性心动过速除可见于急性心肌梗死外，还见于洋地黄中毒、心脏手术后和心肌炎等，偶见于正常人。该患者为闭塞的冠状动脉开通后出现的加速性室性自主心律，为再灌注性心律失常，是溶栓后冠脉再通的重要指标之一。

【处理建议】

主要针对原发病治疗，心律失常本身可不予特殊处理。必要时可应用阿托品 0.5 ~ 1 mg 静脉推注，以提高窦性频率，消除非阵发性室性心动过速。

例68 非阵发性室性心动过速，干扰性不完全性房室分离

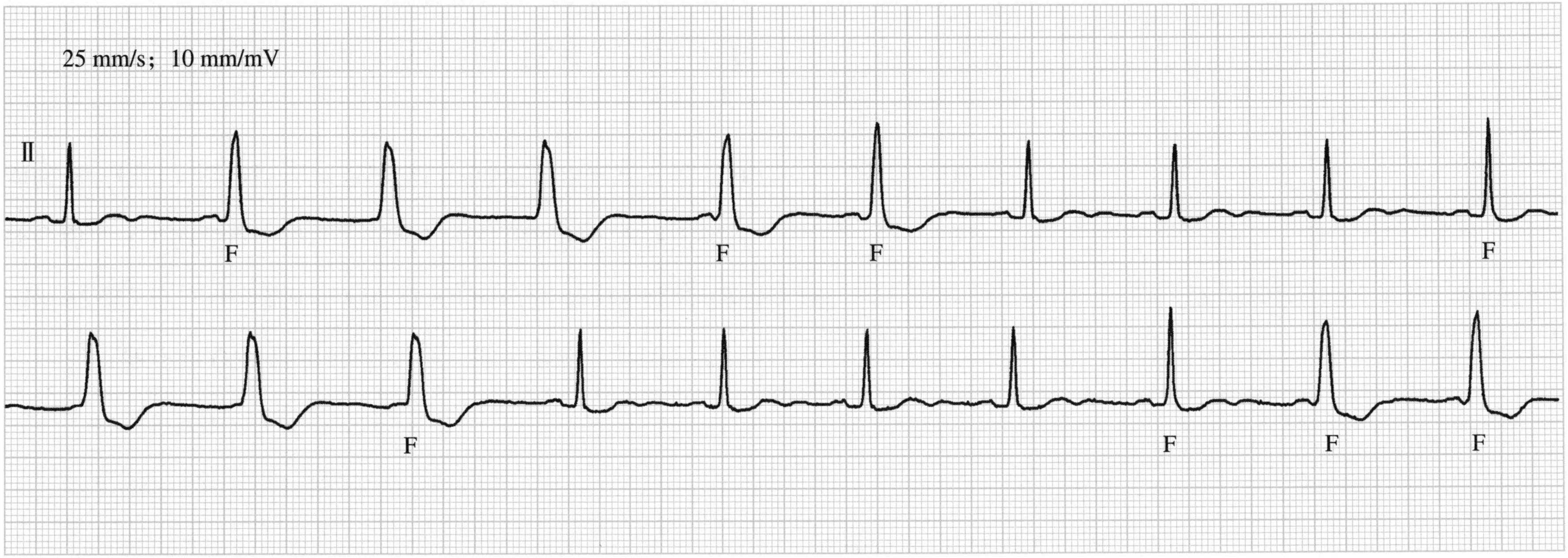

【病史摘要】

女性，41 岁，反复心慌、胸闷 20 年，加重 1 个月。听诊：心率 60 次 / 分，律不齐，心尖部可闻及中度舒张期隆隆样杂音。

【初步印象】

风湿性心脏病：二尖瓣狭窄，心律失常。

【心电图改变】

- Ⅱ导联 PP 基本规则，部分 P 波重叠于提早出现的 QRS 波群之中，频率约为 60 次 / 分；P 波呈双峰，峰距大于 0.04 秒，时限大于 0.11 秒。
- Ⅱ导联第 1、7 ～ 9、14 ～ 17 个 QRS 波群形态正常，其前有窦性 P 波；第 2 ～ 6、10 ～ 13、18 ～ 20 个 QRS 波群宽大畸形，部分 QRS 波群前无 P 波或无相关 P 波（第 3、4、11、12 个）。其中第 2、5、6、10、13、18 ～ 20 个 QRS 波群形态介于以上两者之间，其前有窦性 P 波，但 PR 间期略短于正常窦性的 PR 间期。
- Ⅱ导联 ST 段下移大于 0.05 mV，T 波低平，U 波直立明显。

【心电图诊断】

- 窦性心律。
- 左心房肥大。
- 非阵发性室性心动过速，干扰性不完全性房室分离，室性融合波。
- ST–T–U 异常。

【心电图解析及临床分析】

这是一份连续记录 20 秒的Ⅱ导联心电图。图中时见频率和窦性频率相近的加速性室性自主心律，其窦性节律与室性节律均存在一定程度的不齐。当窦性频率慢于室性频率时，室性激动控制心脏；当窦性频率加快超过室性频率时，窦性激动重新控制心脏，心电图表现出窦 – 室竞争现象。有时在心室起搏点发出冲动的同时窦性激动也下传至心室（第 2、5、6、10、13、18 ～ 20 个），造成两者各自激动一部分心室肌，形成室性融合波（F 上方的 QRS 波群）。

心电图上出现的左房肥大改变与患者二尖瓣狭窄有关，而非阵发性室性心动过速，可能与风湿活动导致心肌炎有关。

【处理建议】

参照例 67。

例69 心房扑动（2∶1房室传导）

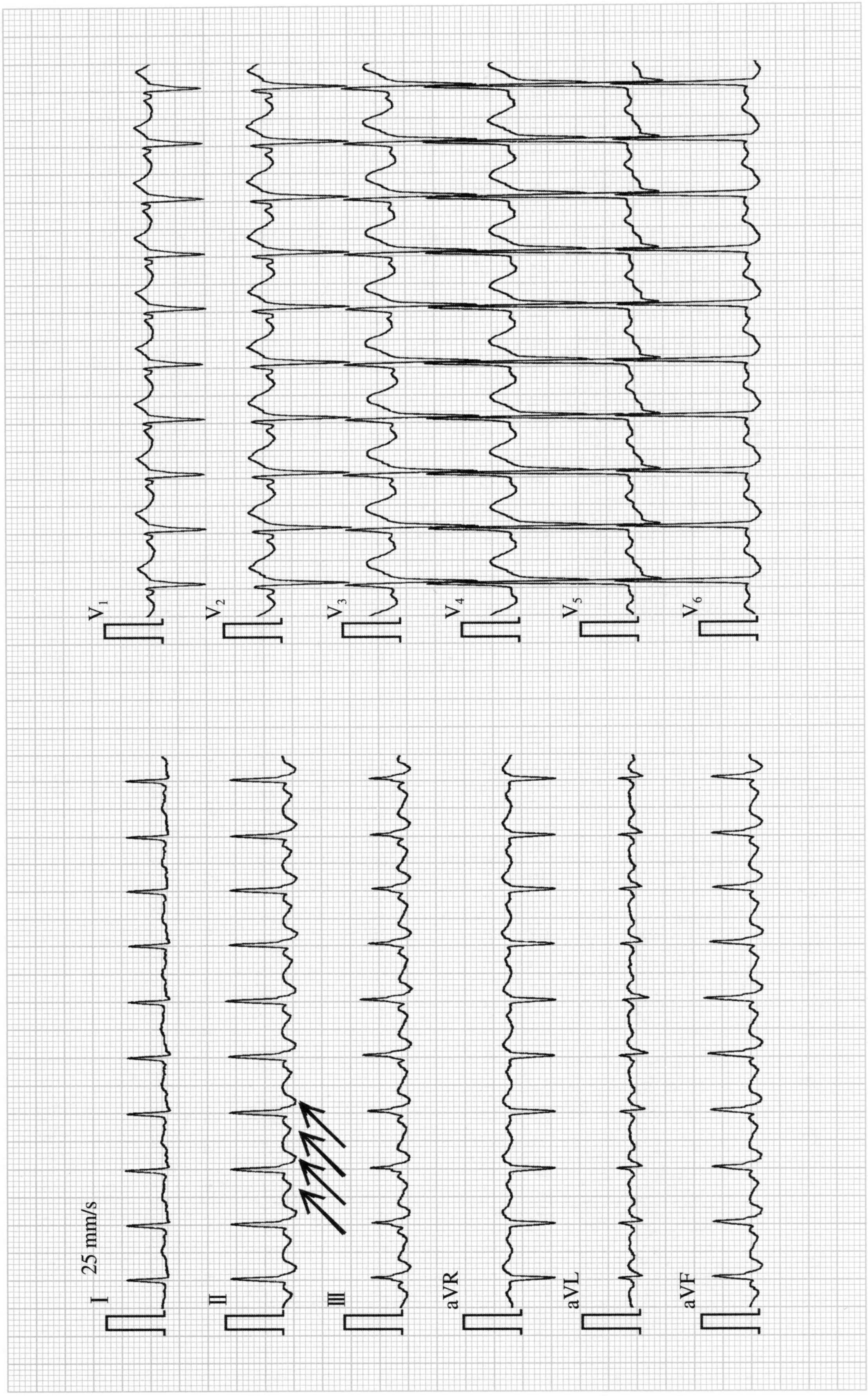

【病史摘要】

男性，67 岁，反复胸闷、胸痛 1 个月，加重伴心悸 2 天。既往有高血压病病史及吸烟史。听诊：心率 150 次 / 分，律齐。

【初步印象】

冠心病？心绞痛？室上性心动过速？

【心电图改变】

- 各导联 P 波消失，代以形态相同、大小一致、间距相等的 F 波。F 波在Ⅱ、Ⅲ、aVF 导联较为清楚（箭头所示），频率 300 次 / 分，以 2 ∶ 1 比例下传心室。RR 匀齐，频率 150 次 / 分。
- $Rv_5 > 2.5$ mV；Ⅰ、V_5、V_6 导联 ST 段上斜型下移不少于 0.05 mV，Ⅰ、Ⅱ、Ⅲ、aVF、V_5、V_6 导联 T 波低平。

【心电图诊断】

- 心房扑动（简称“房扑”）伴心室率过速（2 ∶ 1 房室传导）。
- 左心室高电压。
- ST–T 异常。

【心电图解析及临床分析】

正常房室结的不应期比心房肌不应期长，频率过快的心房激动常不能全部下传心室，首发的心房扑动，房室传导多以 2 ∶ 1 比例下传。

以 2 ∶ 1 下传的心房扑动其 RR 快速匀齐，F 波常与 QRS 波群或 T 波重叠使其表现不清楚，故有时难与窦性心动过速或室上性心动过速相鉴别。通常，房扑 F 波在Ⅱ、Ⅲ、aVF 导联表现得最清楚，因此对节律整齐、频率在 150 次 / 分左右的窄 QRS 波群心动过速，应多仔细观察Ⅱ、Ⅲ、aVF 导联有无频率是 QRS 波群两倍、间距相等的 F 波（如本例）。其与窦性心动过速或室上性心动过速的鉴别，临床上常采用按压颈动脉窦（刺激迷走神经）的方法：窦性心动过速可出现心率减慢；室上性心动过速可转复为窦性心律；对于房扑虽不能转复，但可以延缓房室传导从而暴露出房扑的 F 波。

心房扑动患者大多数有器质性心脏病，临床上常见于风湿性心脏病、冠心病、急性心肌梗死等。该患者有高血压病史、吸烟史等冠心病危险因素，并有胸闷、胸痛等症状，其房扑的发作可能与冠心病心肌缺血有关。

【处理建议】

1. 建议行心肌坏死标志物、超声心动图、冠状动脉造影或冠状动脉 CTA 检查，必要时行甲状腺功能检查。

2. 可通过静脉予低分子肝素行抗凝治疗，口服药可予华法林或新型口服抗凝药，预防栓塞并发症。

3. 如房扑发作未超过 48 小时，可予药物（可选用胺碘酮，150 mg 加入 20 mL 葡萄糖中缓慢静脉推注。必要时后续予 300 mg 胺碘酮静脉泵入）或电复律。

4. 如房扑发作已超过 48 小时，可予 β 受体阻滞剂或洋地黄类药物控制心室率。另可选择射频消融术根治房扑。

例70 心房扑动

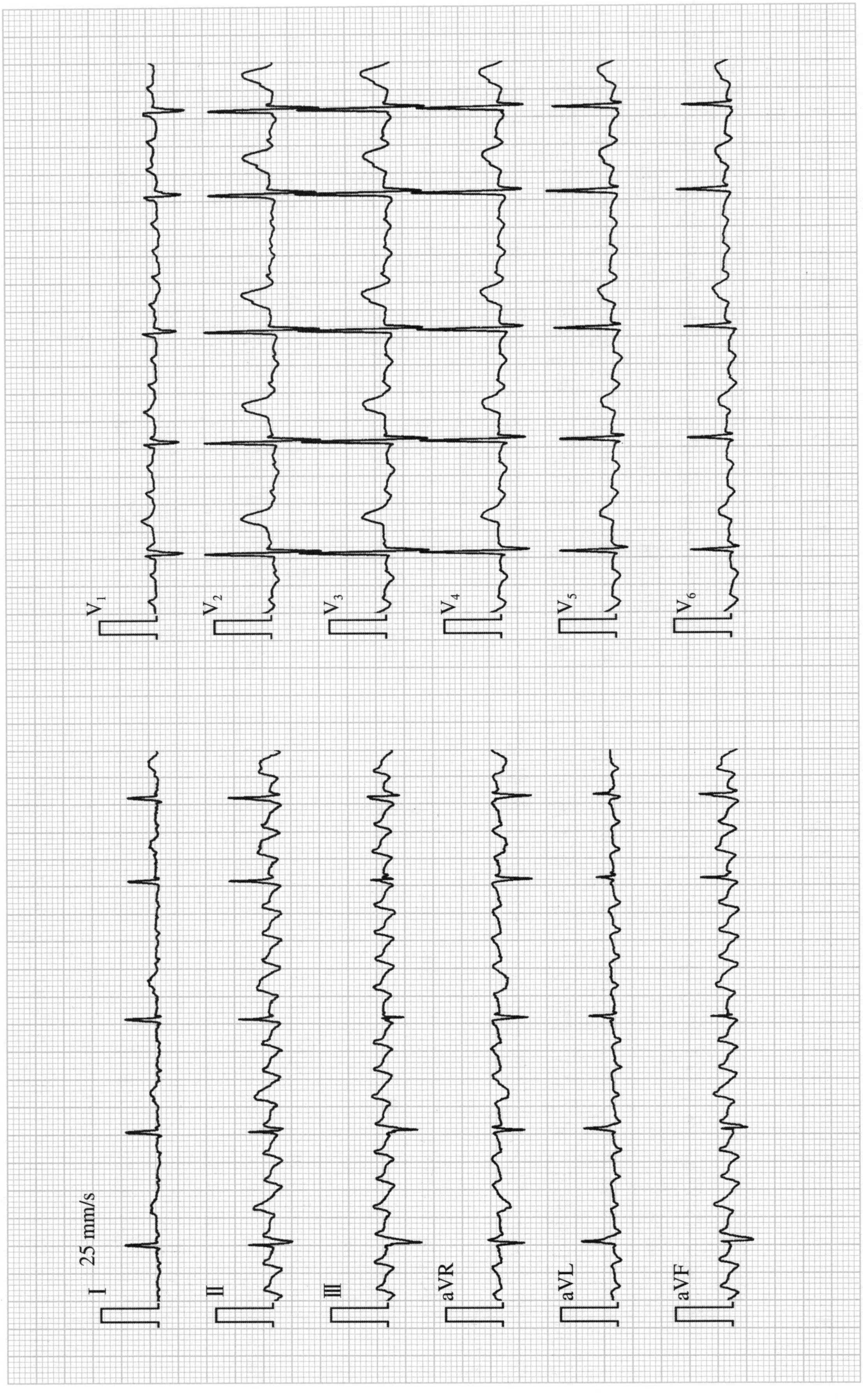

【病史摘要】

女性，75岁，反复心悸、胸闷10余天。听诊：心率70 ~ 80次/分，律绝对不齐，脉搏短绌。

【初步印象】

心律失常：心房颤动?

【心电图改变】

各导联P波消失，代以形态相同、大小一致、间距相等的F波，频率300次/分。F波在Ⅱ、Ⅲ、aVF导联呈尖端向下的锯齿样形态，V_1导联直立，V_6导联倒置。

【心电图诊断】

心房扑动（典型房扑）。

【心电图解析及临床分析】

该心房扑动由于房室传导比例低及T波振幅较低，使得Ⅱ、Ⅲ、aVF导联F波清晰可见，其形似锯齿，呈“齿状”波。

心房扑动的发病机制是由心房环形折返机制所导致。临床上常将房扑分为典型与非典型两类。典型房扑是围绕下腔静脉口和三尖瓣环之间的峡部所进行的折返，因此典型房扑又称峡部依赖性房扑。其折返方向有“逆钟向折返型房扑”和“顺钟向折返型房扑”两种，前者常见（约占全部房扑的90%），又称为常见型房扑，后者少见，称为少见型房扑。其他折返不经过峡部的房扑被统称为非峡部依赖性房扑。非典型房扑包括非峡部依赖性房扑、与右心房手术瘢痕相关的房扑、环绕肺静脉折返的房扑等。

心电图上，典型房扑F波的频率在240 ~ 340次/分，包括常见型房扑和少见型房扑。常见型房扑的特点是：F波呈锯齿样扑动波，Ⅱ、Ⅲ、aVF导联呈负向（尖端向下），V_1导联呈正向而V_6呈负向（如本例）。少见型房扑的特点是：Ⅱ、Ⅲ、aVF导联F波为带切迹的正向扑动波，较圆钝或呈波浪状，凸面向上，V_1导联呈负向而V_6呈正向。而非典型房扑由于其折返环位置不固定，各导联F波的方向和形态一般无规律可循。

【处理建议】

参照例69。

例71 心房颤动伴心室率过速

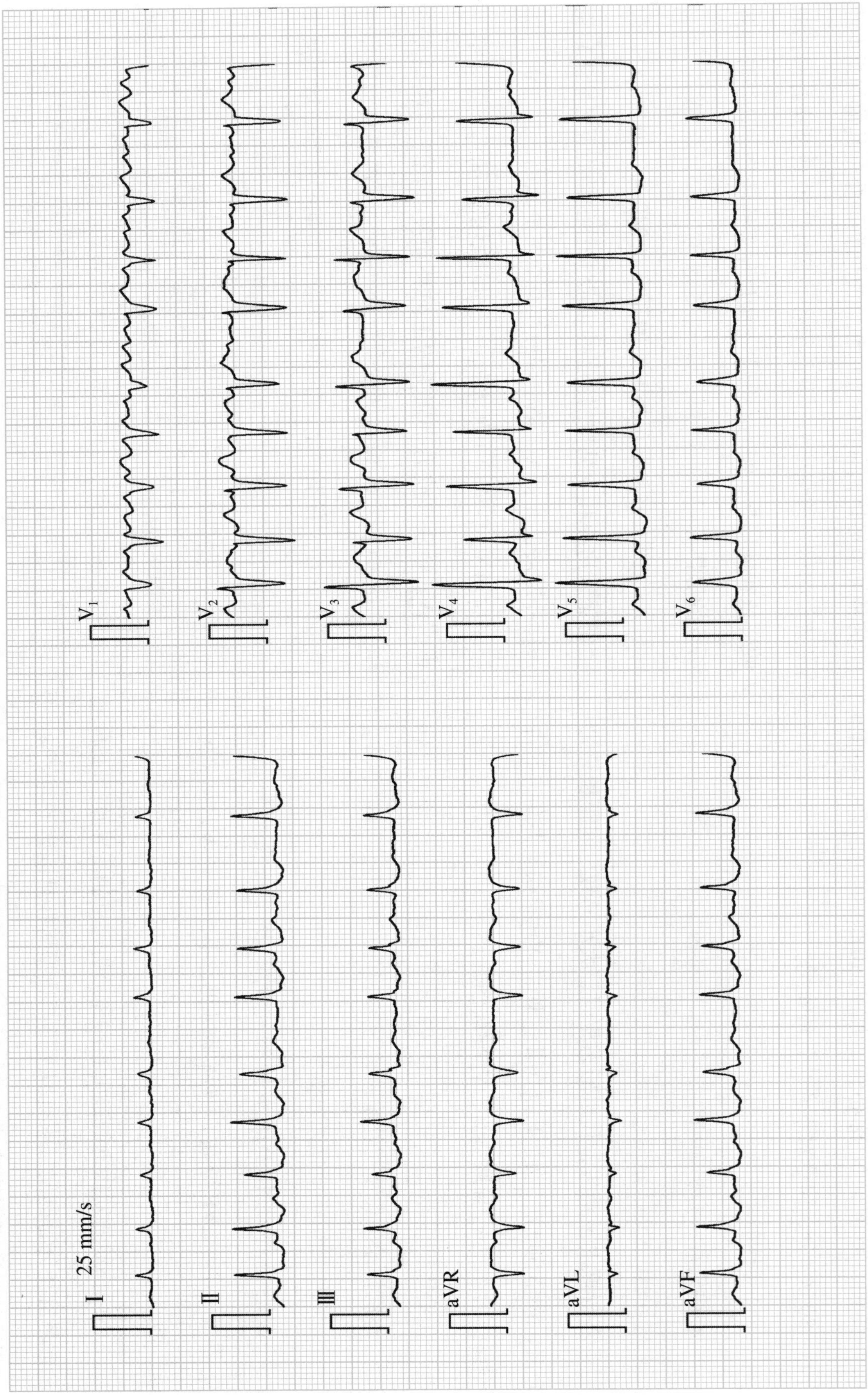

【病史摘要】

女性，69 岁，发作性心悸胸闷 3 天，既往有高血压病病史 15 年。听诊：心率 140 次 / 分，律明显不齐，脉搏短绌。

【初步印象】

高血压病，心律失常：心房颤动。

【心电图改变】

● 心房颤动：各导联 P 波消失，代以形态各异、大小不同、间距不等的 f 波，其在 V_1 导联表现清楚，频率约 450 次 / 分。RR 绝对不齐，频率平均 140 次 / 分。

● ST–T 改变：Ⅱ、Ⅲ、aVF、V_4 ~ V_6 导联 ST 段下斜型下移超过 0.05 mV，Ⅰ、Ⅱ、Ⅲ、aVF、V_4 ~ V_6 导联 T 波低平。

【心电图诊断】

● 心房颤动（简称“房颤”）伴心室率过速。

● ST–T 异常。

【心电图解析及临床分析】

单纯心房颤动的心电图特征主要有两点：一是 P 波消失代以 f 波，二是心室律绝对不齐。未经治疗的房颤，生理性条件下心室率多在 100 次 / 分以上。心室率过快的房颤常伴有 ST–T 改变，ST–T 改变常缺乏特征性，其产生机制可能为：① 继发性改变，心动过速造成心室舒张期缩短，冠状动脉灌注减少，引起暂时性心肌缺血；② 与原发病有关；③ 两种情况同时并存。

心房颤动是临床上最常见的心律失常之一，许多心脏病发展到一定阶段，都有出现心房颤动的可能，多与心房扩大、心肌受损有关。临床多见于冠心病、高血压性心脏病、风湿性心脏病、充血性心力衰竭、肺源性心脏病等。少数房颤患者无器质性心脏病和其他导致房颤的因素，称为特发性房颤。该患者心房颤动可能与多年高血压有关，亦可能有高血压性心脏病与冠心病并存。

【处理建议】

积极治疗原发病，其他处理参照例 69。

例72 心房颤动，阿斯曼现象

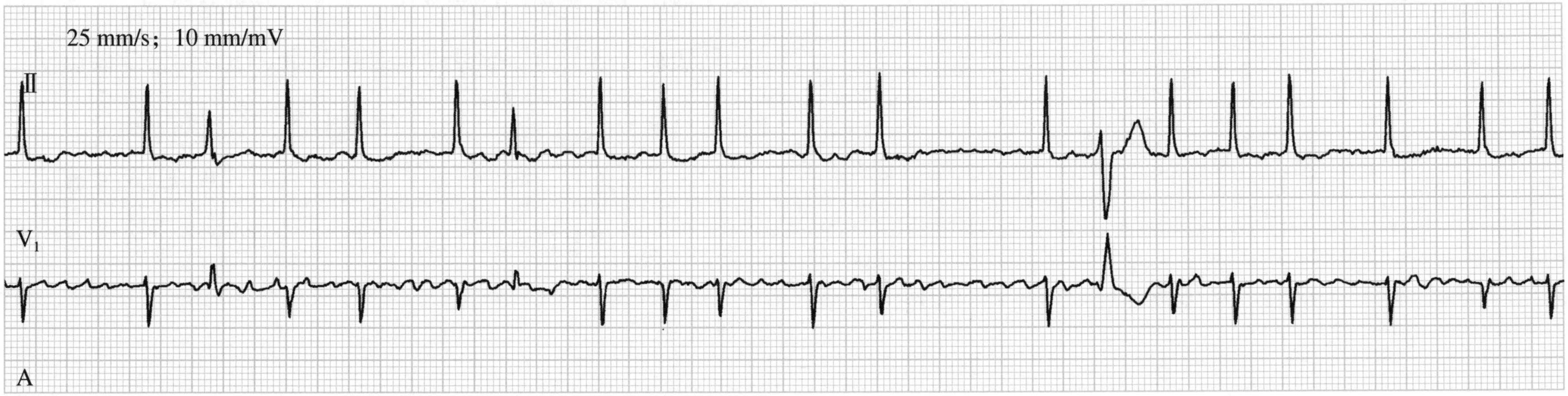

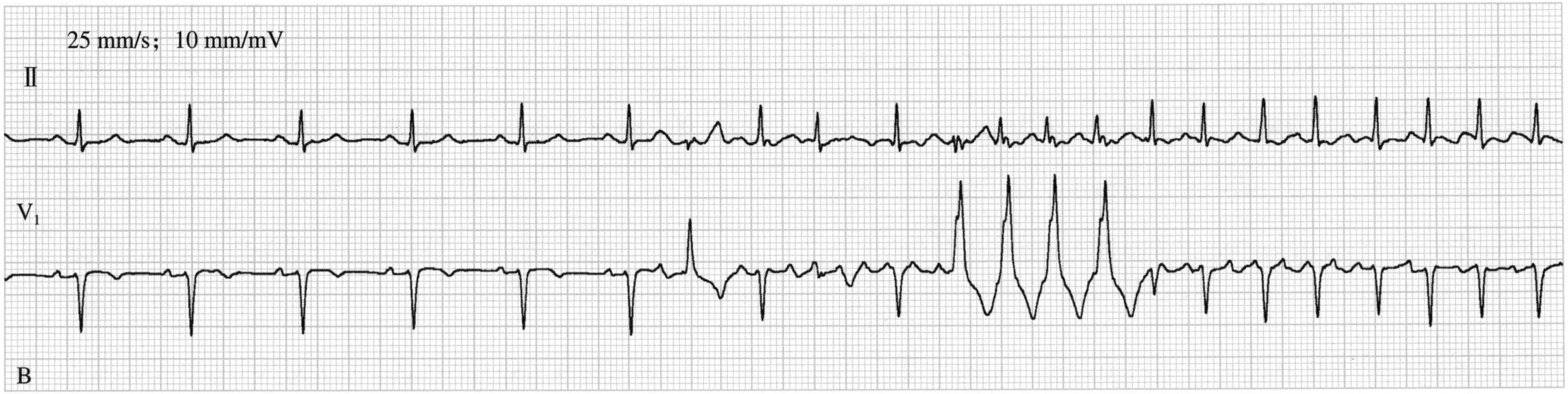

【病史摘要】

图 A：女性，66 岁，反复头晕、头痛 10 余年，心悸 1 个月。听诊：心率 120 次 / 分，心律绝对不齐，脉搏短绌。

图 B：男性，57 岁，发作性心悸 1 周，既往有吸烟史 20 余年。听诊：心率 96 次 / 分，律不齐。

【初步印象】

心律失常：房颤？

【心电图改变】

● 图 A：① P 波消失，代以形态各异、大小不同、间距不等的 f 波，RR 绝对不齐；② 第 3、7、14 个 QRS 波群形态畸形，呈完全或不完全右束支阻滞图形；③ Ⅱ 导联 ST 段下移超过 0.05 mV，T 波低平。

● 图 B：① Ⅱ、V_1 导联第 7 ～ 22 个 QRS 波群前 P 波消失，代以形态各异、大小不同、间距不等的 f 波，RR 绝对不齐；② 第 7、11 ～ 14 个 QRS 波群形态畸形，呈完全或不完全右束支阻滞图形。

【心电图诊断】

● 图 A：① 心房颤动伴心室率过速和室内差异性传导；② ST–T 异常。

● 图 B：① 窦性心律；②阵发性心房颤动伴室内差异性传导（部分呈蝉联现象）。

【心电图解析及临床分析】

在房颤中，心室内差异性传导很常见：① 常出现在 2 次激动相距过近时。当后一次激动下传至心室时，传导系统某部分（多为右束支）尚处于前一次激动的不应期中，造成心室除极顺序发生改变而发生室内差异性传导；② 阿斯曼（Ashman）现象。通常，传导系统不应期的长短与心动周期的长度呈正比：较长的心动周期产生较长的不应期，较短的心动周期产生较短的不应期。房颤时 RR 间距长短不一，使得传导系统的不应期也长短不同。在 1 个长 RR 间期之后突然出现 1 个短 RR 间期（即所谓长周期短配对），后一次激动则容易遭遇不应期而发生室内差异性传导，称为阿斯曼现象。室内差异性传导若连续出现 3 次以上（图 B），称为蝉联现象。

室内差异性传导是一种心电现象，本身无特殊意义。单个室内差异性传导有时需与室性早搏相鉴别，连续室内差异性传导形成的蝉联现象有时则须与短阵室速进行鉴别。

【处理建议】

积极治疗原发病，其他处理参照例 69。

例73 房颤中室内差异性传导与室性早搏的鉴别

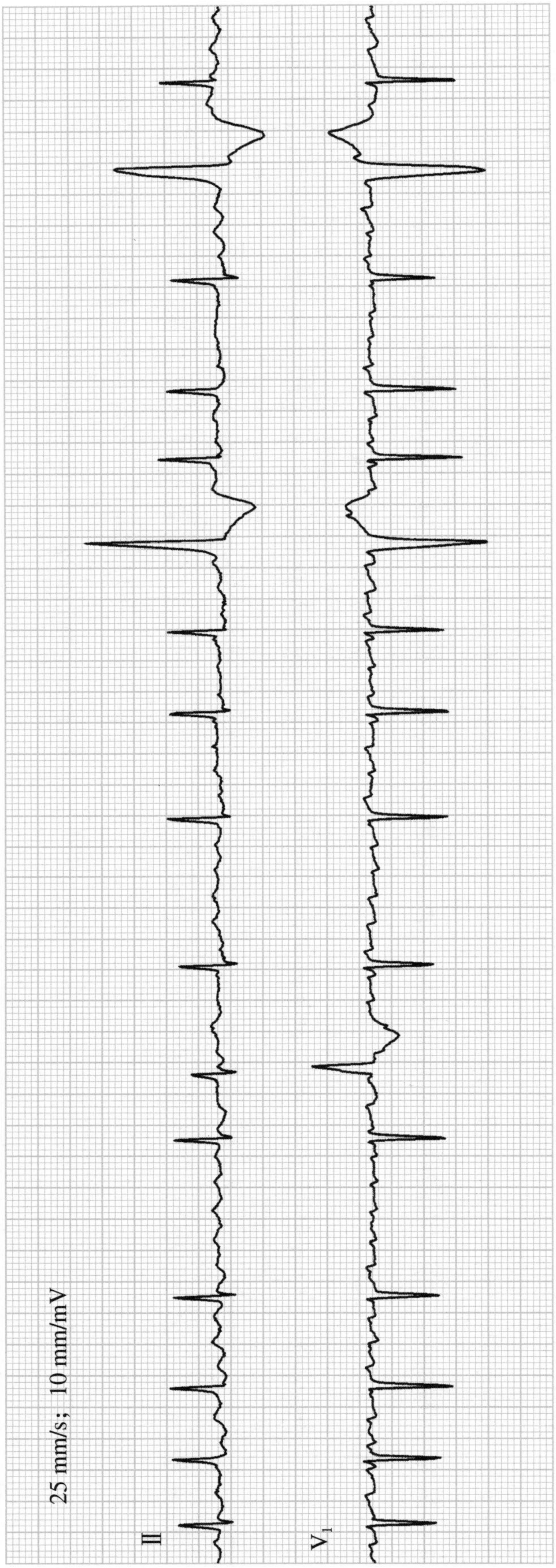

【病史摘要】

男性，59 岁，心悸 2 个月。近 1 个月来怕热、多汗、心悸、震颤，体重减轻了 5 kg。听诊：心率 100 次 / 分，心律绝对不齐，第一心音强弱不等，脉搏短绌。

【初步印象】

心房颤动，甲状腺功能亢进？

【心电图改变】

● 心房颤动：Ⅱ、V_1 导联 P 波消失，代以形态各异、大小不同、间距不等的 f 波，f 波频率约 400 次 / 分。RR 绝对不齐，频率平均 96 次 / 分。

● 室内差异性传导：第 6 个 QRS 波群紧接在长 RR 间期之后出现，其 QRS 波群形态呈右束支阻滞图形。

● 室性早搏：第 11、15 个 QRS 波群宽大畸形，但不符合“长周期短配对”且形态不呈右束支阻滞图形。其中第 15 个 QRS 波群宽大畸形明显；第 11 个 QRS 波群略窄，其形态似介于上述室性 QRS 波群与室上性 QRS 波群之间，可能为室性融合波。

● ST-T 改变：Ⅱ导联 ST 段下移约 0.05 mV，T 波低平。

【心电图诊断】

● 心房颤动，室内差异性传导。

● 室性早搏，室性融合波？

● ST-T 异常。

【心电图解析及临床分析】

在心房颤动的心电图中，提前出现宽大畸形的 QRS 波群可能是室性早搏，也可能是因与前一次激动相距过近而引起的室内差异性传导。临床上对于两者的鉴别很有意义，但有时又很难作出肯定的区别。在本例心电图中出现了 3 个宽 QRS 波群，其中第 6 个 QRS 波群在长 RR 间期之后出现，其形态呈右束支阻滞图形，符合室内差异性传导的特征。而图中第 11、15 个 QRS 波群则不符合该特点：既不符合“长周期短配对”，亦不呈右束支阻滞形态改变，所以考虑为室性早搏。其中第 11 个 QRS 波群略窄，可能系 f 波下传除极部分心室肌产生室性融合波所致。

【处理建议】

检查甲状腺功能，必要时转内分泌科进一步诊治。其他处理参照例 69。

例74 洋地黄中毒（房颤伴二度房室阻滞）

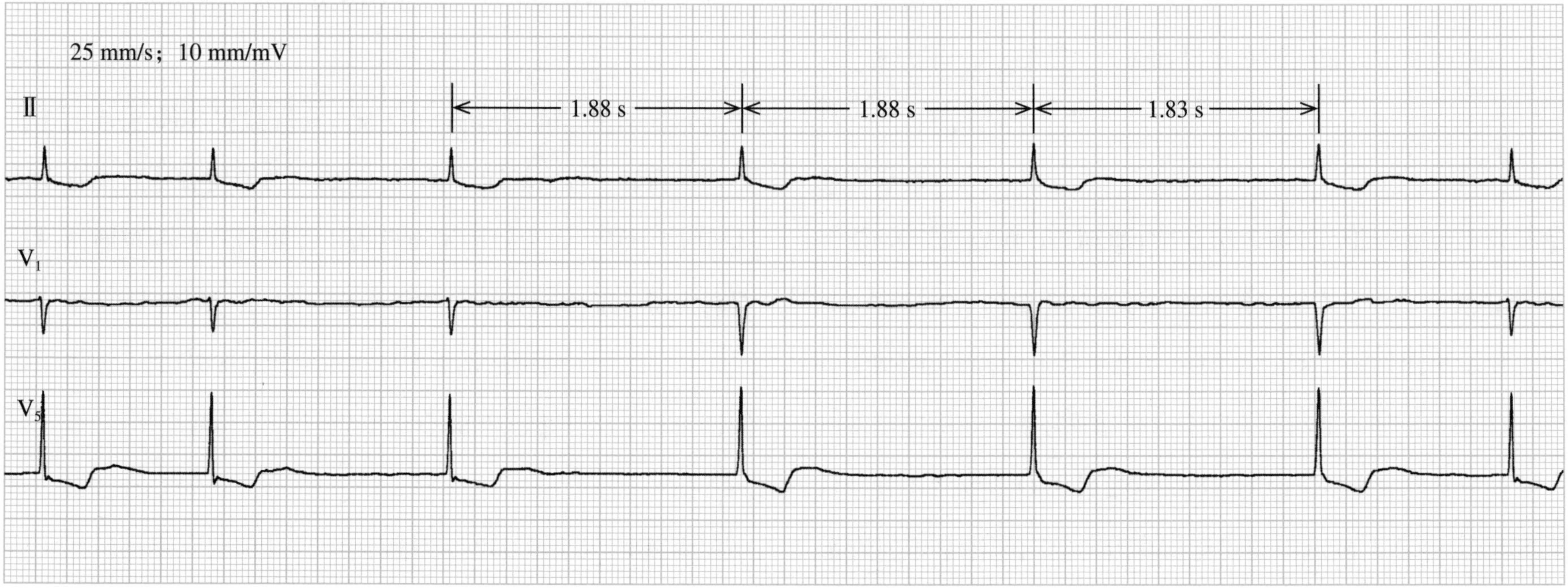

【病史摘要】

女性，77 岁，胸闷、乏力 2 天。此前因心功能不全服用地高辛 2 个月（0.25 mg，1 次 / 日），近日排尿量减少。听诊：心率 40 次 / 分，心律绝对不齐，第一心音强弱不等。

【初步印象】

心功能不全（心功能Ⅲ级），房室传导阻滞？洋地黄中毒？

【心电图改变】

- 图中各导联 P 波消失，V_1 导联可见细小的 f 波。心室率缓慢，平均 42 次 / 分；第 3 ~ 6 个 RR 间期长达 1.8 秒以上且 RR 匀齐，其余 RR 间期略短且不齐，其中第 4 ~ 6 个 QRS 波群形态与其他 QRS 略异。
- Ⅱ、V_5 导联 ST 段下斜型下移 T 波倒置，呈鱼钩状改变；V_5 导联 U 波直立较明显。

【心电图诊断】

- 心房颤动。
- 二度房室传导阻滞，交界性逸搏心律。
- ST–T 呈“鱼钩状”改变。

【心电图解析及临床分析】

当发生房颤时，f 波的不规则下传心室，使 RR 间期忽长忽短。如果 RR 间期过长，其间是否存在二度房室阻滞、是否有逸搏的产生，心电图常因为缺乏“直接的证据”而难以作出明确的诊断。

心室律绝对不齐是房颤主要特征之一。如果房颤的心室律变得很整齐，则说明 QRS 波群不是由房颤 f 波下传的，或者说与 f 波无关，而是来自另一起搏点。另一方面，f 波长时间不下传这很可能出现了房室传导阻滞。该图第 3 ~ 6 个 RR 缓慢匀齐且第 4 ~ 6 个 QRS 波群形态与其他 QRS 波群略有不同，表明这是一段交界性逸搏心律。在长达 5.58 秒的长时间中 f 波都未能下传心室，伴发二度房室传导阻滞的可能性大大增加。如果逸搏心律是短暂的（如本例），多为房颤伴二度房室阻滞；如果逸搏心律持续出现，则为房颤伴三度房室阻滞（见例 81 A）。

该患者长期服用地高辛，近期出现乏力、少尿症状，可能由肾功能不全导致洋地黄中毒，进而造成心脏发生传导阻滞。

【处理建议】

1. 心电血压监护、吸氧，查血清地高辛浓度并立即停用地高辛。
2. 查血肾功能和电解质，及时纠正电解质紊乱。
3. 必要时给予阿托品 0.5 ~ 1 mg 静脉注射，或临时起搏。
4. 给予适当利尿剂、改善心功能等处理。

例75 心室扑动，心室颤动

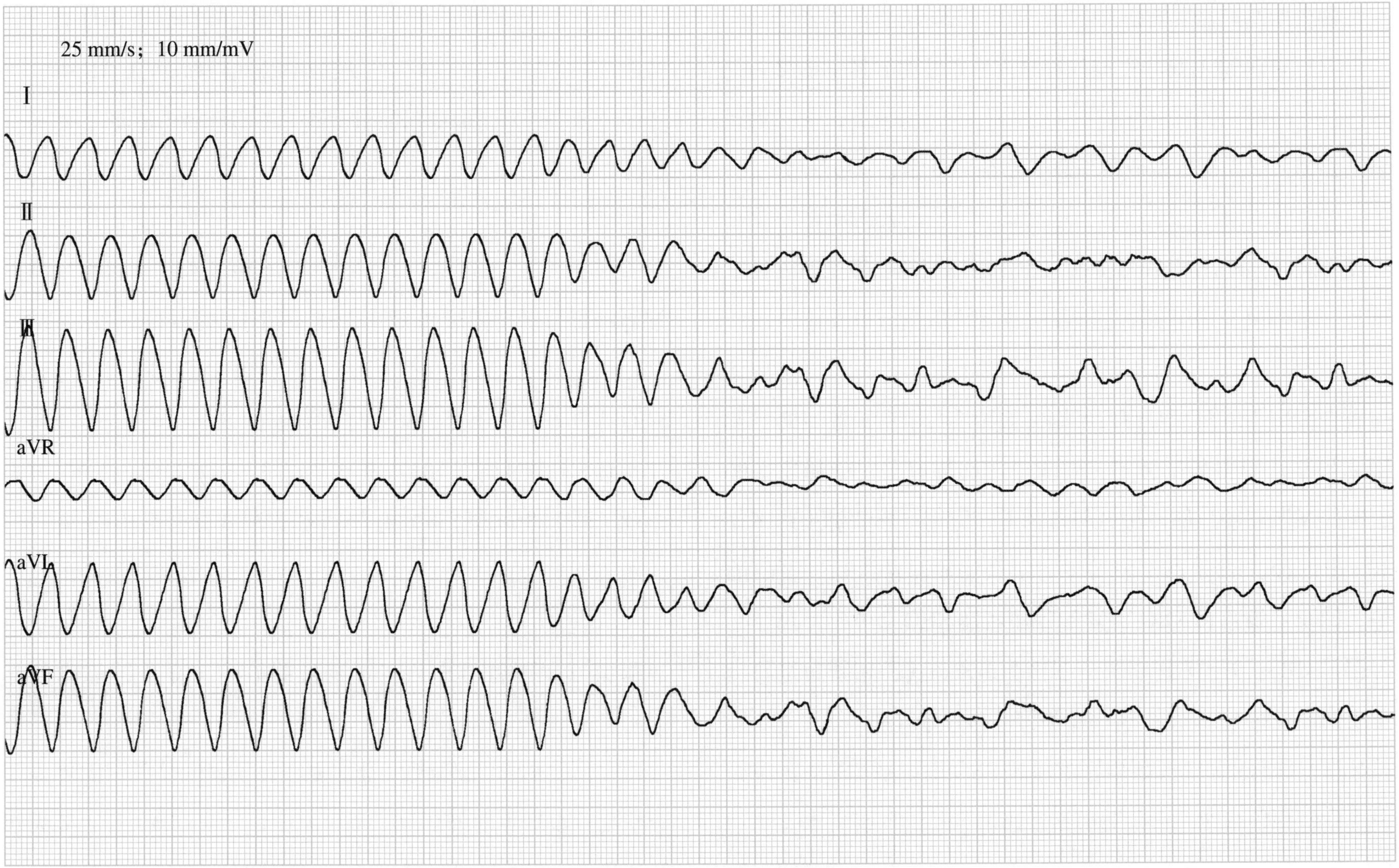

【病史摘要】

男性，85 岁，住院期间突发意识丧失。既往有糖尿病、高血压、冠心病多年。体格检查：无颈动脉搏动及呼吸。血压测不出。

【初步印象】

心脏停搏?

【心电图改变】

- P 波：消失。
- QRS 波群：前一部分 QRS 波群与 T 波融合，形成形态节律规则的、类似“正弦曲线”样的心室扑动波。后一部分逐步演变成形态不一、大小不同、间隔不等的心室颤动波。
- ST-T：消失。

【心电图诊断】

心室扑动至心室颤动。

【心电图解析及临床分析】

心室扑动心电图很像心房扑动波的放大版：宽大畸形的 QRS 波群与 T 波相融合，形成大振幅、形态节律规则、类似“正弦曲线”的心室扑动波。心室颤动心电图却像心房颤动波的放大版：P 波、QRS 波群及 T 波完全消失，代之以形态各异、大小不同、间隔不等的心室颤动波。

心室扑动与心室颤动是最严重的心律失常，也是心脏猝死的主要原因，临床上常为临终前心电图改变。其中心室扑动很少见，主要是因为其持续时间短，多数很快转为心室颤动，少部分转为室性心动过速。心室扑动时，心室虽呈整体收缩，但频率极快，微弱无效。心室颤动是心脏停跳前的短暂征象，治疗不及时，常迅速致死。心室颤动时，心室呈蠕动状态，心肌各部分发生快而不协调的颤动，导致心脏完全丧失了整体收缩功能。

【处理建议】

立即心肺复苏（CPR）。

例76 一度房室阻滞

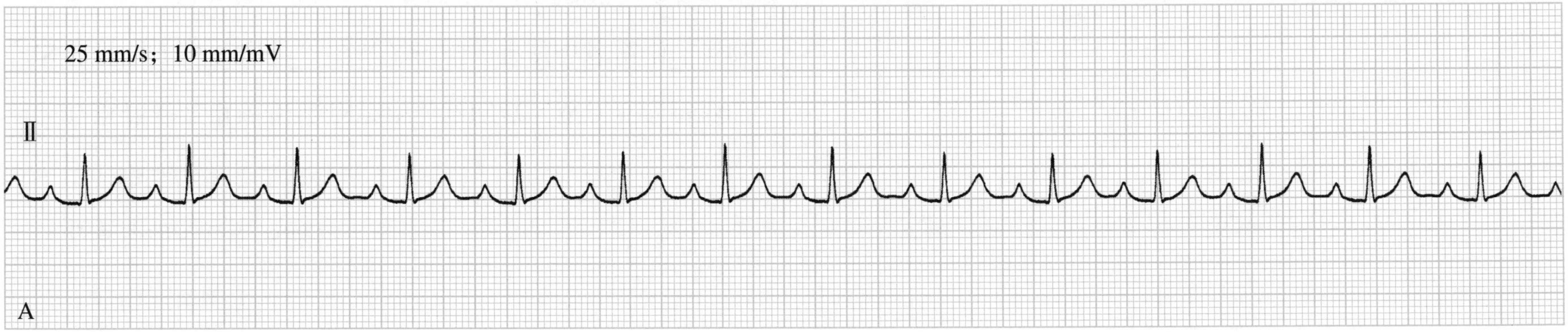

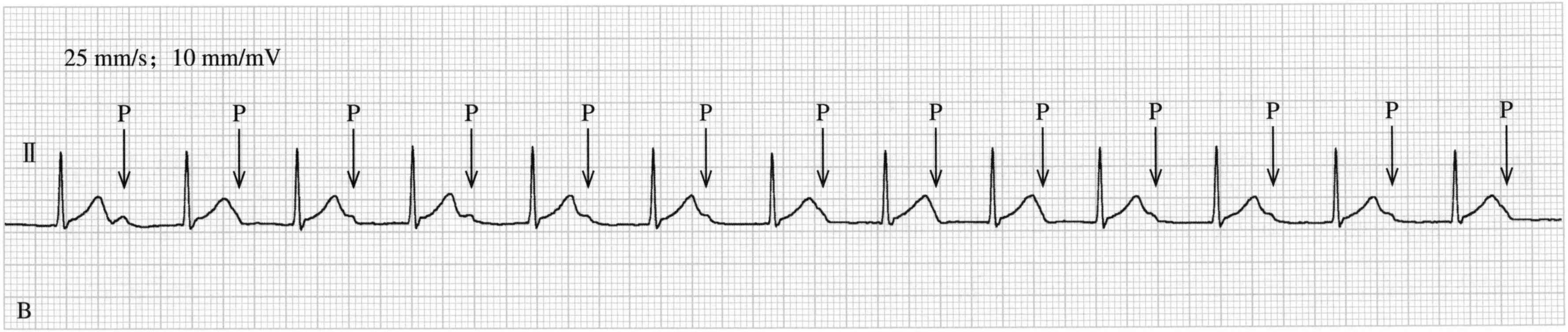

【病史摘要】

图 A：男性，64 岁，胸闷 1 个月，加重 2 天。听诊：心率 85 次 / 分，律齐。

图 B：男性，29 岁，外科术前检查，既往无心脏病病史。听诊：心率 80 次 / 分，律齐。

【初步印象】

患者 A：冠心病？患者 B：无明显心脏疾病。

【心电图改变】

- 图 A：PR 间期大于 0.20 秒（0.24 秒）。
- 图 B：QRS 前的 P 波（箭头所指）部分位于前一次搏动的 T 波之后，部分与其前 T 波重叠，PR 间期显著延长（约 0.42 秒）。

【心电图诊断】

- 图 A：① 窦性心律；② 一度房室传导阻滞。
- 图 B：① 窦性心律；② 一度房室传导阻滞。

【心电图解析及临床分析】

一度房室阻滞是指激动从心房传至心室的过程中，因房室传导系统某部位的相对不应期出现功能性或病理性延长，导致房室传导时间延长，在心电图上表现为 PR 间期延长超出正常范围。其阻滞可发生在心房、房室结、希氏束或双侧束支的任何部位，其中最常见于房室结内。仅依据 PR 间期延长常难以准确判断具体阻滞部位，阻滞部位的明确定位须靠希氏束电图。一般而言，阻滞部位位于希 – 浦系统时，延长的 PR 间期很少超过 0.28 秒，PR 间期显著延长（＞0.30 秒）高度提示阻滞部位位于房室结。临床上，阻滞部位的重要性远高于阻滞程度的重要性，因而不能仅根据 PR 间期延长的程度来判断其临床意义。所以，尽管图 B 患者的 PR 间期长于图 A 患者，但或许图 B 患者的 PR 间期延长是功能性的，而图 A 患者为病理性的。

在心电图上，有些 PR 间期显著延长的一度房室阻滞，其 P 波常重叠于其前搏动的 T 波或 ST 段上，易误认为是无 P 波的交界性心律（图 B）。因此在分析 QRS 波群前"没有"P 波的心电图时，须更注意观察Ⅱ导联或 V_1 导联上各个 T 波的形态有无不同，因为 P 波与 T 波可因重叠的位置不同，使 T 波形态有所不同。另外，可通过增加迷走神经张力的方法（如压迫颈动脉窦）使心率减慢，造成 P 波从 T 波中分离出来，以助识别。

【处理建议】

积极治疗原发病，无症状的一度房室传导阻滞患者不需要特殊治疗。

例77 二度Ⅰ型房室阻滞与二度Ⅱ型房室阻滞

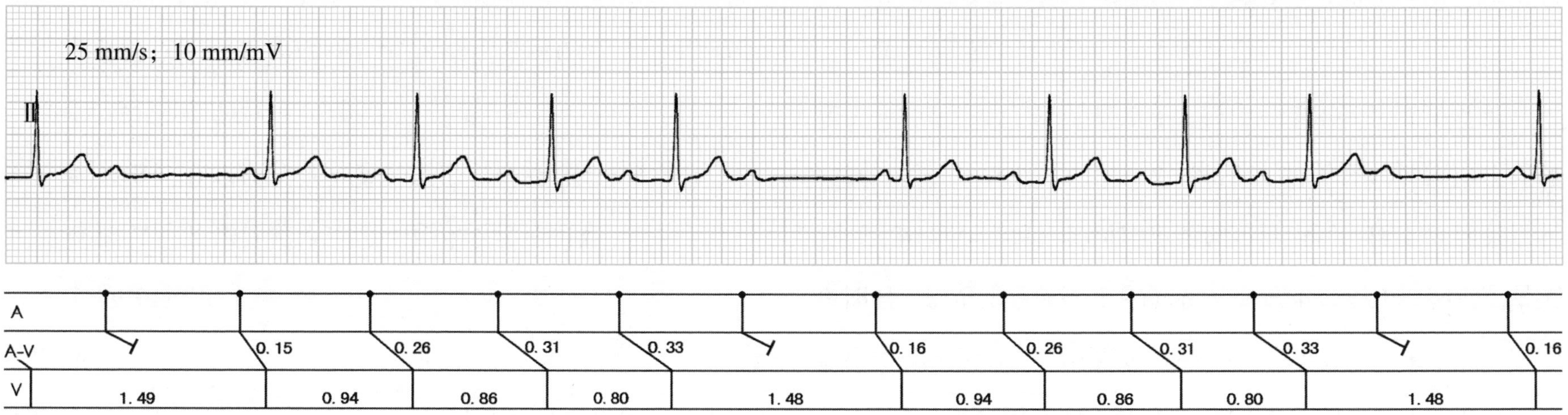

A

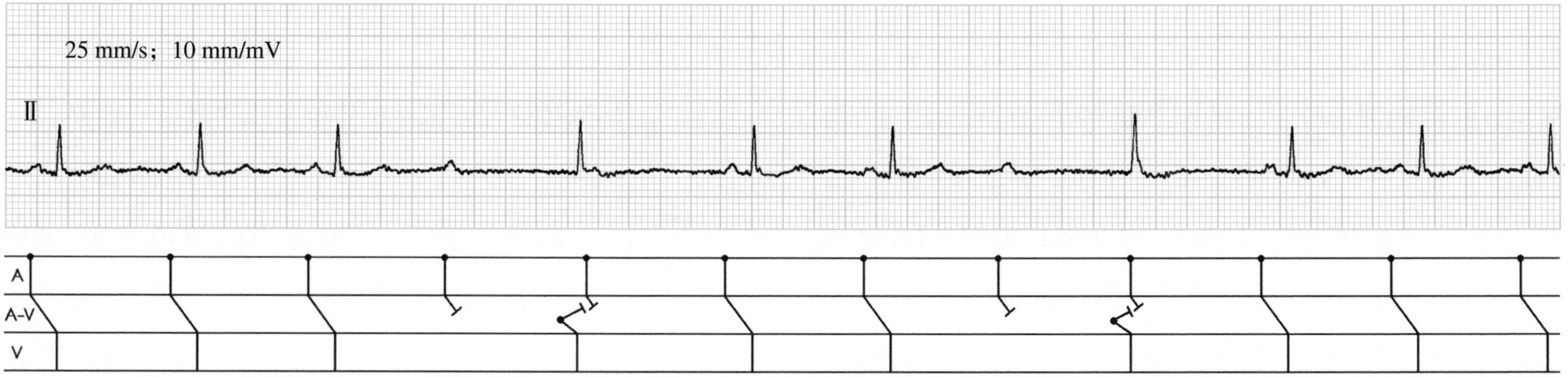

B

【病史摘要】

图 A：男性，26 岁，时有心悸，均在夜间发生。自查脉搏发现心律不齐。听诊：心率 60 次 / 分，律不齐。

图 B：女性，65 岁，反复胸闷、心悸 2 个月，加重 3 天。听诊：心率 65 次 / 分，心律明显不齐。

【初步印象】

心律失常：二度房室阻滞？

【心电图改变】

● 图 A：① PP 匀齐。PR 间期逐渐延长直至发生 QRS 波群脱漏，周而复始。其中第二个 PR 间期延长的增量最大，之后 PR 间期增量逐次减小；② RR 间期逐渐缩短直至出现 1 个长 RR 间期，长 RR 小于 2 个 PP 之和。

● 图 B：① PP 匀齐。除第 4、5、8、9 个 P 波后无下传的 QRS 波群外，其余 P 波均下传心室，且 PR 间期基本固定；② 第 4、8 个 QRS 波群在长 RR 间期后出现，其前无 P 波（第 5、9 个 P 波位于 QRS 之后或其中），QRS 波群形态与其他 QRS 波群略有差异。

【心电图诊断】

● 图 A：① 窦性心律；② 二度 Ⅰ 型房室阻滞（典型文氏现象）。

● 图 B：① 窦性心律；② 二度 Ⅱ 型房室阻滞；交界性逸搏。

【心电图解析及临床分析】

二度房室阻滞是指激动自心房传至心室的过程中部分激动传导中断，在心电图上表现为一部分 P 波后不继有 QRS 波群。根据心电图的不同表现二度房室阻滞分为二度 Ⅰ 型、二度 Ⅱ 型及高度房室阻滞等。二度 Ⅰ 型房室传导阻滞又称文氏型、莫氏 Ⅰ 型房室阻滞。根据心电图表现不同，二度 Ⅰ 型房室阻滞又可分为不同亚型，但不论哪种亚型都具备其基本特征：PR 间期逐渐延长直至 QRS 波群脱漏，周而复始（此现象又称文氏现象）。对于典型文氏现象，心电图除有“PR 间期逐渐延长直至 QRS 波群脱漏”外，还具备“RR 间期逐渐缩短直至出现 1 个长 RR 间期”的特点，这是因为在 1 个文氏周期中 PR 间期延长的增量逐次减小的缘故。二度 Ⅱ 型房室传导阻滞又称莫氏 Ⅱ 型房室阻滞，二度 Ⅱ 型房室阻滞心电图的主要特点是：下传心室的激动，PR 间期恒定（有时在 QRS 漏搏后的第一个 PR 间期有轻度缩短），QRS 波群脱漏是突然发生的。

二度 Ⅰ 型房室阻滞的阻滞部位多位于房室结或希氏束近端，其阻滞部位的有效不应期和相对不应期均有延长，但以相对不应期延长为主。二度 Ⅱ 型房室阻滞的阻滞部位都在房室结以下，位于希氏束内或双侧束支水平，其阻滞部位的有效不应期显著延长，相对不应期很短甚至无相对不应期。前者虽可见于器质性心脏病，但多数是一过性的，预后好；后者几乎都是病理性的，预后差，易进展为高度及完全性房室阻滞，临床上是安装心脏起搏器的适应证。

【处理建议】

针对二度 Ⅰ 型房室阻滞，积极治疗原发病，纠正可逆性因素，在上述基础上，对仍有症状的患者应给予起搏或药物治疗；二度 Ⅱ 型房室阻滞易进展为高度房室阻滞，应及时予以永久性心脏起搏治疗。

例78 2：1房室阻滞与3：1房室阻滞

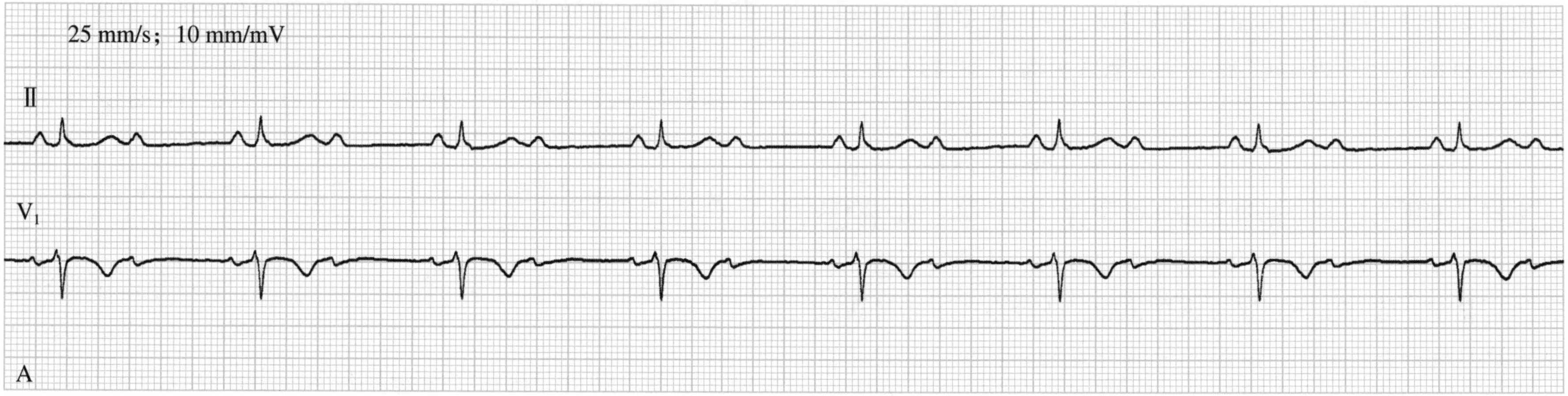

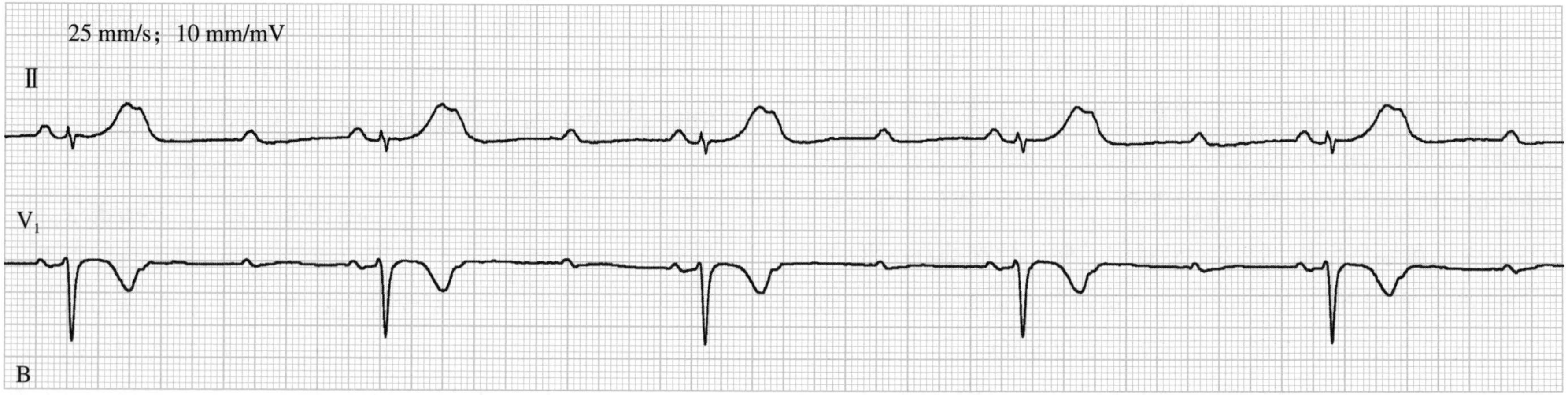

【病史摘要】

图 A：女性，77 岁，胸闷、心悸、头晕 2 天，既往曾有活动时胸闷，有高血压病病史 20 年。听诊：心率 47 次 / 分，律齐。

图 B：男性，69 岁，心悸、胸闷 2 小时。听诊：心率 29 次 / 分，律齐。

【初步印象】

冠心病？心律失常：完全性房室阻滞？

【心电图改变】

- 图 A：PP 匀齐，心房率 94 次 / 分。P 波下传心室始终保持为一次正常传导之后发生一次下传受阻，房室间呈 2 ∶ 1 传导，心室率 47 次 / 分，心室率是心房率的一半。
- 图 B：PP 匀齐，心房率 88 次 / 分。P 波下传心室始终保持为一次正常传导之后发生两次下传受阻，房室间呈 3 ∶ 1 传导，心室率 29 次 / 分，心室率是心房率的 1/3。

【心电图诊断】

- 图 A：① 窦性心律；② 2 ∶ 1 房室阻滞。
- 图 B：① 窦性心律；② 3 ∶ 1 房室阻滞。

【心电图解析及临床分析】

在二度房室阻滞中，若 P 波与 QRS 波群之间存在固定的传导比例关系，其阻滞的严重程度还可用房室传导比来表示，即 P 波的数目与 QRS 波群的数目之比。如：3 ∶ 2 房室阻滞是指 3 个 P 波中有 2 个下传心室，1 个被阻断；3 ∶ 1 房室阻滞是指 3 个 P 波中有 1 个下传心室，2 个被阻断（图 B）。后者较前者阻滞程度严重。如果 2 个 P 波中 1 个下传心室 1 个被阻断，则为 2 ∶ 1 房室阻滞（图 A）。

在心电图上，4 ∶ 3、3 ∶ 2 房室阻滞可通过测量连续下传的 PR 间期变化特征来区分是Ⅰ型或Ⅱ型。而对于 2 ∶ 1、3 ∶ 1 房室阻滞，由于没有连续下传心室的情况出现，故无法根据 PR 间期的变化来判断其房室阻滞属于Ⅰ型还是Ⅱ型。其阻滞部位可在房室结，也可位于希氏 – 浦肯野系统（简称“希 – 浦系统”），以下方法有助于鉴别：① 记录一段较长时间的心电图，以观察有无连续下传的 PR 间期；② 追寻以往心电图，以观察目前的 3 ∶ 1、2 ∶ 1 房室阻滞是由何种类型房室阻滞演变而来；③ PR 间期延长和不伴有束支阻滞是典型的二度Ⅰ型房室阻滞，PR 间期正常并伴有束支阻滞是典型的二度Ⅱ型房室阻滞；④ 当运动或应用阿托品使心率加快时，Ⅰ型的阻滞程度可减轻，而Ⅱ型的阻滞程度不变或加重。压迫颈动脉窦可出现相反的表现，即Ⅰ型的阻滞程度加重，而Ⅱ型阻滞程度不变或减轻。

【处理建议】

1. 心电血压监护、吸氧，完善 24 小时动态心电图、超声心动图、血心肌坏死标志物、肾功能、电解质等检查。
2. 积极治疗原发病，必要时行临时性或永久性起搏治疗。

例79 高度房室阻滞

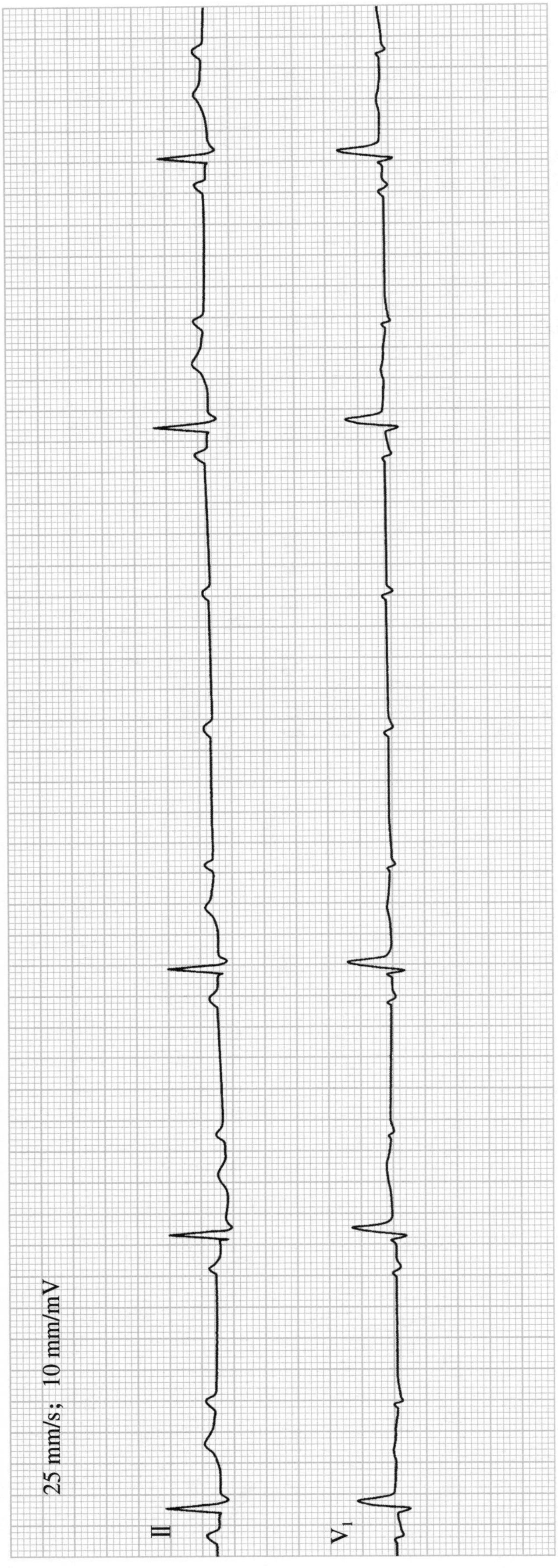

【病史摘要】

女性，55 岁，胸闷、心悸 2 天，伴黑矇 1 次。听诊：心率 35 次 / 分，心律不齐。

【初步印象】

心律失常：房室传导阻滞?

【心电图改变】

- PP 匀齐，频率 69 次 / 分，部分 P 波以 2 ∶ 1 比例下传心室，部分 P 波（第 6 ~ 8 个）出现连续下传中断。
- V_1 导联 QRS 波群呈 rsR′ 型，QRS 波群时限大于 0.12 秒。

【心电图诊断】

- 窦性心律。
- 高度房室传导阻滞。
- 完全性右束支传导阻滞。

【心电图解析及临床分析】

心房激动在“合适”下传心室的情况下，连续出现 2 次或 2 次以上未能下传心室者称为高度房室传导阻滞。

该图显示：① 有时 P 波以 2 ∶ 1 比例下传心室，有时出现连续的 P 波不能下传，后者符合高度房室传导阻滞；② 在房室阻滞引起的长 RR 中既无交界性逸搏又无室性逸搏，说明低位起搏点起搏功能低下；③ 下传心室的激动 PR 间期正常，QRS 波群呈右束支阻滞改变，提示房室阻滞发生在双侧束支水平的可能性大：完全性右束支阻滞 + 左束支高度阻滞。

该患者出现的胸闷、心悸及黑矇症状，可能系房室阻滞造成心脏出现较长时间停搏而引起。

【处理建议】

处理参照例 78。

例80 二度房室阻滞（1）

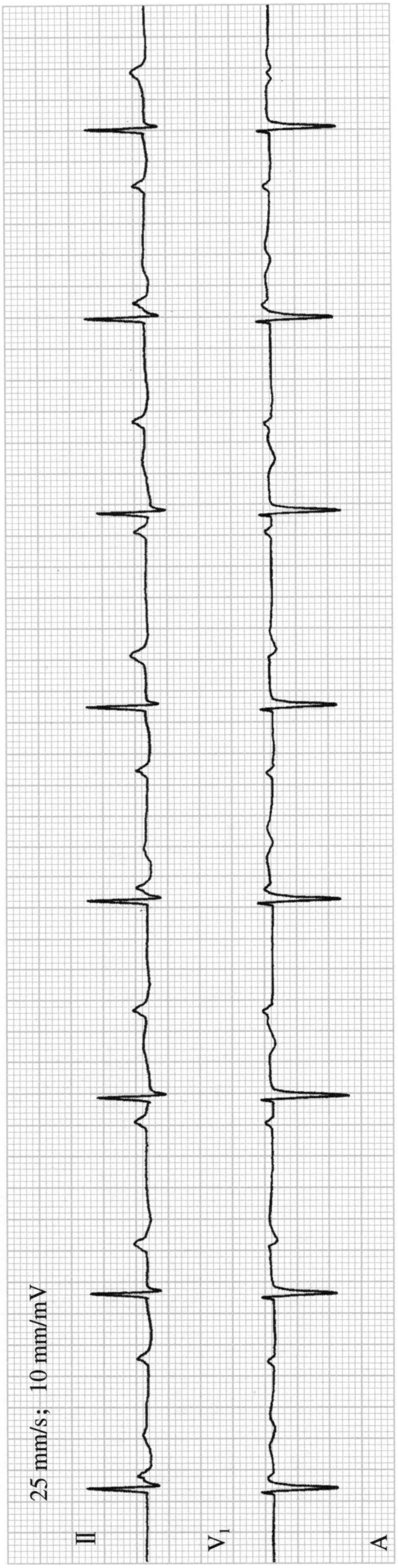

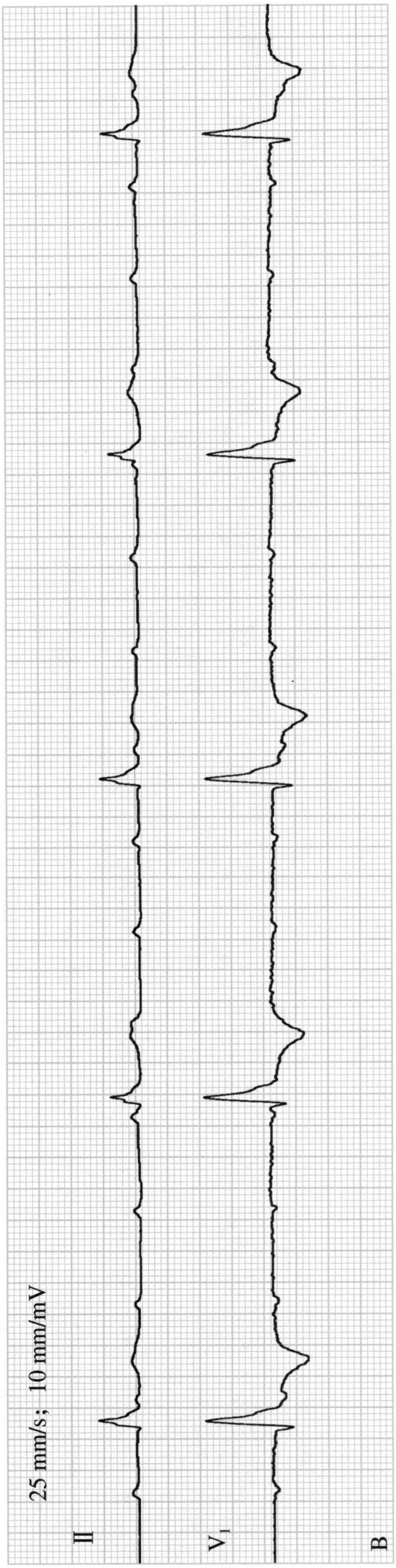

【病史摘要】

图 A：男性，77 岁，胸闷伴头晕 1 天。既往有高血压和冠心病病史。听诊：心率 49 次 / 分，律齐。

图 B：女性，58 岁，头晕 3 天。听诊：心率 29 次 / 分，律齐。

【初步印象】

心律失常：房室传导阻滞？

【心电图改变】

- 图 A：① PP 匀齐，RR 匀齐，PR 无关，心房率大于心室率；② QRS 波群形态基本正常，频率 49 次 / 分。
- 图 B：① PP 匀齐，RR 匀齐，PR 无关，心房率大于心室率；② QRS 波群形态宽大畸形，频率 29 次 / 分。

【心电图诊断】

- 图 A：① 窦性心律伴三度房室阻滞；② 交界性逸搏心律。
- 图 B：① 窦性心律伴三度房室阻滞；② 室性逸搏心律。

【心电图解析及临床分析】

三度房室阻滞又称完全性房室阻滞，是指来自房室交界区以上的激动一个也不能通过阻滞部位下传心室。心房、心室各由 1 个起搏点控制，两者之间毫无关系，形成完全性的房室分离。心房激动可以为窦性，也可以是房性（如房颤、房扑）。心室激动起自阻滞区下方低位起搏点呈逸搏心律，可为交界性逸搏心律或室性逸搏心律。心室激动起源于何处取决于阻滞部位的高低：阻滞部位高，则起搏点位置高；阻滞部位低，则起搏点位置低。因此，根据心电图呈何种逸搏心律，可间接判断出阻滞发生的部位，从而判断病情预后。

当发生三度房室阻滞时，阻滞部位的有效不应期极度延长，占据了全部心动周期，所有下传心室的激动均落在有效不应期中而被阻断。三度房室阻滞可呈暂时性或持久性。暂时性的三度房室阻滞多由一些急性病变或因素引起，如急性下壁心肌梗死、急性心肌炎、药物过量等，阻滞部位多在房室交界区，在病因清除后，多可改善或消失。发生于冠心病、原发性传导束退化症、扩张性心肌病等的三度房室阻滞常呈持久性，阻滞部位大多在希 – 浦系统内。

【处理建议】

参照例 78。

例81 三度房室阻滞（2）

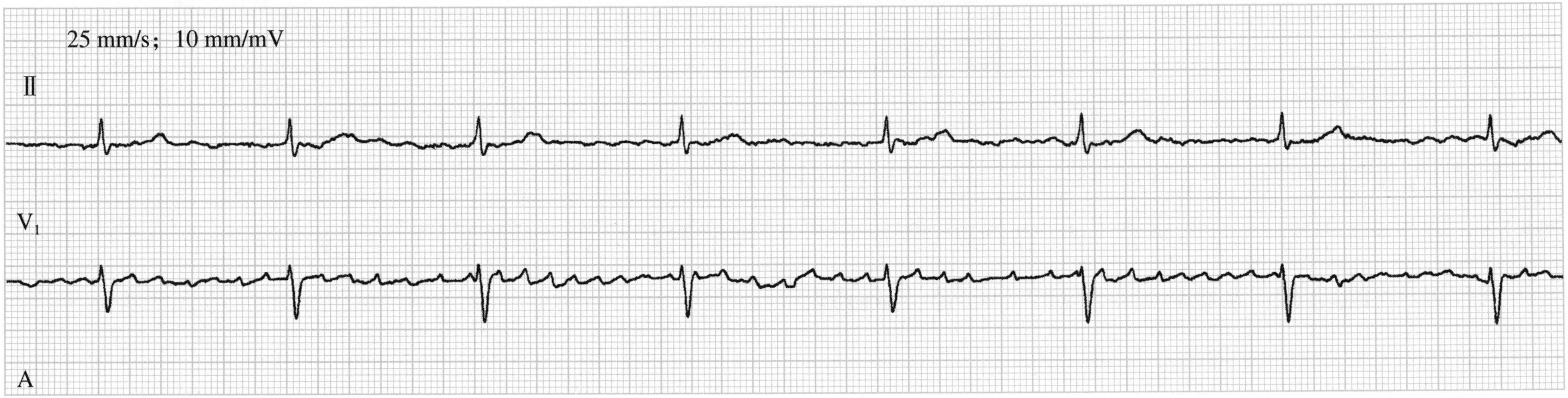

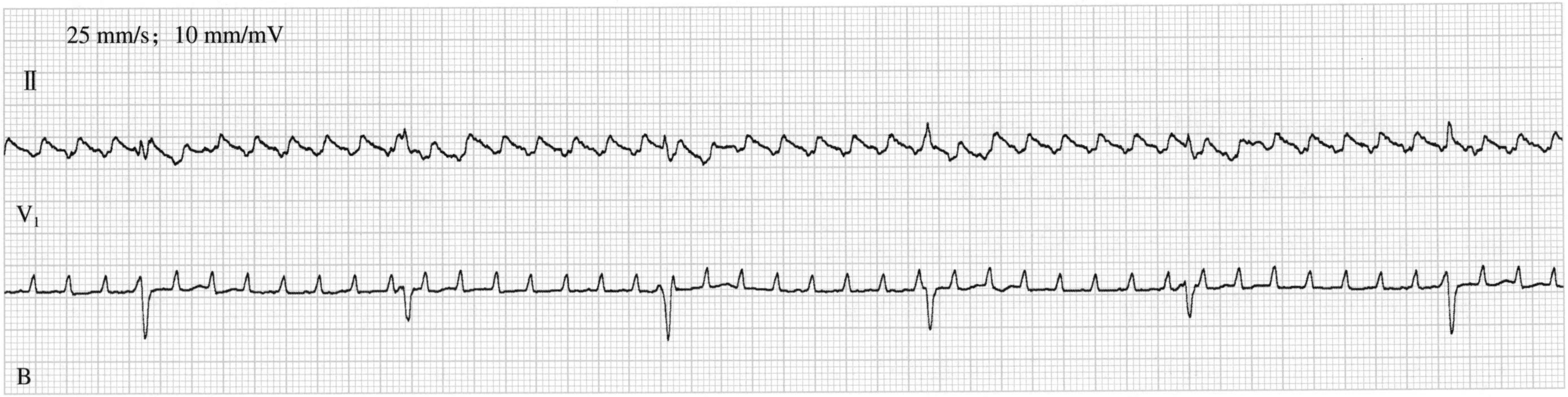

【病史摘要】

图 A：男性，74 岁，胸闷伴头晕 1 天。既往有冠心病病史 10 余年。听诊：心率 49 次 / 分，律齐。

图 B：女性，77 岁，头晕 2 天。听诊：心率 36 次 / 分，律齐。

【初步印象】

冠心病，心律失常：心动过缓，三度房室阻滞？

【心电图改变】

- 图 A：① P 波消失，代以形态各异、大小不同、间距不等的 f 波；② RR 匀齐，心室率 49 次 / 分，QRS 波群形态时间正常。
- 图 B：① P 波消失，代以形态相同、大小一致、间距相等的 F 波，频率 266 次 / 分；② RR 匀齐，频率 36 次 / 分，QRS 波群形态时间正常；③ FR 间期不固定。

【心电图诊断】

- 图 A：① 心房颤动伴三度房室阻滞；② 交界性逸搏心律。
- 图 B：① 心房扑动伴三度房室阻滞；② 交界性逸搏心律。

【心电图解析及临床分析】

图 A 中 P 波消失代以 f 波即代表该图为心房颤动。房颤心电图另一主要特点是心室律绝对不齐，但此特点出现在房室传导正常的情况下。该心电图自始至终节律整齐，表明心室激动不是由 f 波下传，而是来自心脏另一个起搏点，f 波完全不下传反映房颤合并了完全性房室传导阻滞。故当房颤心电图的心室率（律）表现为缓慢而匀齐时，即应考虑房颤合并三度房室传导阻滞。该图 QRS 波群形态正常及 49 次 / 分的频率，表明心室激动为交界性逸搏心律，同时也表明该房室阻滞的阻滞部位在交界区。

图 B 中 P 波消失代以 F 波即代表该图为心房扑动。RR 规则、心室率缓慢、FR 不固定是房扑合并三度房室阻滞的心电图特点。该图心室率虽仅有 36 次 / 分，但 QRS 波群形态正常，故仍应考虑为交界性逸搏心律。

以上两位患者均有头晕症状，可能与三度房室阻滞心室率过缓有关。导致房扑、房颤合并三度房室阻滞的常见原因有：洋地黄中毒、电解质紊乱、冠心病心肌缺血及传导系统退行性变等。

【处理建议】

处理参照例 78。

例82 二度窦房阻滞

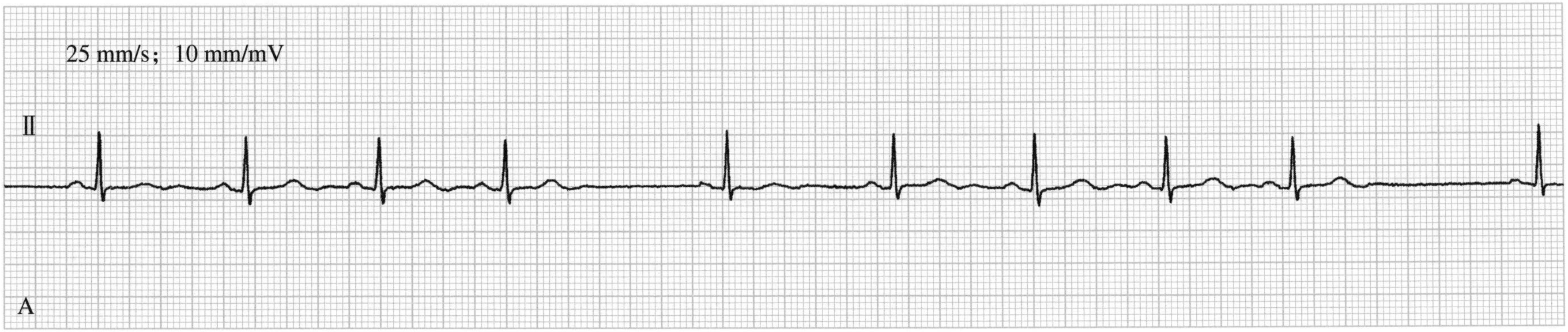

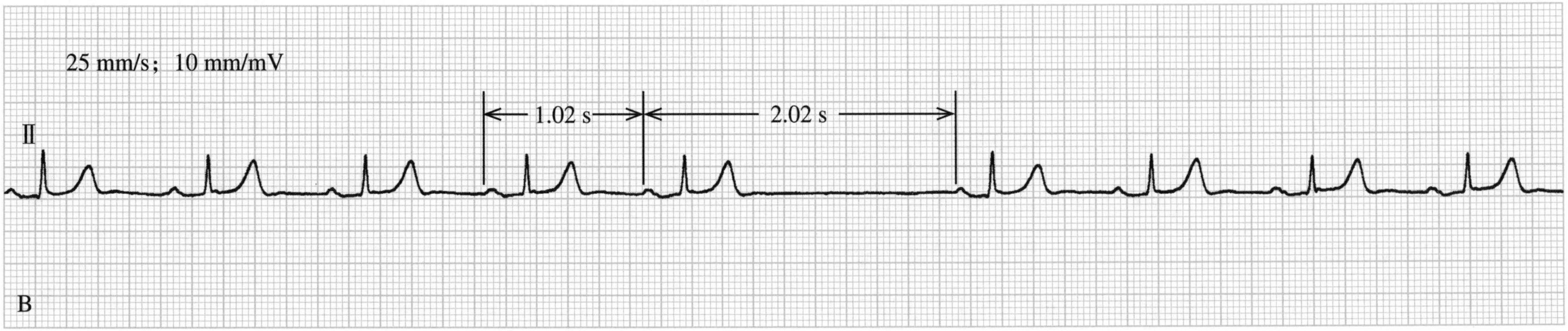

【病史摘要】

图 A：男性，67 岁，胸闷、心悸 1 个月。听诊：心律不齐。

图 B：男性，71 岁，头晕、胸闷 3 天。冠心病史 6 年。听诊：心律不齐。

【初步印象】

心律失常：冠心病?

【心电图改变】

- 图 A：PP 间距逐渐缩短，直至出现 1 个长 PP 间距，之后 PP 间距再次出现由长逐渐变短，周而复始。长 PP 小于短 PP 的 2 倍。
- 图 B：图中第 5、6 个 PP 间距突然延长，其余 PP 较短且基本规则，长 PP 约为短 PP 的 2 倍。

【心电图诊断】

- A：① 窦性心律；② 二度Ⅰ型窦房阻滞。
- B：① 窦性心律；② 二度Ⅱ型窦房阻滞。

【心电图解析及临床分析】

二度窦房阻滞是指激动自窦房结经窦房交界区传至心房过程中，出现部分激动传导中断。由于窦房结电活动及窦房传导时间在体表心电图上不能显示，故而使得部分二度窦房阻滞心电图不能显现，部分二度窦房阻滞可通过 PP 间期变化规律来作出推断。二度Ⅰ型窦房阻滞是指窦房结发出的激动传至心房的时间逐渐延长直至发生传导中断，出现心房漏搏，结束 1 个周期，之后周而复始。心电图表现为 PP 间距逐渐缩短，直至出现 1 个长 PP 间距，继而 PP 间距再由长逐渐变短，周而复始。这是典型文氏型窦房阻滞的心电图特点（图 A）。二度Ⅱ型窦房阻滞指窦性激动在窦房传导过程中，突然发生传导中断。下传的激动、窦房传导时间是固定的，阻滞是突然发生的。心电图表现为在规则的窦性心律中突然出现长 PP 间距，并且长 PP 是短 PP 的整倍数（图 B）。二度Ⅱ型窦房阻滞心电图特征性强，不难辨认。二度Ⅰ型窦房阻滞心电图有时易被误以为窦性心律不齐，其鉴别点是，前者有 PP 间距逐渐缩短至突然延长且周而复始的规律，后者无此规律。

窦房阻滞与房室阻滞一样，依据阻滞程度的不同，可分为一度、二度和三度。其中一度窦房阻滞是指窦房结产生的激动，经窦房交界区传至心房的过程中传导时间延长。同样由于窦房结电活动及窦房传导时间在体表心电图上不能显示，使得单纯的一度窦房阻滞心电图难以作出诊断。三度窦房阻滞是指所有窦房结产生的激动均不能通过窦房交界区传至心房，窦性 P 波完全消失，其心电图与窦性静止完全相同，无法区别。

窦房阻滞是一种少见的传导障碍。暂时性窦房阻滞常见于迷走神经张力增高，预后良好；持续性窦房阻滞多见于器质性心脏病，如冠心病、急性心肌梗死（尤其是下壁心梗）、心肌炎、心肌病、窦房结功能衰竭等。以上两位患者均有胸闷症状，窦房阻滞可能由冠心病窦房结供血不足引起。

【处理建议】

积极治疗原发病，改善窦房结血供。

例83 完全性右束支阻滞

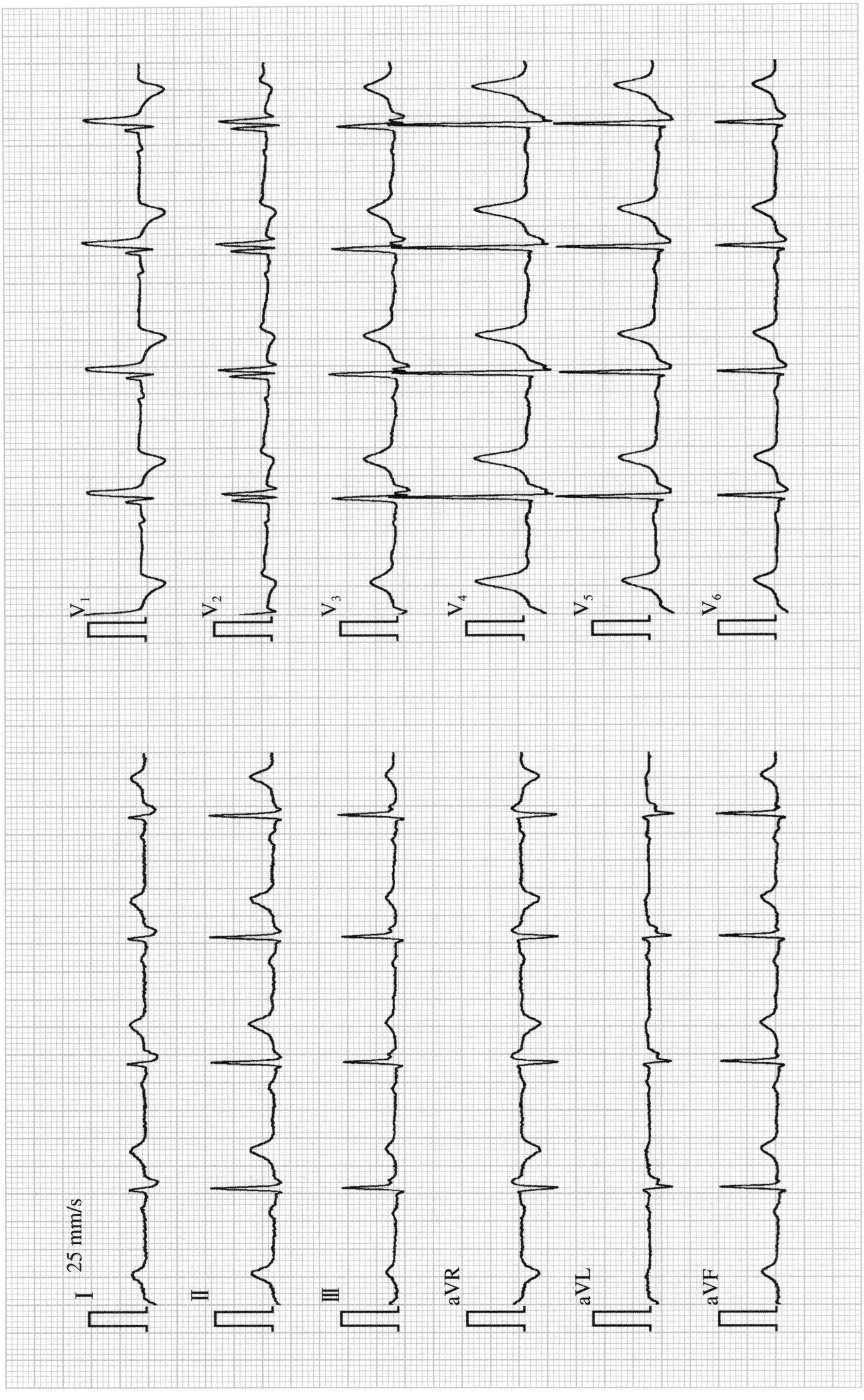

【病史摘要】

女性，36 岁，整形术前检查。

【初步印象】

健康人。

【心电图改变】

- QRS 波群形态时间改变：V_1 导联 QRS 波群呈 rsR′ 型，V_2 导联呈 M 型，Ⅰ、V_4 ~ V_6 导联 S 波宽钝，aVR 导联 R 波宽钝，QRS 波群时限大于 0.11 秒。
- 继发性 ST-T 改变：V_1 导联 ST 段下移，T 波倒置。

【心电图诊断】

- 窦性心律。
- 完全性右束支传导阻滞。

【心电图解析及临床分析】

V_1 导联 QRS 波群呈 rsR′ 型是该心电图最突出的改变，也是右束支传导阻滞心电图的特征性改变。当看到 V_1 导联呈 rsR′ 形态时，我们首先要想到右束支阻滞的可能。除此之外，V_1 导联 QRS 波群呈 rsR′ 型还可见于右心室肥大，特别是由房间隔缺损所致的右心室肥大，结合心电图其他表现和临床资料有助于鉴别诊断。

当一侧束支发生阻滞时，室上性激动经另一侧束支下传心室并使该侧心室先除极，随后激动经心室肌传至发生阻滞的一侧。如此左、右心室除极不同步，除极顺序发生改变，从而导致 QRS 波群形态发生改变，且造成整个心室除极时程延长，QRS 波群时间增宽。因此，不论是右束支阻滞还是左束支阻滞，其心电图改变都主要表现为：QRS 波群形态的改变和时间的增宽。然而，完全性束支阻滞并不意味着该束支绝对不能下传，只要两侧束支传导激动在时间上相差超过 0.04 秒以上，延迟传导一侧的心室就会接受对侧传来的激动，从而导致 QRS 波群形态呈该侧束支完全阻滞的图形。

在临床上，完全性右束支传导阻滞大多见于器质性心脏病，如冠心病、高血压性心脏病、风湿性心脏病、肺源性心脏病、心肌炎、心肌病、先天性心脏病、传导系统退行性病变，以及高钾血症等。急性心肌梗死时新出现右束支阻滞是一恶性预兆，常伴大面积梗死，预后较差。而出现于年轻人的单纯性完全性右束支阻滞多不具有临床意义。该患者属于后者，故无临床意义。

【处理建议】

无须特殊处理。

例84 完全性左束支阻滞

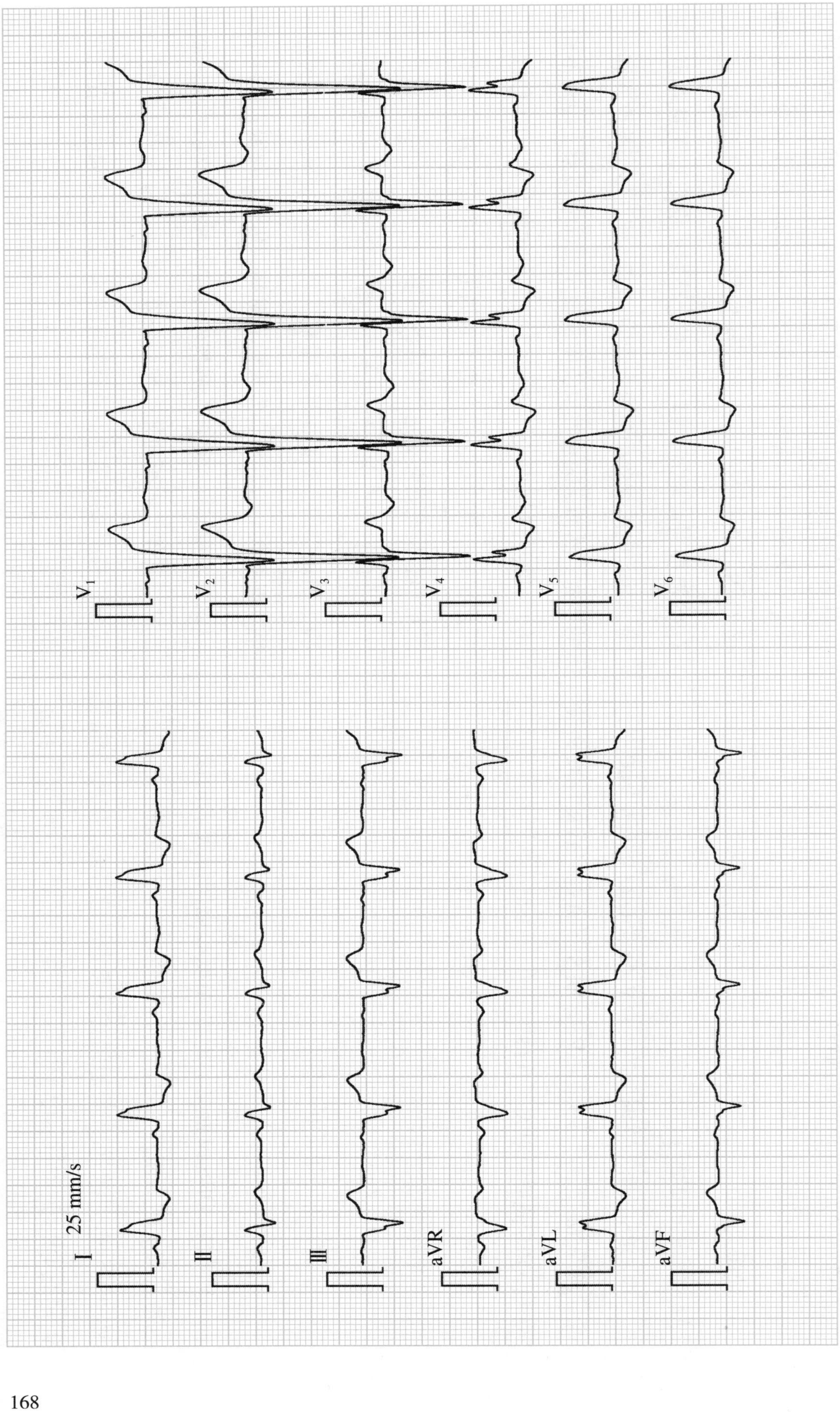

【病史摘要】

男性，63 岁，反复心前区不适 2 年，加重 1 周。既往有高血压病史。

【初步印象】

高血压病，冠心病？

【心电图改变】

- QRS 波群时间形态改变：Ⅰ、aVL、V_5、V_6 导联 QRS 波群呈 R 型，Ⅰ、aVL 导联 R 波有切迹，V_1、V_2 导联 QRS 波群呈 QS 型或 rS 型；QRS 波群时限大于 0.11 秒。
- ST-T 改变：Ⅰ、aVL、V_4 ~ V_6 导联 ST 段下斜型下移，Ⅰ、aVL、V_5、V_6 导联 T 波倒置，V_4 导联 T 波负正双向。

【心电图诊断】

- 窦性心律。
- 完全性左束支传导阻滞。

【心电图解析及临床分析】

该心电图最突出的改变是 QRS 波群形态宽大和显著的 ST-T 改变，若仅看 QRS-T 波形很像室性激动，但其 QRS 前都有窦性 P 波，则表明其为窦性心律。QRS 波群增宽代表心室除极时间延长（反映室内阻滞），与图中 QRS 波群形态改变及 ST-T 改变一起，为左束支传导阻滞心电图的三大主要特征。

当一侧束支发生阻滞时，心室除极顺序发生改变，QRS 波群形态也因此发生改变。心室除极顺序改变必然导致心室复极顺序也发生改变，反映在心电图上，则出现 ST-T 的异常改变。心电学上将继发于心室除极异常而出现的 ST-T 改变称为继发性 ST-T 改变。

不同于右束支阻滞，左束支阻滞罕见于正常人。临床上，完全性左束支阻滞最常见于高血压和冠心病，其次为心肌病、心肌炎、瓣膜性心脏病等。单纯性完全性左束支阻滞多与传导系统原发性退行性病变有关。新出现的左束支阻滞是心脏严重器质性病变的重要标志。

【处理建议】

完全性左束支传导阻滞本身无须特殊处理。建议行单光子发射计算机体层摄影（single photon emission computed tomography，SPECT）、超声心动图、冠状动脉造影等检查，以明确病因并进行相关治疗。

例85 左前分支阻滞

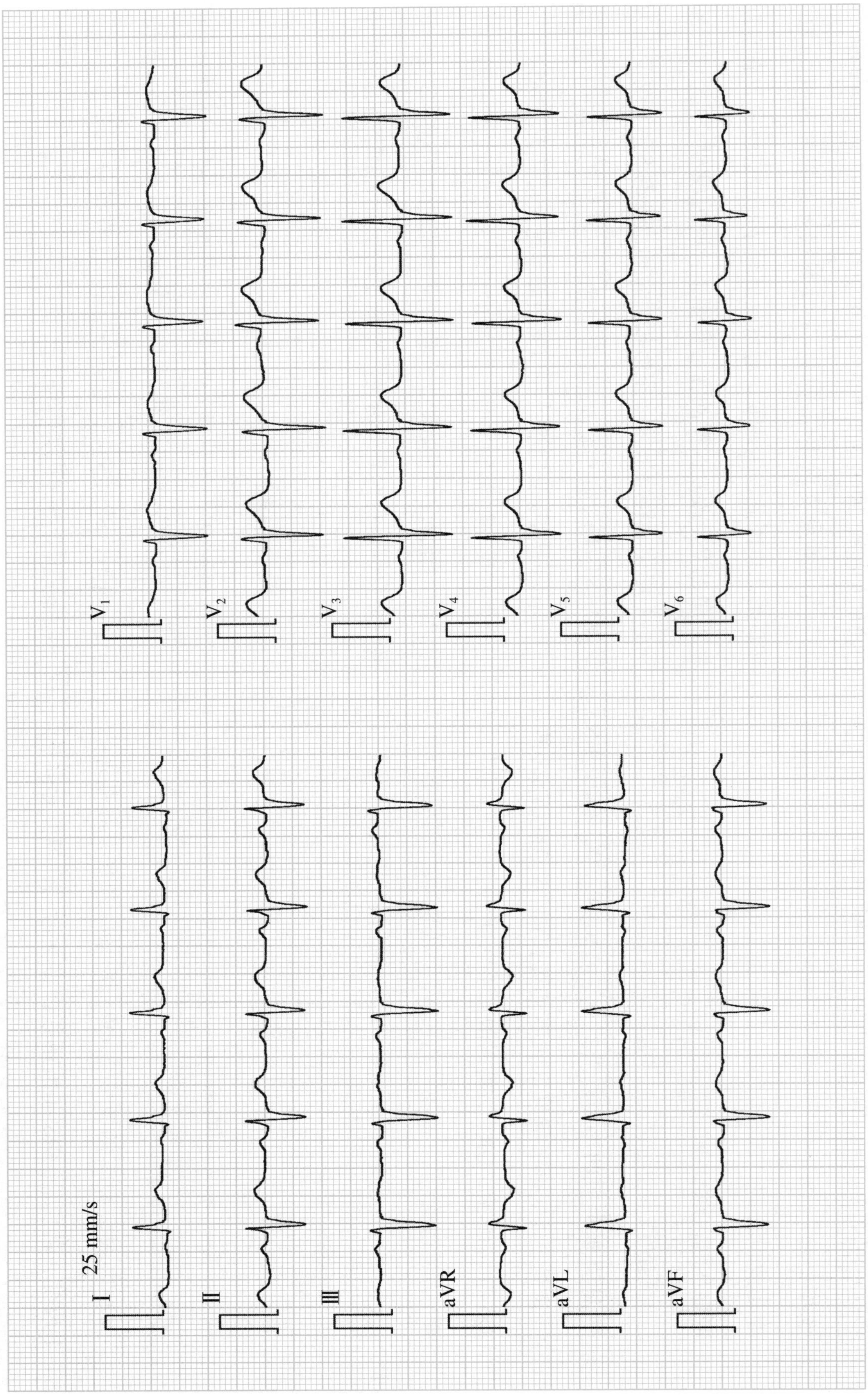

【病史摘要】

男性，50 岁，反复胸闷 2 个月，加重 1 天。

【初步印象】

冠心病?

【心电图改变】

- QRS 波群形态改变：Ⅱ、Ⅲ、aVF 导联 QRS 波群呈 rS 型，$S_{Ⅲ} > S_{Ⅱ}$；Ⅰ、aVL 导联 QRS 波群呈 qR 型，$R_{aVL} > R_{Ⅰ}$；V_5、V_6 导联 R 波略降低而 S 波略增深。
- 电轴左偏（–45°）。

【心电图诊断】

- 窦性心律。
- 左前分支阻滞。

【心电图解析及临床分析】

左前分支阻滞的心电图主要改变是：QRS 波群形态改变（Ⅱ、Ⅲ、aVF 导联呈 rS 型，$S_{Ⅲ} > S_{Ⅱ}$，Ⅰ、aVL 呈 qR 型，$R_{aVL} > R_{Ⅰ}$）及电轴左偏（超过 –30°）。该心电图最容易察觉到的异常是电轴左偏。电轴左偏是左前分支阻滞的重要特征之一，但电轴左偏除可见于左前分支阻滞外，还可见于左室肥大、下壁心肌梗死、慢性肺部疾病（假性电轴左偏）以及某些先天性心脏病。左前分支阻滞是一排他性诊断，即应先排除其他可引起电轴左偏的病变，方可诊断为左前分支阻滞。该心电图不存在反映左室肥大的电压增高，临床上亦不存在可引起电轴左偏的其他病史，故图中肢体导联 QRS 波群的形态改变可诊断为左前分支阻滞。

临床上，左前分支阻滞最常见于冠心病，其他可见于心肌病、心肌炎、先心病、传导系统退行性变、高钾血症等。少数单纯性左前分支阻滞见于无器质性心脏病人群，预后良好。

【处理建议】

左前分支传导阻滞本身无须特殊处理。建议行 SPECT、超声心动图、冠状动脉造影等检查，以明确病因并进行相关治疗。

例86 双分支阻滞（右束支+左前分支）

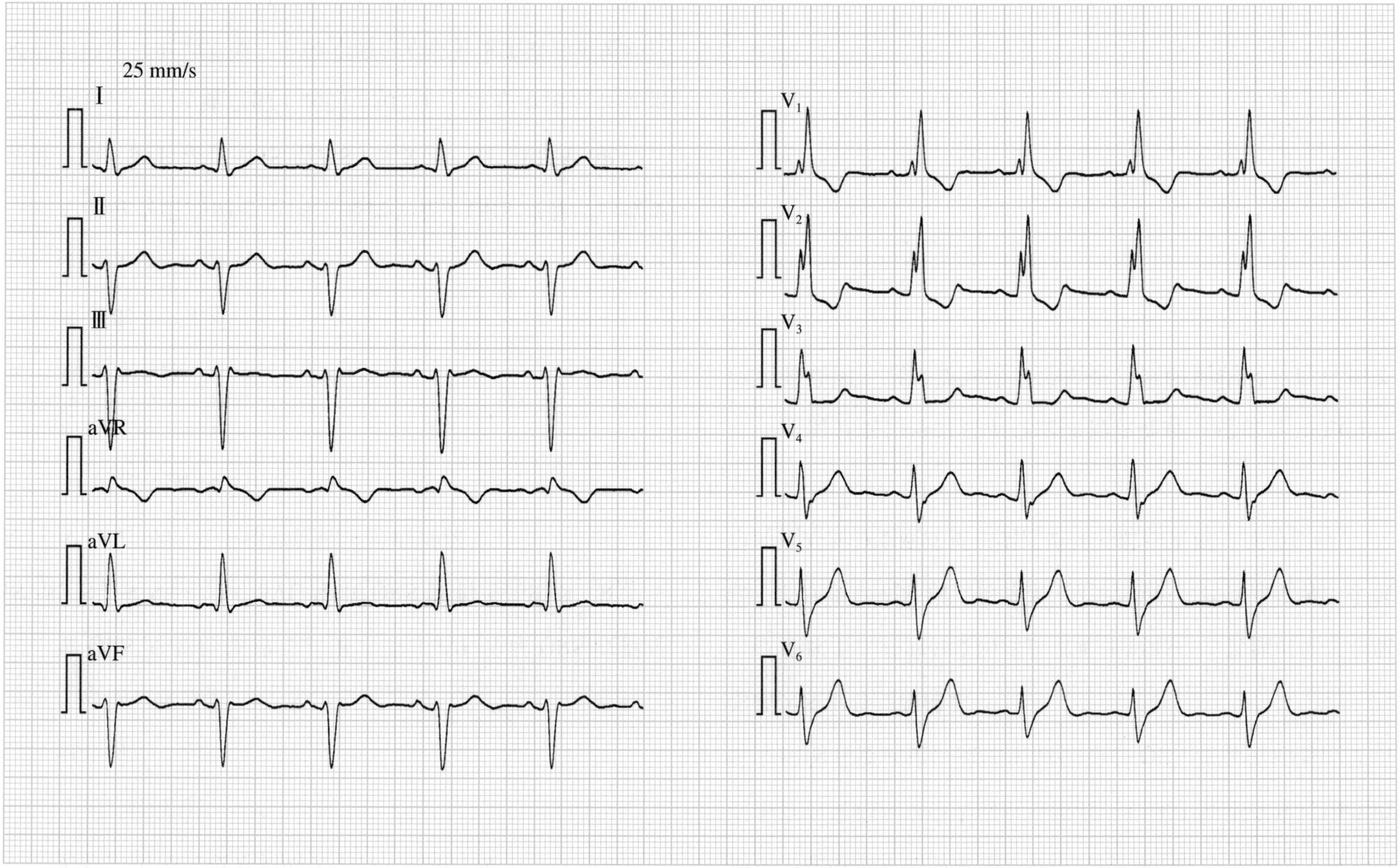

【病史摘要】

男性，76岁，反复头晕10余年，活动后胸闷2个月。有高血压病病史15年。

【初步印象】

高血压病，冠心病？

【心电图改变】

- 右束支阻滞：V_1、V_2导联QRS波群呈rR′型，V_4 ~ V_6导联终末波宽钝，QRS波群时限大于0.11秒；V_1、V_2导联ST段下移T波倒置。
- 左前分支阻滞：Ⅱ、Ⅲ、aVF导联QRS波群呈rS或rSr′型，且$S_{Ⅲ} > S_{Ⅱ}$；Ⅰ、aVL导联呈qRs型，且$R_{aVL} > R_{Ⅰ}$；V_5、V_6导联R波略降低而S波略增深；电轴左偏（–65°）。

【心电图诊断】

- 窦性心律。
- 双分支阻滞（完全性右束支阻滞＋左前分支阻滞）。

【心电图解析及临床分析】

右束支阻滞合并左束支某一分支阻滞称为双分支阻滞。该心电图清楚地表现出完全性右束支阻滞及左前分支阻滞的各自特征。在双分支阻滞中此型最常见。这是因为在解剖上右束支和左前分支的近端相距很近，且同为左前降支供血，故而常同时受累。

右束支合并左前分支阻滞临床上常见于冠心病、高血压性心脏病、心肌病、主动脉瓣病变、原发性传导系统疾病及外科手术损伤等。

【处理建议】

建议行24小时动态心电图、超声心动图、冠状动脉造影等检查，明确病因，治疗原发病。

例87 快频率依赖性右束支阻滞

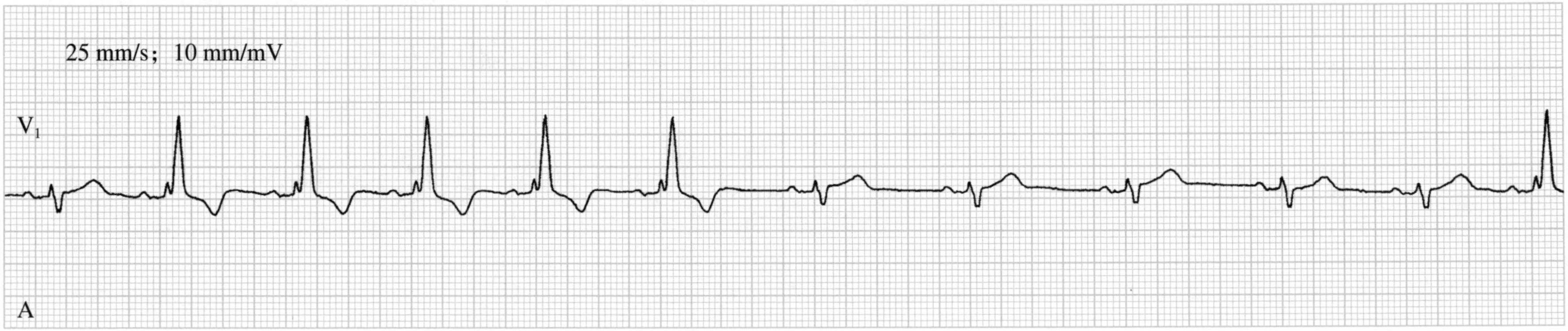

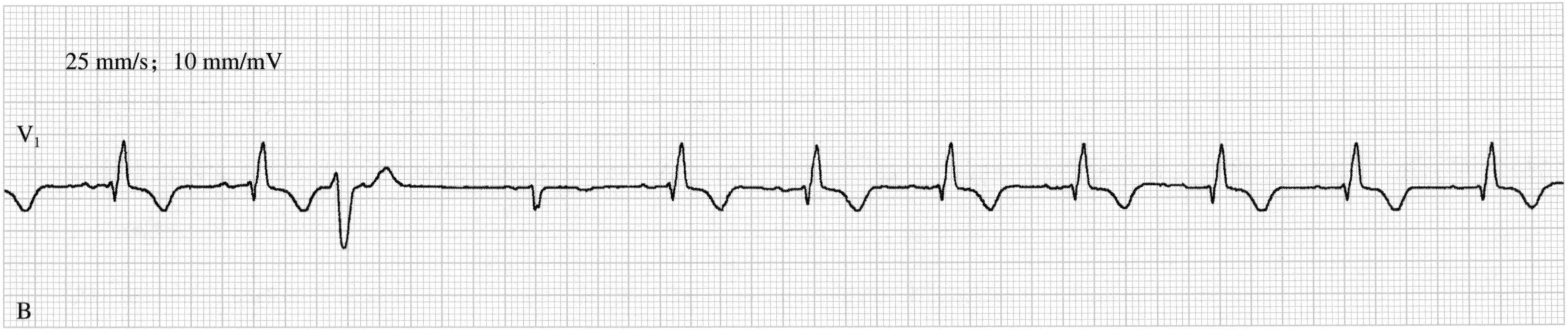

【病史摘要】

图 A：女性，22 岁，心悸、胸闷 1 周。1 周前有上呼吸道感染病史。听诊：心律不齐。

图 B：男性，60 岁，胸闷、心悸 3 天。冠心病史 5 年。听诊：律不齐。

【初步印象】

心律失常？ A 患者：心肌炎？ B 患者：冠心病。

【心电图改变】

● 图 A：① PP 不齐，PP 之间相差大于 0.12 秒；② 第 2 ~ 6、12 个 QRS 波群宽大呈右束支阻滞图形，其余 QRS 波群形态正常。

● 图 B：① PP 匀齐；② 第 3 个 QRS 波群提前发生、宽大畸形、前无 P 波、其后代偿完全；③ 第 4 个 QRS 波群在长间歇后出现、形态正常，其余 QRS 波群宽大呈右束支阻滞图形。

【心电图诊断】

● 图 A：① 窦性心律不齐；② 快频率依赖性右束支阻滞。

● 图 B：① 窦性心律；② 室性早搏；③ 快频率依赖性右束支阻滞。

【心电图解析及临床分析】

图 A：PP 不匀齐，QRS 波群呈间歇性右束支阻滞。仔细观察发现：当 RR 缩短心率加快时，出现右束支阻滞；当 RR 延长心率减慢时，右束支阻滞消失。右束支阻滞的出现与心率快慢有关，故称此为频率依赖性右束支阻滞。图 B：在正常窦性心律中，存在右束支阻滞，而在一次室性早搏的代偿间歇（长 RR）之后，窦性 QRS 波群形态表现正常，这亦说明了右束支阻滞与心率快慢相关，为频率依赖性右束支阻滞。以上二者的右束支阻滞均发生在心率增快时，故称为快频率依赖性右束支阻滞。

快频率依赖性束支阻滞以右束支阻滞多见，这是因为一般情况下，右束支不应期大多比左束支长。快频率依赖性束支阻滞大多是病理性的。它是病变组织动作电位的 2 相、3 相延长，造成有效不应期或相对不应期延长。当心率加快、RR 间期短于病变束支不应期时，即导致该侧束支发生传导阻滞。

A 患者有心悸、胸闷症状，1 周前有上呼吸道感染病史，心电图出现的快频率依赖性右束支阻滞可能与由心肌炎所致的心肌损伤有关。而 B 患者可能与冠心病心肌缺血有关。

【处理建议】

频率依赖性右束支阻滞本身无须特殊处理，积极治疗原发病即可。

例88 束支二度阻滞

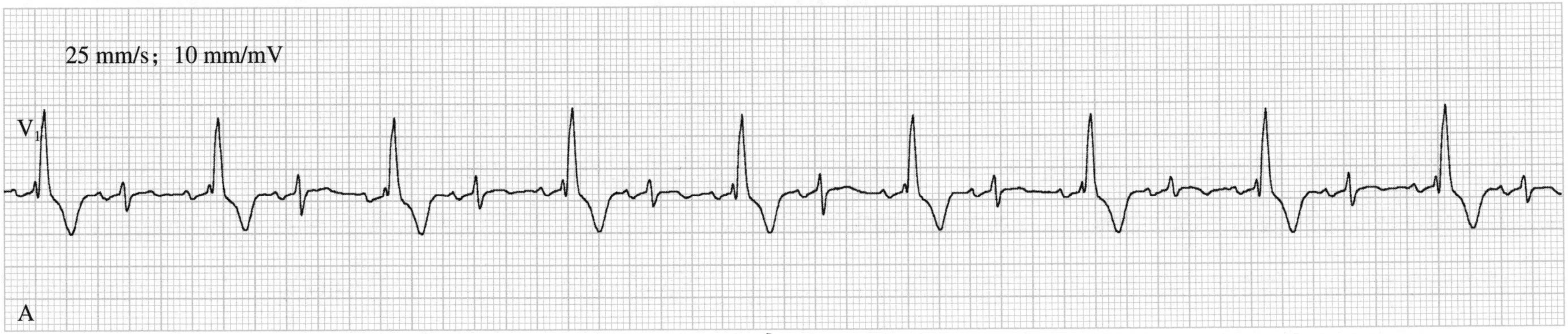

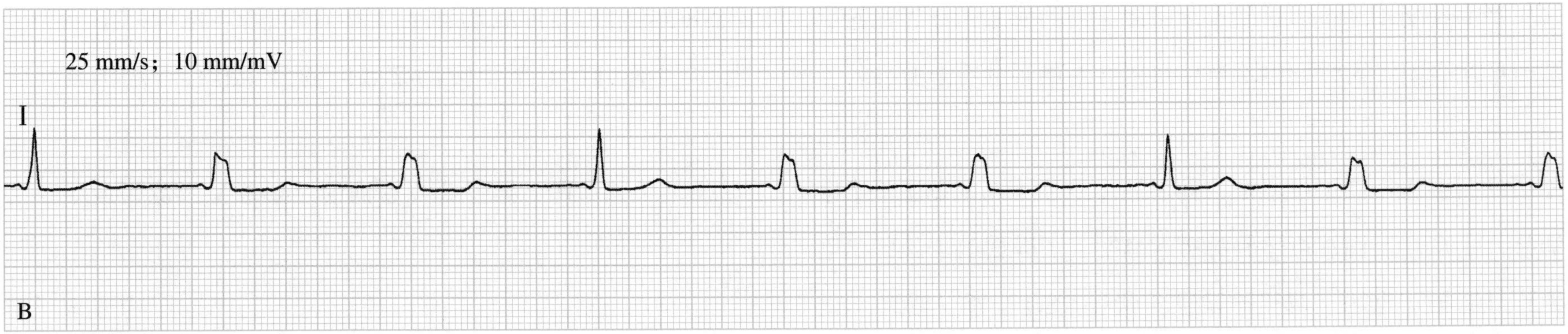

【病史摘要】

图 A：女性，59 岁，心悸 12 小时，既往无心脏病病史。听诊：心率 107 次 / 分，律齐。

图 B：男性，67 岁，发作性胸痛 2 年，再发 1 天。听诊：心率 49 次 / 分，律齐。

【初步印象】

A 患者：心动过速。B 患者：心动过缓，冠心病？

【心电图改变】

● 图 A：PP 匀齐，频率 107 次 / 分。其下传的 QRS 波群表现为 1 个完全性右束支阻滞改变的 QRS 波群与 1 个正常形态的 QRS 波群交替出现。

● 图 B：PP 匀齐，频率 49 次 / 分。其下传的 QRS 波群表现为 2 个完全性左束支阻滞改变的 QRS 波群与 1 个正常形态的 QRS 波群成组出现。另窦性搏动的 ST 段水平下移大于 0.05 mV。

【心电图诊断】

● 图 A：① 窦性心动过速；② 2 ∶ 1 完全性右束支阻滞。

● 图 B：① 窦性心动过缓；② 3 ∶ 1 完全性左束支阻滞；③ ST 段异常，提示心肌缺血。

【心电图解析及临床分析】

束支阻滞也有轻重之分。根据阻滞的严重程度，束支阻滞也可分为一度、二度和三度，也可以按传导比表示其阻滞情况。这两份心电图显示了不同传导比的二度束支阻滞。其中图 A 显示的是 2 ∶ 1 右束支阻滞，图 B 显示的是 3 ∶ 1 左束支阻滞。

其临床意义参照例 83 和例 84。

【处理建议】

前者无须特殊处理，临床随访；后者按冠心病治疗，避免使用减慢心率的药物。

例89 双束支阻滞

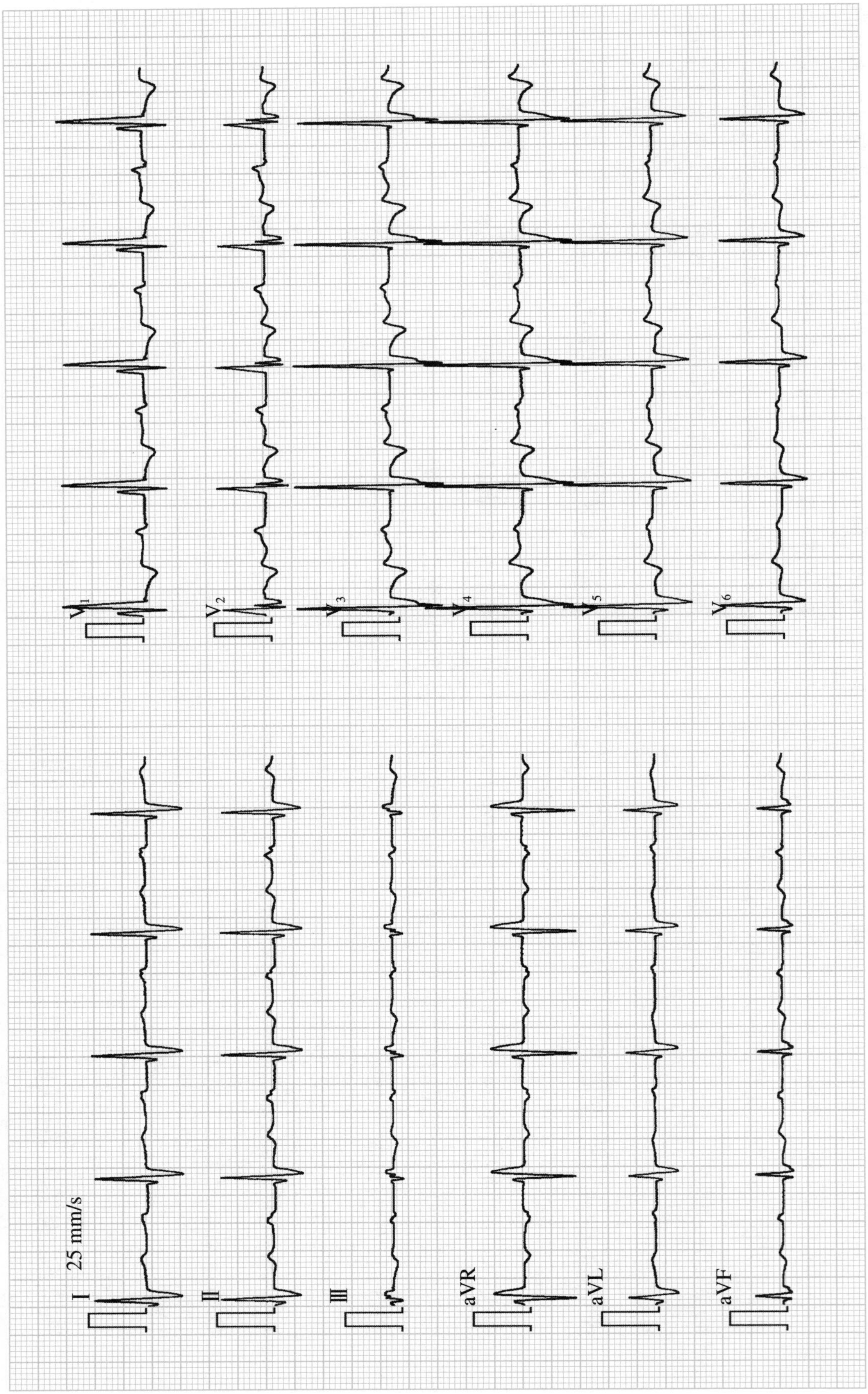

【病史摘要】

男性，61 岁，反复胸闷 1 个月，加重 2 天。听诊：心率 68 次 / 分，律齐。

【初步印象】

冠心病?

【心电图改变】

- 一度房室阻滞：PR 间期大于 0.20 秒（0.28 秒）。
- 右束支阻滞改变：V_1 导联 QRS 波群呈 rsR′ 型，其他导联 QRS 终末波宽钝；QRS 波群时限大于 0.11 秒。
- T 波改变：Ⅰ、Ⅱ、aVF、V_4 ~ V_6 导联低平或负正双向。

【心电图诊断】

- 窦性心律。
- 一度房室阻滞，完全性右束支阻滞（不排除双束支阻滞可能）。
- T 波异常，提示心肌缺血。

【心电图解析及临床分析】

双束支阻滞是指左、右束支主干同时发生传导阻滞。该心电图存在明确的完全性右束支阻滞和一度房室阻滞。当右束支完全阻滞后，心房激动经交界区、希氏束及左束支下传心室，在此路径的任何部位出现传导延缓，心电图均表现为 PR 间期延长，即一度房室阻滞。从发生概率大小的角度讲，该一度阻滞发生在左束支的可能性大，由此考虑为双侧束支阻滞。需要指出的是，该双束支阻滞有以下两种可能：一是右束支三度阻滞伴左束支一度阻滞（如本例）；二是双侧束支同时发生一度阻滞而右束支传导延迟的程度更为严重。除此之外，该图仍然有房室交界区一度阻滞伴右束支完全阻滞的可能。对此，多次复查心电图有助于鉴别，而明确阻滞部位须靠希氏束电图。

双束支阻滞在临床上多见于器质性心脏病。该患者心电图 T 波有改变，临床有反复胸闷症状，双束支阻滞可能为冠心病心肌缺血所致。

【处理建议】

参照例 86。

例90 三分支阻滞（右束支+左前分支+左后分支）

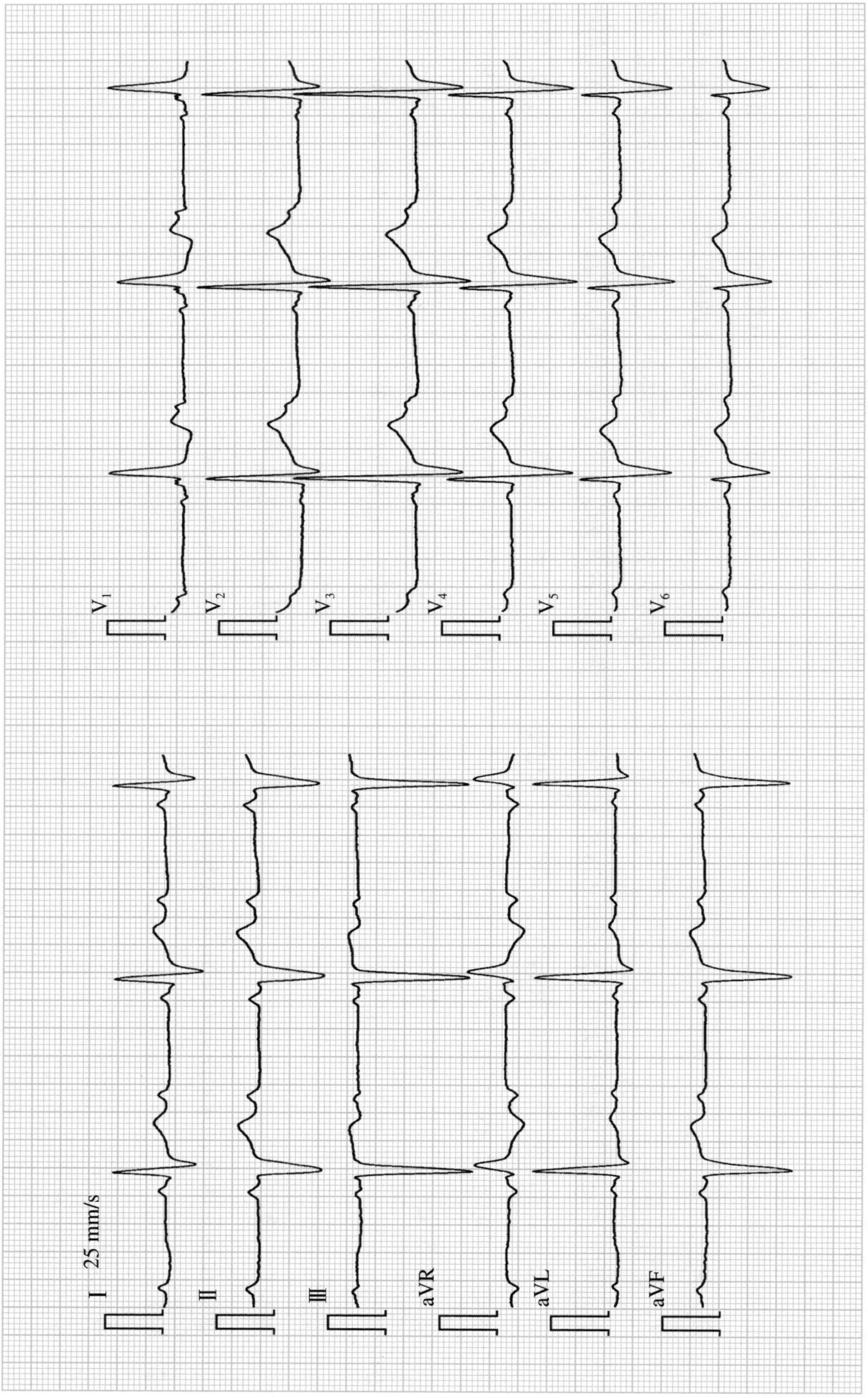

【病史摘要】

男性，67 岁，胸闷伴头晕 2 周。听诊：心率 43 次 / 分，律齐。

【初步印象】

心律失常：房室传导阻滞？

【心电图改变】

- 房室阻滞：各导联始终保持 1 个 P 波正常下传心室之后发生一次 P 波下传受阻，房室间呈 2 ∶ 1 传导，心室率 43 次 / 分。
- 右束支阻滞：V_1 导联 QRS 波群呈 rR′ 型，其他各导联 QRS 终末波略宽钝； QRS 波群时限大于 0.11 秒；V_1 导联 ST 段下移 T 波倒置。
- 左前分支阻滞：Ⅱ、Ⅲ、aVF 导联 QRS 波群呈 rS 型，$S_{Ⅲ} > S_{Ⅱ}$；Ⅰ、aVL 导联呈 qRs 型，$R_{aVL} > R_{Ⅰ}$；电轴左偏（–77°）。

【心电图诊断】

- 窦性心律。
- 2 ∶ 1 房室阻滞，完全性右束支阻滞，左前分支阻滞（不排除三分支阻滞可能）。

【心电图解析及临床分析】

右束支、左前分支及左后分支均发生阻滞称为三分支阻滞。该患者心电图已明确表现出右束支阻滞及左前分支阻滞，此外还存在 2 ∶ 1 房室阻滞。当右束支合并左前分支阻滞后，心房激动经由房室交界区、希氏束及左后分支下传心室，在此路径的任何部位出现 2 ∶ 1 传导，心电图均表现为 2 ∶ 1 房室阻滞，即该 2 ∶ 1 房室阻滞的阻滞部位可能在交界区，也可能在左后分支，若发生在左后分支即构成三分支阻滞，从发生概率大小的角度来讲，阻滞发生在后者的概率偏大。

其临床意义同上一例。

【处理建议】

参照例 78。

例91 不定型室内阻滞

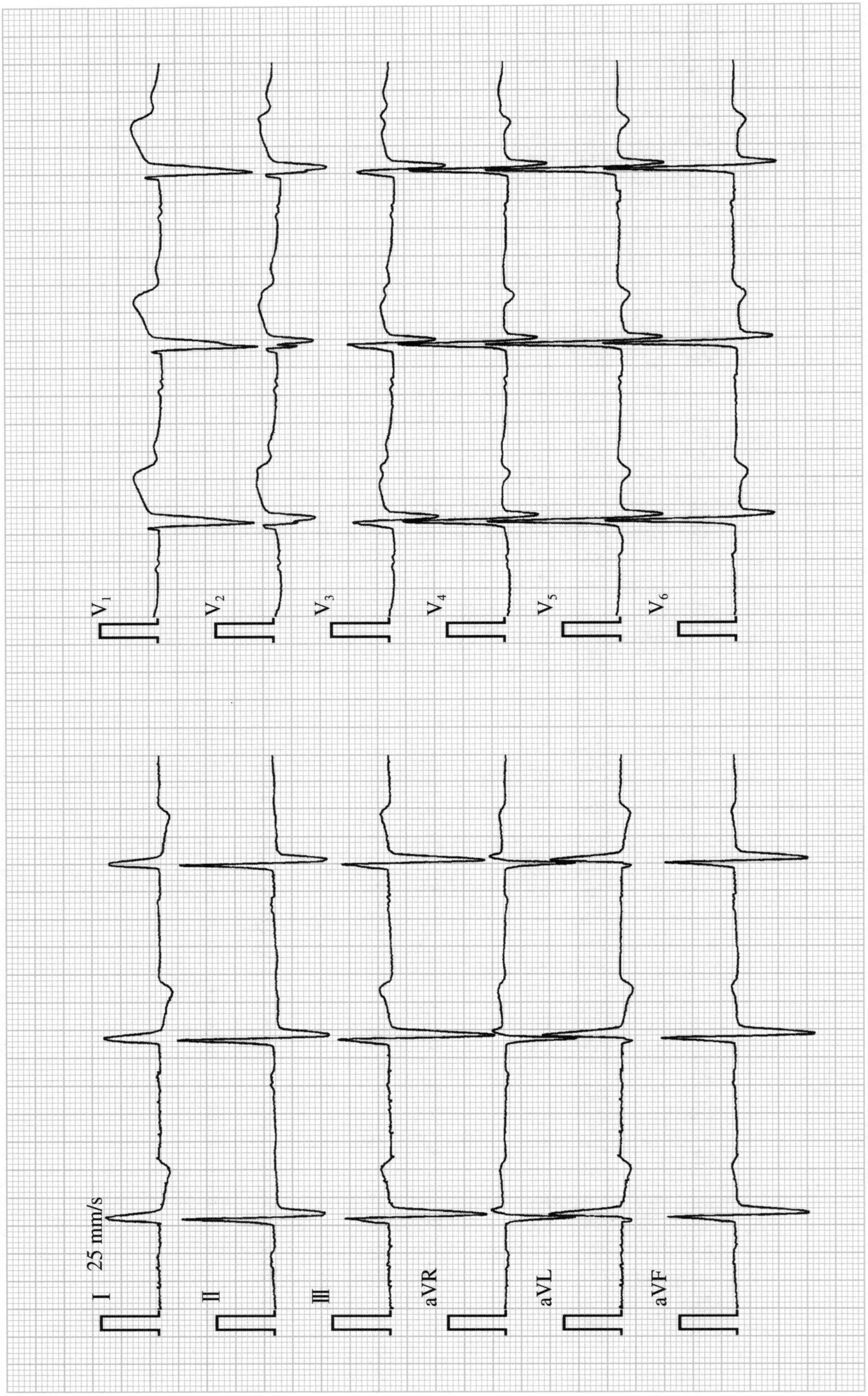

【病史摘要】

男性，63 岁，反复胸闷 1 年，加重 1 周。既往有高血压病病史 7 年。听诊：心率 48 次 / 分，律齐。

【初步印象】

高血压，冠心病？

【心电图改变】

- 一度房室阻滞：PR 间期大于 0.20 秒（0.30 秒）。
- 各导联 QRS 波群时限大于 0.11 秒。
- Ⅰ、Ⅱ、V_5、V_6 导联 ST 段下斜型或水平型下移不小于 0.05 mV；Ⅰ、Ⅱ、aVL、aVF、V_4 ~ V_6 导联 T 波低平或倒置。

【心电图诊断】

- 窦性心动过缓。
- 一度房室阻滞。
- 不定型室内阻滞。

【心电图解析及临床分析】

该图各导联 QRS 波群时间明显增宽，在排除其他导致 QRS 波群时间增宽的病变后，其反映心室内传导阻滞。但其 QRS 波群形态改变既不符合左束支阻滞图形，也不符合右束支阻滞图形，故称此为非特异性室内阻滞或不定型室内阻滞。不定型室内阻滞系室内传导系统的末梢部分发生了广泛阻滞，致使整个心室除极时间延长，心电图表现以 QRS 波群增宽为主，QRS 波群形态一般无特征性改变。

该心电图中还有一度房室阻滞，反映患者心脏传导系统存在广泛的病变。图中 ST–T 改变多为室内阻滞所致的继发性改变，不过此改变亦可能同时有冠心病心肌缺血的因素，心电图上对此无法作出区别。

临床上不定型室内阻滞相对少见，常发生于冠心病、心肌炎或心肌病等引起的弥漫性心肌病变的患者，预后差。该患者后经冠状动脉造影证实：左前降支近段 75% 狭窄，中段急性完全闭塞，右冠状动脉慢性完全闭塞。

【处理建议】

给予患者心电血压监护，吸氧，急查心肌酶和肌钙蛋白，动态观察心电图变化，给予硝酸甘油含服，必要时给予吗啡止痛，并转心内科进一步诊治。

例92 心室预激

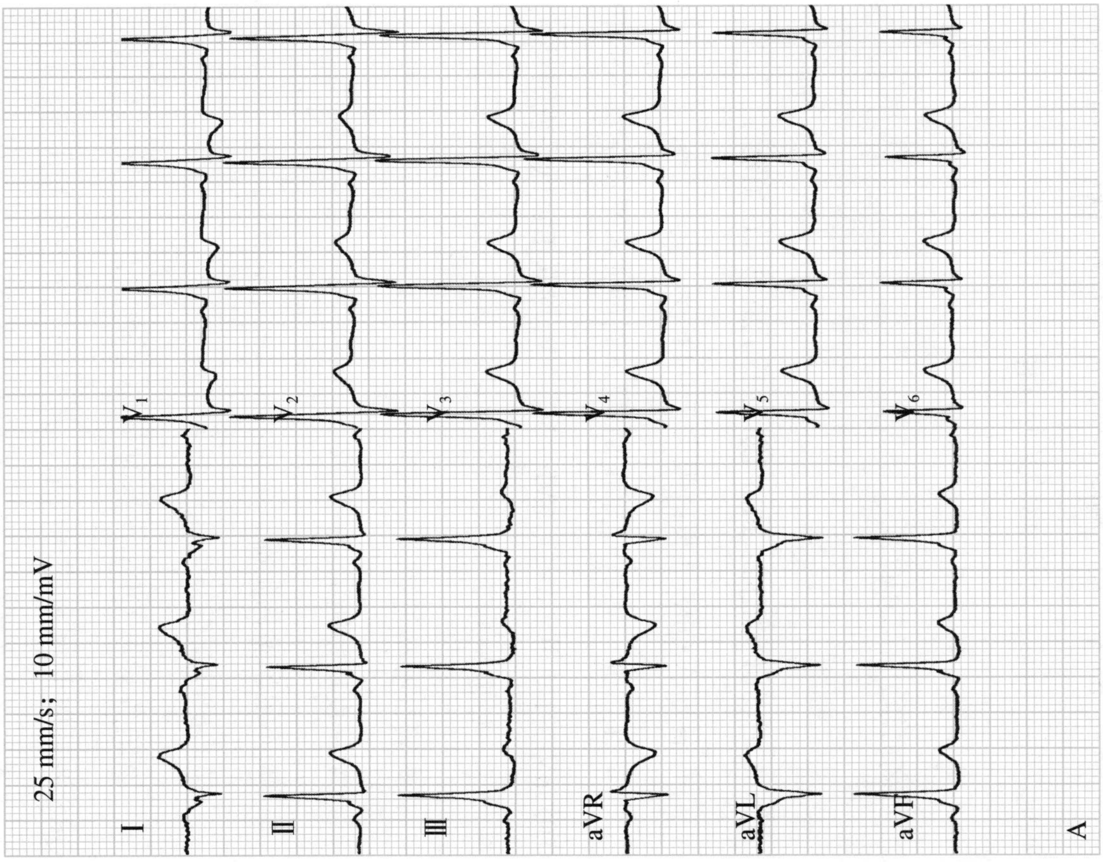
25 mm/s；10 mm/mV
I
II
III
aVR
aVL
aVF
V_1
V_2
V_3
V_4
V_5
V_6

A

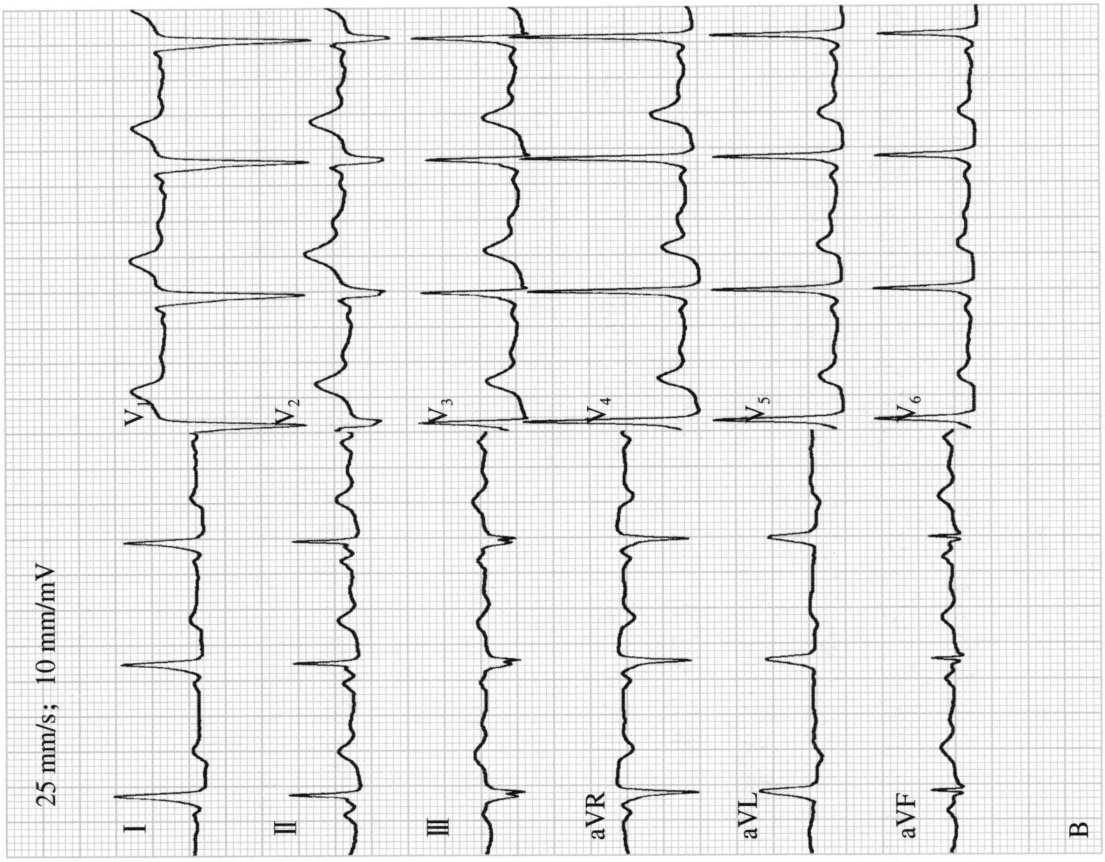
25 mm/s；10 mm/mV
I
II
III
aVR
aVL
aVF
V_1
V_2
V_3
V_4
V_5
V_6

B

【病史摘要】

图 A：男性，42 岁，外科术前检查。既往无心脏病病史。

图 B：女性，32 岁，美容术前检查。

【初步印象】

无器质性心脏病。

【心电图改变】

● 图 A：各导联 QRS 波群前可见 δ 波，V_1 ~ V_6 导联 δ 波均向上，且 QRS 波群以 R 波为主；PR 间期小于 0.12 秒；QRS 波群时限大于 0.11 秒。

● 图 B：各导联 QRS 波群前可见 δ 波，V_1、V_2 导联 δ 波向上，而 QRS 波群主波向下；PR 间期小于 0.12 秒；QRS 波群时限大于 0.11 秒。

【心电图诊断】

● 图 A：① 窦性心律；② 心室预激（A 型）。

● 图 B：① 窦性心律；② 心室预激（B 型）。

【心电图解析及临床分析】

正常情况下，房室结 - 希浦系统是房室之间电激动唯一的传导通道。有些先天发育不全的患者，房室间除有正常的房室传导系统外，还存在异常附加的房室传导束（又称为旁道或旁路），来自心房的激动可通过正常的传导通路和旁路两条途径同时下传心室。由于旁路特殊的电生理特性，经旁路下传的激动可较早地到达心室，使部分心室肌或全部心室肌（比预计的）提前激动，该现象即心室预激现象又称为心室预激。对心电图呈心室预激表现、临床上有阵发，性室上性心动过速的发作者，称为预激综合征。预激综合征包括典型预激综合征、短 PR 综合征和变异型预激综合征三种类型。典型预激综合征在 1930 年由 Wolff、Parkinson、While 首先报道，故又被称为 WPW 综合征。WPW 综合征是各种预激综合征中最常见的类型，其引起心室预激的"房室旁路"直接连接心房肌与心室肌，从旁路下传的激动使旁路附着处的心室肌预先除极，导致心电图 QRS 波群起始部出现预激波（δ 波），并造成 PR 间期缩短。

房室旁路可位于房室间任何部位，不同部位的旁路引起心电图出现不同的改变。反之，根据心电图改变可大致推测房室旁路的位置。传统的旁路定位及分型是 Rosenbaum 依据胸导联 δ 波及 QRS 波群主波的方向提出的：V_1 ~ V_6 导联 δ 波均向上，QRS 波群以 R 波为主者称为 A 型预激，反映左侧房室旁路（如图 A）；V_1 ~ V_3 导联 QRS 波群以 S 波为主（δ 波或负向或正向），V_4 ~ V_6 导联 δ 波和 QRS 主波均向上者为 B 型预激，反映右侧房室旁路（如图 B）。

WPW 综合征患者大多无器质性心脏病，但由于旁路的存在为激动在房室之间折返创造了条件，在心电图有心室预激的人群中，约 80% 的患者有房室折返性心动过速发作史，其在未发作心动过速时可无任何症状。不过，也有许多人心电图表现有心室预激，但终身无心动过速发作。

【处理建议】

以上两位患者既无心脏病史，也无心动过速发作。对于不伴有快速心律失常的单纯性心室预激，临床上无须治疗。

例93 短 PR 间期

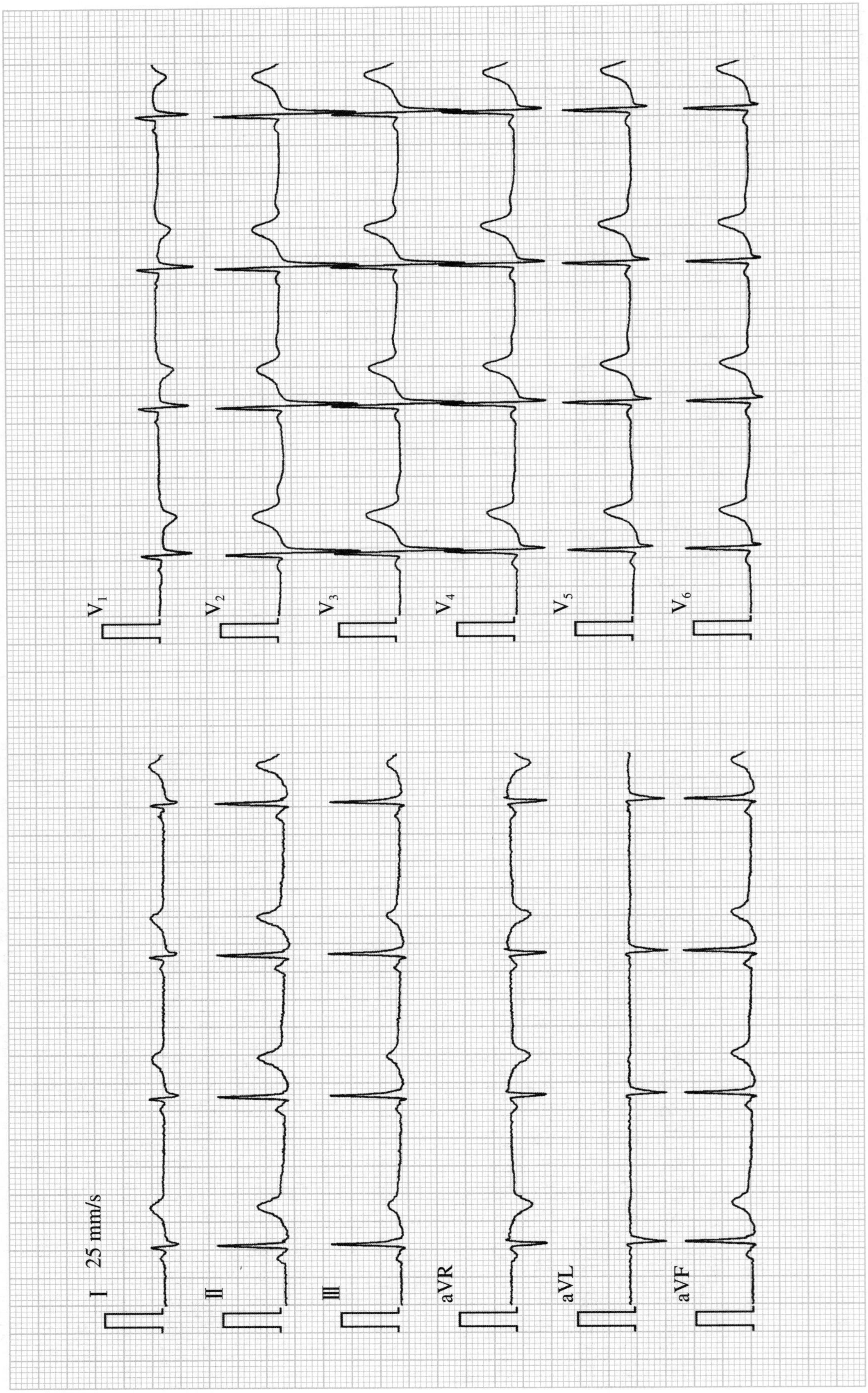

【病史摘要】

女性，26 岁，产前检查。既往无心脏病病史。听诊：心率 57 次 / 分，律齐。

【初步印象】

妊娠期。

【心电图改变】

各导联 PR 间期缩短，时限小于 0.12 秒，但 QRS 波群时间形态正常。

【心电图诊断】

- 窦性心动过缓。
- 短 PR 间期。

【心电图解析及临床分析】

临床上有阵发性室上性心动过速（包括房扑或房颤）反复发作，平时心电图仅有 PR 间期缩短（QRS 波群时间形态正常），临床上称之为短 PR 综合征，属预激综合征的一种类型。1952 年，Lown、Ganong 和 LeVine 三位学者将该病例作为综合征描述，故又称为 LGL 综合征。

引起 PR 间期缩短的最常见机制为房室结加速传导（房室结内存在快速传导纤维），少数由心房 – 希氏束旁路引起。不论哪种机制引起的 PR 间期缩短，其在伴发房扑或房颤时，均可产生更快的心室率，并有可能诱发心室颤动。LGL 综合征患者出现的室上性心动过速，心室率常更快，其主要机制和其他室上速一样，为房室结折返性心动过速或由隐匿性房室旁路参与的房室折返性心动过速。

如果心电图上只有 PR 间期缩短而没有心动过速发作，多为正常变异，对此心电图一般仅作“短 PR 间期”的描述性诊断。临床上多见于年轻人，尤其是孕妇（如本例）。

【处理建议】

正常变异，无须特殊处理。

例94 右房起搏心律

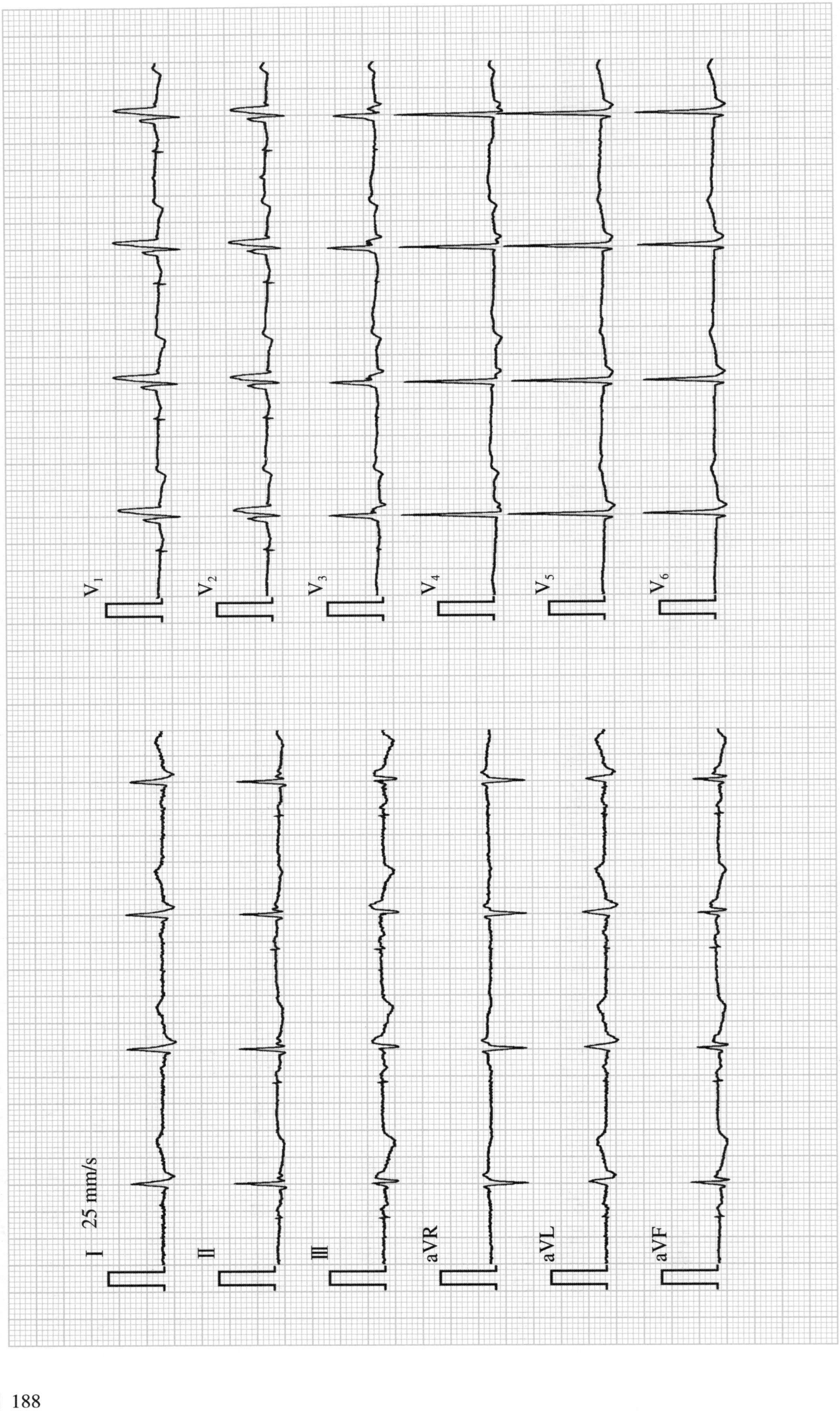

【病史摘要】

女性，72 岁，因病态窦房结综合征安装双腔心脏起搏器 1 年，今日来医院例行复查。

【初步印象】

起搏器安装术后。

【心电图改变】

- 各导联 P 波前可见起搏信号。
- V_1 导联 QRS 波群呈 rsR′ 型，其他导联 QRS 终末波宽钝，QRS 时限不小于 0.12 秒。
- Ⅱ、Ⅲ、aVF 导联倒置，V_5、V_6 低平。

【心电图诊断】

- 右心房起搏心律。
- 完全性右束支传导阻滞。
- T 波异常。

【心电图解析及临床分析】

在心电图 P 波前均见有“钉样”起搏信号，表明为右心房起搏。心室激动是由起搏的心房激动正常下传并除极心室所致，该患者由于存在右束支阻滞，导致 QRS 波群呈现相应形态改变。

为便于表达起搏器的工作方式，北美心脏起搏电生理学会（North American Society of Pacing and Electrophysiology，NASPE）与英国心脏起搏和电生理学组（British Pacing and Electrophysiology Group，BPEG）制定了 NASPE/ BPEG 代码，即 NBG 编码。目前使用的 NBG 编码由 5 位字母组成，其中前 3 位字母最常用和最重要：第 1 位字母表示起搏心腔，第 2 位字母表示感知心腔，第 3 位字母表示感知后反应方式；字母 A 指心房，V 指心室，D 指双腔或双重（触发或抑制），T 指触发，I 指抑制。如 AAI 起搏代表起搏器起搏部位在心房，并感知心房自身激动，感知到心房自身激动后的反应是抑制起搏器发放一次脉冲（如本例）。VVI 起搏代表起搏部位在心室，并感知心室自身激动，感知到心室自身激动后的反应是抑制起搏器发放一次脉冲（见下一例）。DDD 起搏表示心房、心室的电极均具有起搏与感知功能，感知心房心室自身激动后的反应方式是抑制或触发起搏器发放一次脉冲。

右心房起搏心律（AAI 起搏）可见于安装了单腔起搏器患者的心电图，也可出现于安装了 DDD 双腔起搏器但以 AAI 模式工作的患者心电图中。两者心电图表现一样，仅从心电图上无法对起搏器种类作出区别。该患者安装的是 DDD 双腔心脏起搏器，由于其心房自主心律频率小于起搏器设置的低限频率，且自身的 PR 间期短于起搏器的 AV 间期，因而起搏器表现为 AAI 工作模式。

【处理建议】

该患者 1 年前安装的双腔心脏起搏器，今日来医院例行复查。心电图显示心房起搏、心室感知功能正常，但心房感知及心室起搏功能未知，可通过起搏器程控检查获取各项参数指标。

例95 右室起搏心律

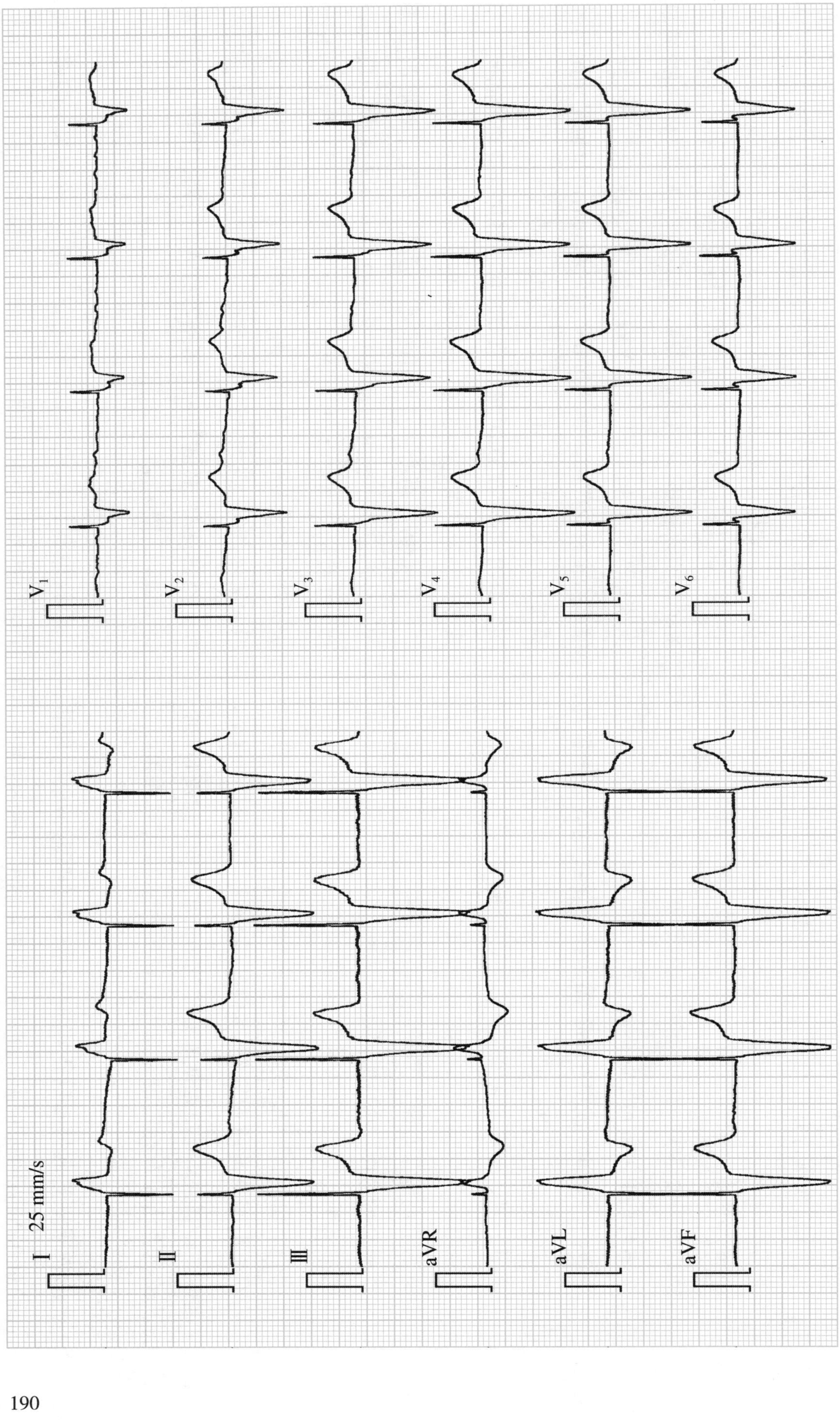

【病史摘要】

男性，65 岁，1 个月前安装了 VVI 心脏起搏器。既往有房颤病史 10 余年。

【初步印象】

心律失常：心房颤动；起搏器安装术后。

【心电图改变】

- 各导联 P 波消失代以 f 波。
- 各导联 QRS 波群起始处可见起搏信号，QRS 形态宽大类似左束支阻滞图形：Ⅰ、aVL 导联呈 R 型，V_1 ~ V_6 导联呈 QS 型，QRS 波群时限大于 0.11 秒，其后 ST–T 呈继发性改变。

【心电图诊断】

- 心房颤动。
- 右心室起搏心律。

【心电图解析及临床分析】

宽大畸形的 QRS 波群前有“钉样”起搏信号，QRS 波群形态宽大畸形类似完全性左束支阻滞图形，这是右心室起搏心电图的主要特征。早年心室起搏电极置于右心室心尖部，起搏器发放的电脉冲先使右心室除极，再传至左心室使左心室除极，由此导致心室除极顺序发生改变和心室除极时间出现延长，其情况类似左束支阻滞。因此，右心室起搏产生的 QRS 波群，时间和形态改变常类似左束支阻滞的图形特征。Ⅰ、aVL 导联 QRS 主波向上，Ⅱ、Ⅲ、aVF 主波向下，但胸导联 QRS 波群有两种形态：① V_1、V_2 导联 QRS 主波向下，V_5、V_6 主波向上；② V_1 ~ V_6 导联 QRS 主波均向下。后者多于前者，可能是起搏电极多置于右室心尖部，心室由前向后除极所致。近年来，随着起搏技术的不断进展，心室起搏逐步由原先右室心尖部起搏改至右室流出道起搏、希氏束起搏、希 – 浦传导系统起搏，使左、右心室除极更加接近同步（产生类似自身的窄 QRS 波），从而使心室起搏更加符合生理性。

右心室起搏心律（VVI 起搏）可见于安装了单腔起搏器患者的心电图，也可出现于 DDD 双腔起搏器以 VVI 模式工作的心电图中。两者心电图表现一样，仅从心电图上看无法对起搏器种类作出区别。该患者安装的是 VVI 单腔心脏起搏器。

【处理建议】

该患者于 1 个月前安装了 VVI 心脏起搏器。心电图显示心室起搏功能正常，但心室感知功能未知，须经起搏器程控检查以了解心室感知功能。

例96 右房－右室顺序起搏

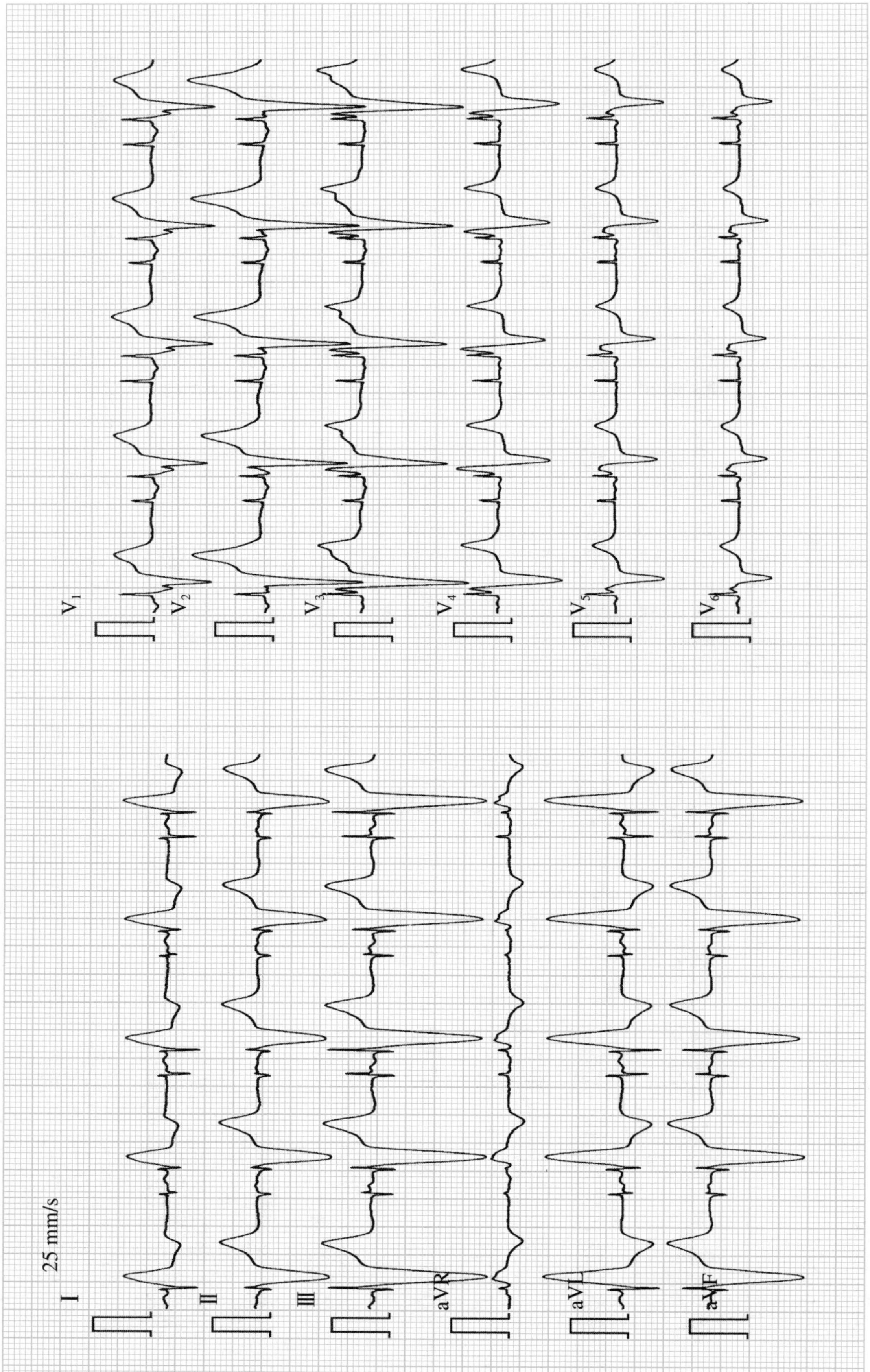

【病史摘要】

男性，76 岁，2 周前因“病态窦房结综合征”安装双腔心脏起搏器。

【初步印象】

病态窦房结综合征，起搏器安装术后。

【心电图改变】

- 各导联 P 波前可见起搏信号。
- 各导联 QRS 波群前可见起搏信号。QRS 形态宽大类似左束支阻滞图形：Ⅰ、aVL 导联 QRS 波群呈 R 型，V_1 导联呈 QS 型，V_2 ~ V_6 导联呈 rS 型，QRS 波群时限大于 0.11 秒，其后 ST-T 呈继发性改变。

【心电图诊断】

右房－右室顺序起搏心律。

【心电图解析及临床分析】

该患者安装的是双腔起搏器，采用的是 DDD 工作模式，即：心房心室起搏、心房心室感知、感知心房事件后抑制心房起搏并按 AV 间期触发心室起搏、感知心室事件后抑制心室起搏并按 VA 间期触发心房起搏。DDD 起搏器可程控为 AAI/AOO、VVI/VOO、VAT、VDD、DVI、DDD 不同起搏模式，也可以根据自身心律的情况自动地选择和更换起搏方式，因此 DDD 起搏器又称为全自动型心脏起搏器。

该心电图显示的是房室顺序起搏心律，反映此时心房自主心律的频率小于起搏器设置的低限频率，且自身的 PR 间期长于设置的 AV 间期。通过此图能明确心房、心室起搏功能良好，但不能明确心房、心室感知功能是否正常。

【处理建议】

该患者 2 周前安装了心脏起搏器，心电图显示起搏器起搏功能良好，但还须经起搏器程控检查以明确起搏器感知功能（心房、心室）是否正常。

例97 右房感知-右室起搏

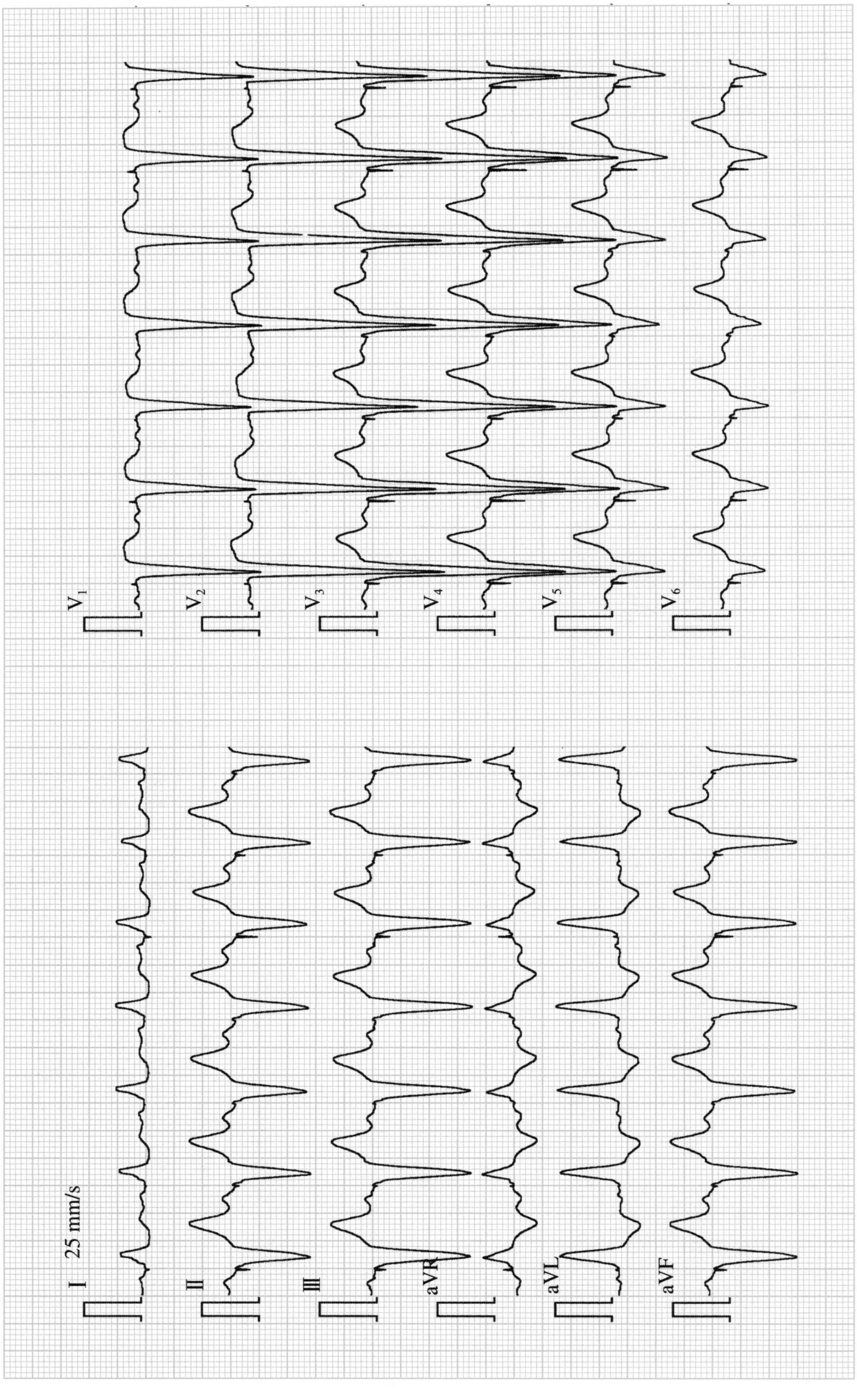

【病史摘要】

女性，69 岁，安装双腔心脏起搏器 5 个月。起搏器安装前心电图为三度房室传导阻滞。

【初步印象】

三度房室传导阻滞，起搏器安装术后。

【心电图改变】

- 各导联 P 波形态正常且 PR 间期正常。
- 各导联 QRS 波群前可见起搏信号。QRS 波群形态宽大类似左束支阻滞图形：Ⅰ、aVL 导联 QRS 波群呈 R 型，胸导联 V_1 ~ V_6 呈 QS 型。QRS 波群时限大于 0.11 秒，其后 ST–T 呈继发性改变。

【心电图诊断】

- 窦性心律。
- 右房感知 – 右室起搏心律。

【心电图解析及临床分析】

该患者安装的是双腔起搏器，采用了 DDD 起搏模式，在记录心电图时起搏器以右房感知 – 右室起搏（VAT）模式工作。当自身心房激动的频率大于起搏器设置的低限频率时，心房电极可感知自身 P 波而抑制心房电脉冲发放。该病例为三度房室传导阻滞患者，起搏器在感知心房事件后抑制心房起搏并按 AV 间期触发心室起搏而表现为心房感知 – 心室起搏的 VAT 工作模式。通过此图，可以明确心房感知功能及心室起搏功能良好，但不能明确心室感知及心房起搏的功能。

【处理建议】

该起搏器的心房感知及心室起搏功能良好，但心室感知及心房起搏功能未知，须经起搏器程控检查。

例98 心房颤动，VVI 起搏，室性融合波

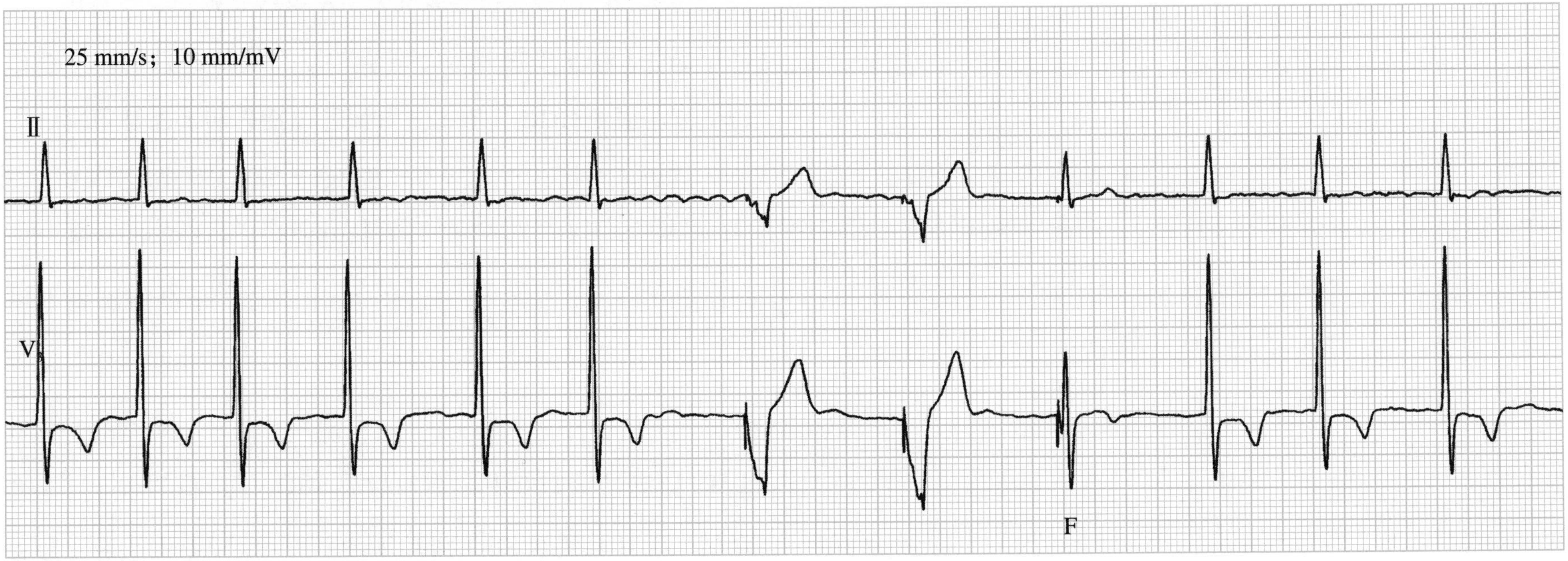

【病史摘要】

女性，73 岁，活动后心悸、胸闷 2 年，加重 1 周。4 年前安装了 VVI 单腔起搏器。听诊：心率 72 次 / 分，律不齐，第一心音强弱不等，短绌脉。

【初步印象】

心律失常：心房颤动，起搏器安装术后，冠心病。

【心电图改变】

- 图中 P 波消失，代以 f 波，RR 多数不匀齐。
- 图中第 7、8、9 个 QRS 波群在较长间期（约 1 秒）后出现，其前可见起搏信号，其中第 7、8 个 QRS 波群形态宽大，呈起搏图形，第 9 个 QRS 波群形态介于起搏 QRS 波群与室上性 QRS 波群之间。
- 图中自身搏动中，V_3 导联 ST 段下移 T 波对称倒置，Ⅱ导联 T 波低平。

【心电图诊断】

- 心房颤动。
- 右心室按需起搏（VVI 起搏）。
- 室性融合波。
- ST–T 异常，提示心肌缺血。

【心电图解析及临床分析】

这是一份安装了 VVI 单腔起搏器的房颤患者的心电图，图中多数 RR 不等和心室律不规整，起搏器按需起搏。当心室率较快 RR 较短时，右室内电极感知到自身激动，随即抑制起搏器发放电脉冲；当心室率变慢，RR 延长超过起搏逸搏间期（1 秒）时，起搏器即发放电脉冲起搏心室。图中第 9 个 QRS 波群（F 上方的 QRS 波群）出现在起搏间期时点上，QRS 波群前有起搏脉冲，QRS–T 形态介于自身 QRS 波群与起搏 QRS 波群之间，故为两者的融合波。

此外，自身激动中，Ⅱ导联 T 波低平，V_3 导联 ST 段下移 T 波对称倒置，结合临床应考虑为心肌缺血心电图改变。

【处理建议】

起搏器的起搏、感知功能良好。考虑患者有冠心病可能，建议转心内科行冠状动脉 CTA 或造影检查。

例99 起搏器功能障碍（心房感知与起搏功能障碍）

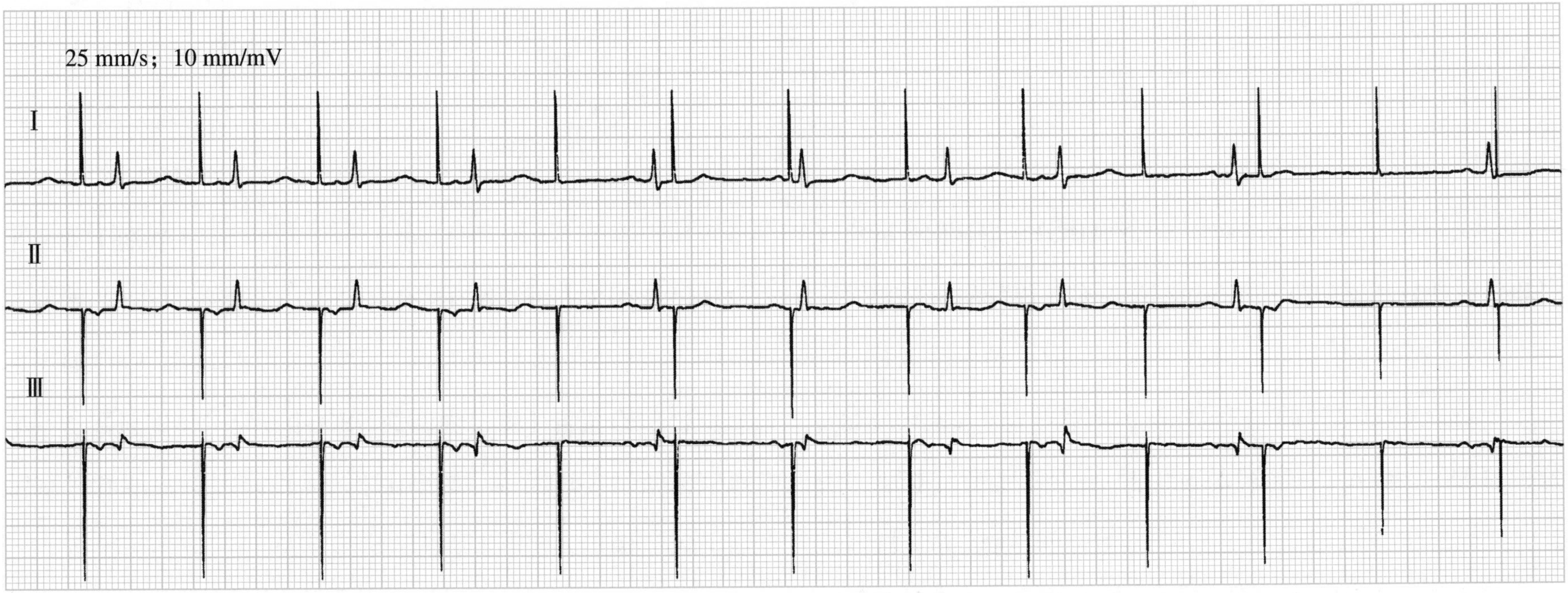

【病史摘要】

女性，77 岁，安装 AAI 单腔起搏器 2 个月，心悸、胸闷 2 天。听诊：律不齐。

【初步印象】

AAI 起搏器安装术后。

【心电图改变】

- 第 1 ~ 4、9、11 个起搏信号后有起搏的 P 波，起搏频率 80 次 / 分。
- 第 5、10、12 个起搏信号后无起搏的 P 波。
- 第 5 ~ 7、9、10 个 QRS 波群前有相关的窦性 P 波。

【心电图诊断】

- 右房起搏心律。
- 起搏器功能障碍（心房感知及起搏功能障碍）。
- 间歇窦性心律。

【心电图解析及临床分析】

这是一份安装了 AAI 单腔起搏器 2 个月后患者的心电图。图中可见初始的 4 次及第 9 个心房起搏功能正常；而第 5、10、12 个起搏信号后无起搏的 P 波，提示心房起搏功能障碍；第 6、7、11、13 个起搏信号落在自身 P 波后不远处（小于起搏器 0.75 秒的起搏间期），提示心房感知功能障碍，其中除第 11 个起搏心房外其他可能受心房肌不应期影响未能起搏心房；当第 8 个起搏信号出现时，因窦性激动已除极心房，故成无效起搏；第 5 ~ 7、9、10 个 QRS 波群前有窦性 P 波为窦性心律或窦性心搏。

该患者在安装起搏器 2 个月后感心悸、胸闷，心电图提示心房起搏障碍与感知障碍，很可能是心房起搏电极发生脱位，这在随后的检查中得到了证实。

【处理建议】

请心内科会诊，重新放置心房起搏电极。

例100 起搏器功能障碍（心室感知与起搏功能障碍）

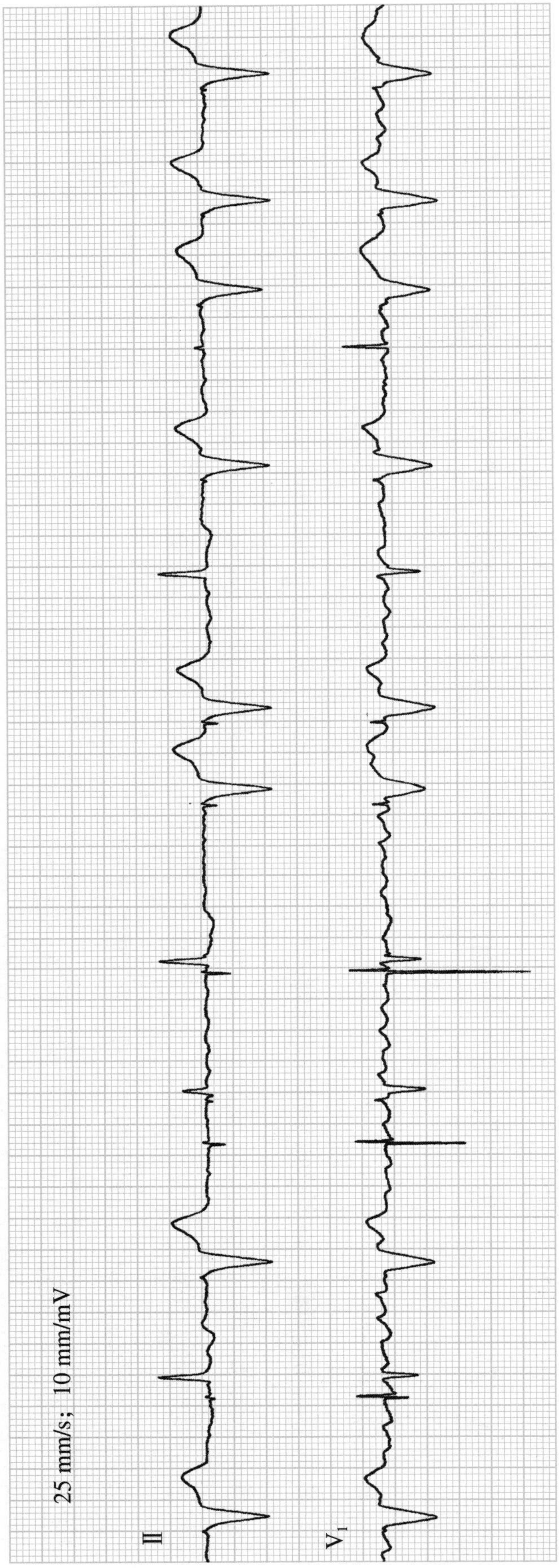

【病史摘要】

女性，76 岁，头晕 2 天，既往有房颤史 9 年，安装 VVI 单腔起搏器 5 年余。听诊：心率 70 次 / 分，律不齐。

【初步印象】

心房颤动，起搏器安装术后。

【心电图改变】

● 心房颤动：P 波消失代以 f 波。

● 心室搏动：第 2、4、5、8 个 QRS 波群形态呈室上性为 f 波下传；第 1、3、6、7、9 ～ 12 个 QRS 波群形态宽大，其前可见起搏信号，为心室起搏。

● 起搏器功能障碍：起搏间期忽长忽短，最短起搏间期仅 0.53 秒（第 6、7 个）；第 2、4、5、9 个起搏信号后无起搏或无有效起搏的 QRS 波群。

【心电图诊断】

● 心房颤动。

● 右心室起搏心律。

● 起搏器功能障碍（心室感知及起搏功能障碍）。

【心电图解析及临床分析】

该患者心电图基本心律为心房颤动，5 年多前安装了 VVI 单腔起搏器。房颤患者的心室律绝对不齐，安装心脏起搏器后起搏器按需起搏：当心室率较快时，右室内电极感知到自身 QRS，便抑制起搏器发放电脉冲；当心室率减慢、RR 延长超过起搏器起搏间期时（一般设定为 1 秒），起搏器便发放电脉冲起搏心室。该患者起搏器的起搏间期忽长忽短，其最短的仅为 0.53 秒（第 6、7 个），表明心室感知功能障碍。另一方面，图中第 2、4、5、9 个起搏信号后无起搏或无有效起搏的 QRS 波群，表明心室起搏功能障碍。换句话讲，起搏器有时在它不该发放脉冲时发放了脉冲，另一方面发放的脉冲有些能起搏心室，有些却不能起搏心室。

【处理建议】

心电血压监护，请心内科会诊，查找原因并做相应处理。

进阶心电图

例101 德温特综合征

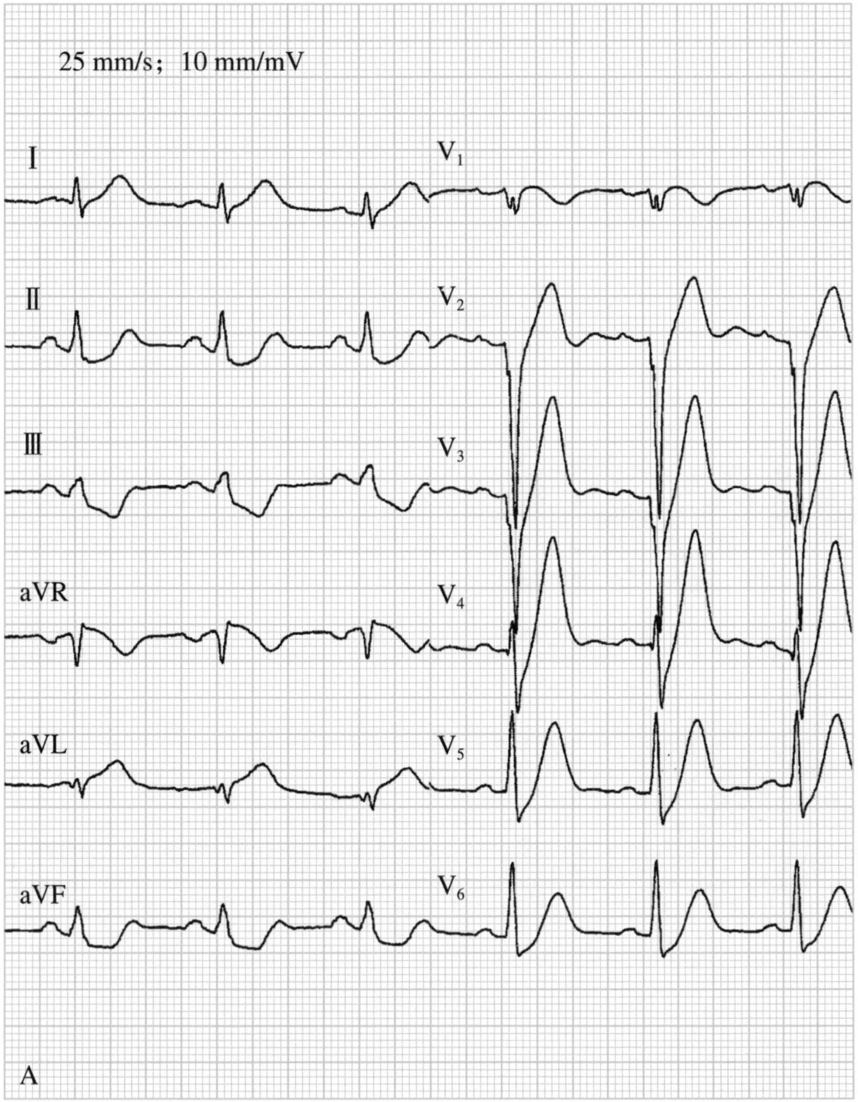

A

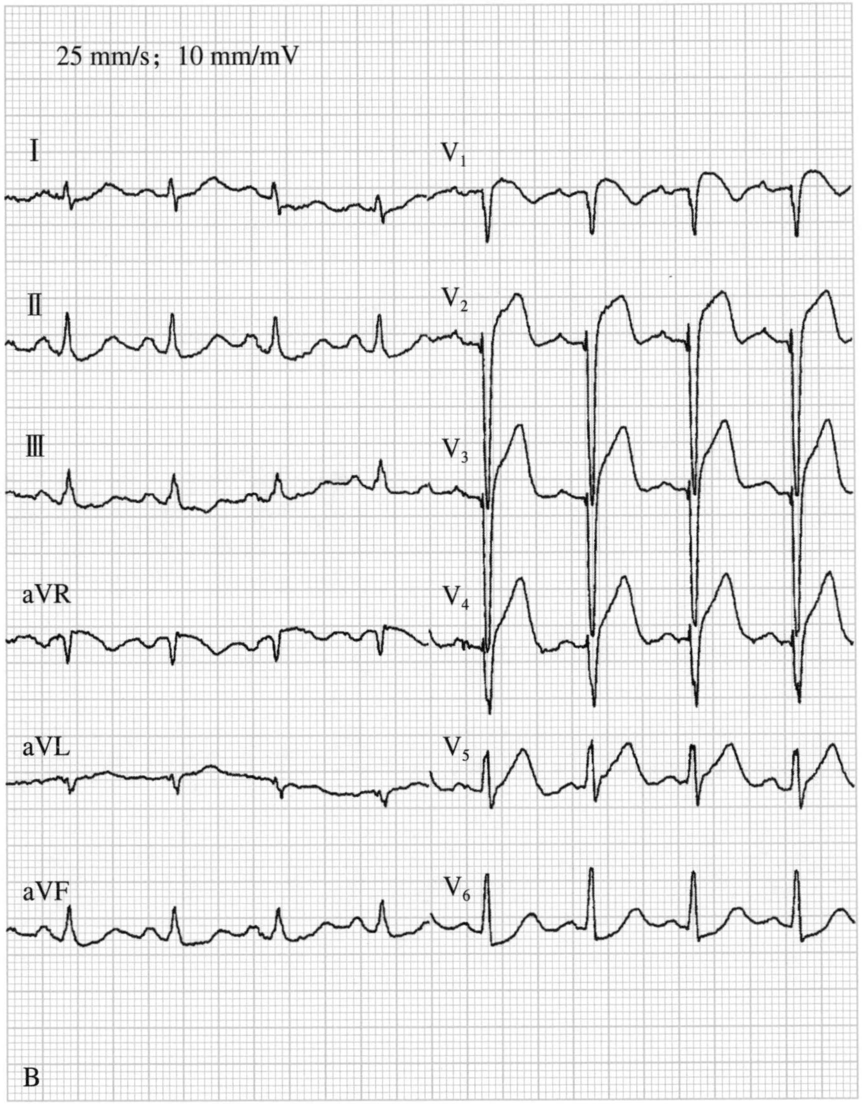

B

【病史摘要】

男性，65 岁，40 分钟前突发心前区剧烈疼痛伴大汗，呕吐 1 次。图 A 为入院时记录的心电图，图 B 为入院 1 小时后记录的心电图。

【初步印象】

急性冠状动脉综合征？

【心电图改变】

● 图 A：① QRS 波群形态。V_1 ~ V_3 导联 r 波递增不良，V_4 导联呈 qrS 型。② ST–T 改变。V_2 ~ V_6 导联 J 点下移、ST 段上斜型下移伴 T 波对称高耸，aVR 导联 ST 段呈水平型抬高 0.05 mV，Ⅱ、Ⅲ、aVF 导联 ST 段呈水平型或下斜型下移 0.20 ~ 0.25 mV。

● 图 B：① 异常 Q 波。V_1 ~ V_4 导联呈 QS 型或 qrS 型。② ST–T 改变。V_1 ~ V_5 导联 ST 段呈弓背向上型或上斜型抬高，Ⅱ、Ⅲ、aVF、V_6 导联 ST 段呈水平型下移 0.05 ~ 0.15 mV。

【心电图诊断】

● 图 A：① 窦性心律；② 德温特综合征心电图表现；③ ST 段异常。

● 图 B：① 窦性心动过速；② 急性前壁心肌梗死；③ ST 段异常。

【心电图解析及临床分析】

2008 年，荷兰心内科医生德温特（De Winter）等人发现部分左前降支近段闭塞患者的心电图并未出现典型急性心肌梗死的 ST 段抬高（ST segment elevation myocardial infarction，STEMI），而是在 V_1 ~ V_6 导联出现 J 点下移、ST 段上斜型下移伴 T 波对称高尖，此后将这种特征性心电图表现称为德温特综合征。德温特综合征患者的心电图可能是 STEMI 的早期（超急性期）改变，也可能是一种特殊类型的 ACS 表现。因此其心电图改变被视为 STEMI 的“等危”心电图。德温特综合征的心电图特点为：① 胸前导联（多数为 V_2 ~ V_5 导联）J 点压低 1 ~ 3 mm，ST 段呈上斜型下移，T 波对称高尖；② QRS 波群通常不增宽或轻度增宽；③ 部分患者可出现胸导联 R 波上升不良；④ 大多数患者 aVR 导联 ST 段轻度抬高（1 ~ 2 mm）。

临床上，部分德温特综合征患者心电图可进展至典型的 ST 段抬高型心肌梗死（如本例）。此类情况多见于青年男性，对于该类患者应尽早行 PCI。

【处理建议】

德温特综合征是一种特殊的急性心肌梗死，处理参照例 11。不过，针对德温特综合征的溶栓治疗目前尚存在争议。

例102 房性早搏二联律，房性早搏伴室内差异性传导，房性早搏未下传

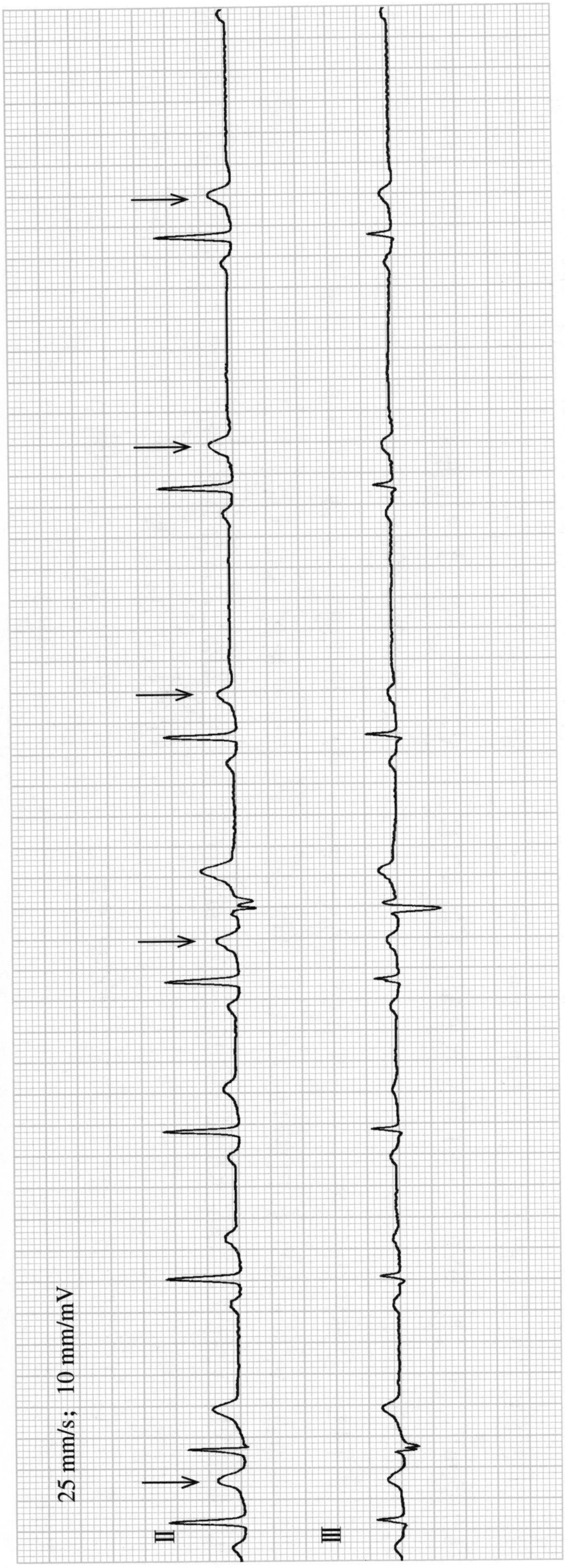

【病史摘要】

女性，37 岁，心悸、胸闷 3 天。听诊：心率 66 次 / 分，律不齐，可闻及早搏。

【初步印象】

早搏？

【心电图改变】

Ⅱ、Ⅲ导联第 2、6、8、10、12 个 P′ 波提前出现。提前的 P′ 波落于前一次窦性激动的 T 波之中，使其形态发生改变。其中第 2、6 个 P′ 波后有下传的 QRS 波群，其形态与窦性 QRS 波群不同；第 8、10、12 个 P′ 波后无下传的 QRS 波群。

【心电图诊断】

- 窦性心律。
- 房性早搏二联律，室内差异性传导，房性早搏未下传。

【心电图解析及临床分析】

该心电图中共有 5 个房性早搏。其提前的 P′ 波均落于前一次窦性激动的 T 波之中（箭头所示）。其中前 2 个提前的 P′ 波使 T 波形态改变明显，P′ 波尚不难辨认，其后有下传的 QRS 波群；后 3 个使 T 波改变不明显，P′ 波不易察觉。但突然出现的“窦性心动过缓”如何解释？若将后 3 个窦性激动的 T 波和正数第 3、4 个窦性激动的 T 波仔细比较可以发现，其 T 波振幅要高大一些，此外测量可知后 3 个激动的 RR 间期与之前含有房性早搏的 RR 间期相等，这足以说明这 3 个窦性激动的 T 波里也都埋藏了提前的、未能下传心室的 P′ 波，即未下传的房性早搏。房性早搏的临床意义见例 47，而室内差异性传导是一种心电现象，无特殊意义。

【处理建议】

参照例 48。

例103 房性早搏二联律伴交替性左、右束支蝉联现象

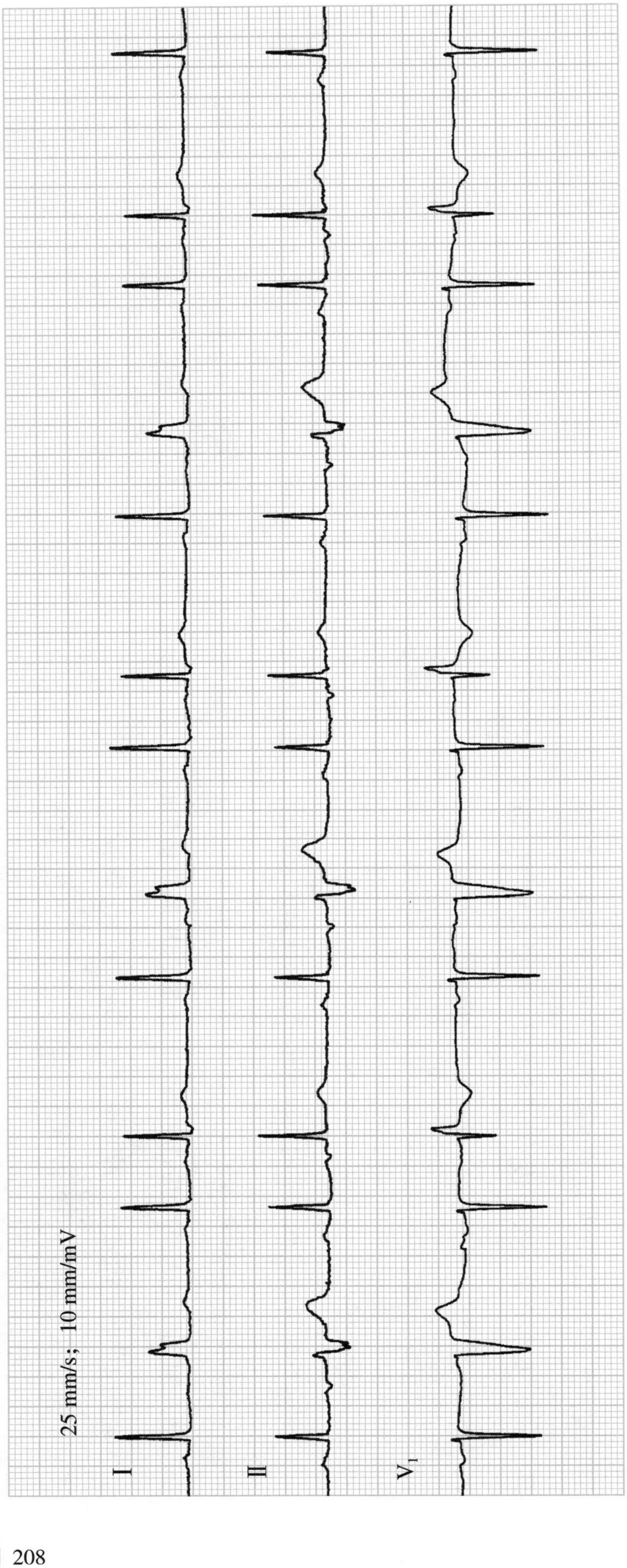

【病史摘要】

男性，40 岁，心悸、胸闷 2 天。听诊：心率 78 次 / 分，律不齐，可闻及早搏二联律。

【初步印象】

心律失常，早搏二联律?

【心电图改变】

● Ⅰ、Ⅱ、V_1 导联第 2、4、6、8、10、12 个 P′ 波提前出现，提前的 P′ 波落于前一次窦性激动的 T 波之中。

● 上述第 2、6、10 个 P′ 波后下传的 QRS 波群呈左束支阻滞图形改变，第 4、8、12 个 P′ 波后下传的 QRS 波群呈右束支阻滞图形改变。

【心电图诊断】

● 窦性心律。

● 房性早搏二联律伴室内差异性传导（左、右束支阻滞图形交替蝉联）。

【心电图解析及临床分析】

一般情况下右束支不应期较左束支略长，当过早的房性激动下传至心室时易落入右束支的不应期中。这时激动只能通过左束支下传心室，使左心室先除极，QRS 波群呈右束支阻滞图形（如第 4、8、12 个 QRS 波群）。激动在经左束支下传的同时，通过室间隔心肌缓慢传向右束支使右心室除极。其结果是右束支晚于左束支除极，除极完毕也晚于左束支，并造成右束支与下一个窦性激动之间的距离短于左束支。根据“RR 周期长其后不应期长，RR 周期短其后不应期短”的原理，当下一次房性早搏抵达心室时，左束支处于不应期之中，导致该激动先除极右心室，QRS 波群形态呈左束支阻滞图形（如第 2、6、10 个 QRS 波群）。如此反复，便形成了房性早搏二联律伴室内差异性传导，其室内差异性传导表现呈左、右束支阻滞图形交替的现象。

【处理建议】

处理参照例 48。

例104 房性早搏诱发的房室结折返性心动过速

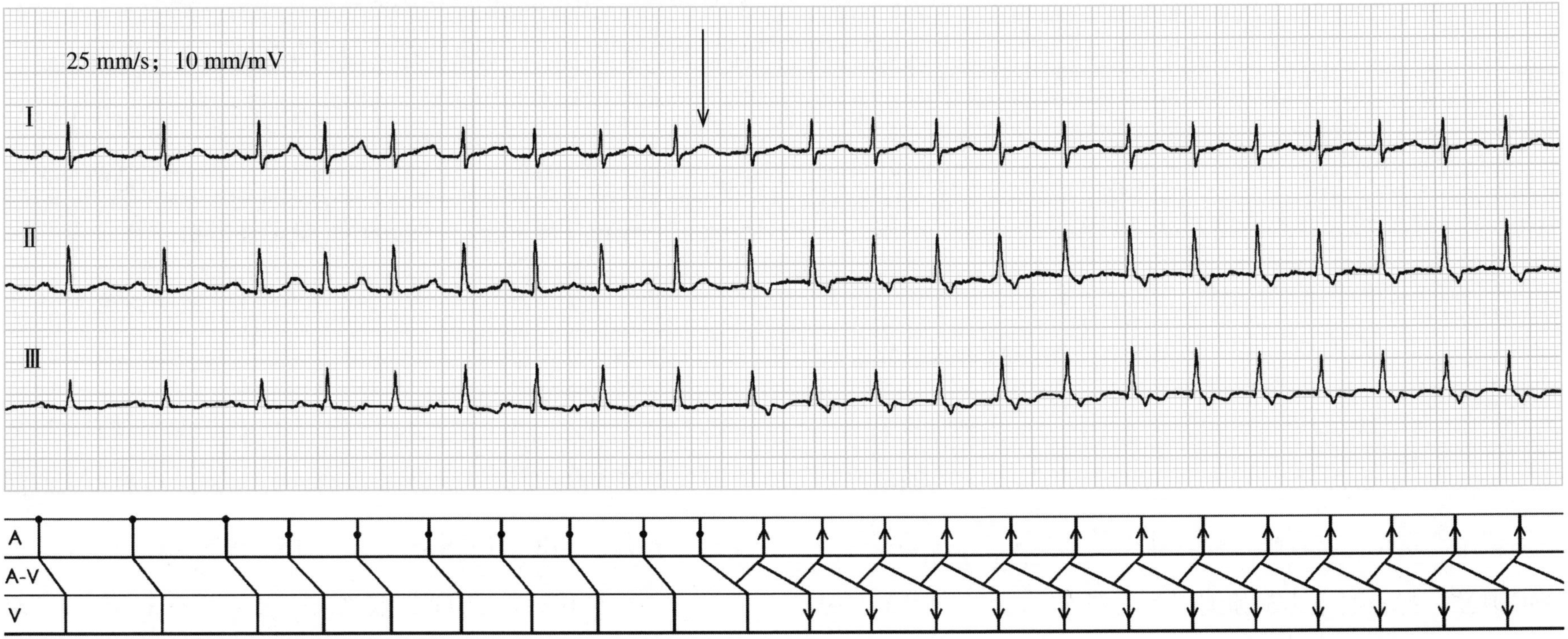

【病史摘要】

男性，52 岁，发作性心悸 5 年。听诊：心率 150 次 / 分，律齐。

【初步印象】

心律失常：心动过速。

【心电图改变】

图中前 3 个为窦性激动。第 4 ～ 10 个 P′ 波提前发生，其中第 4 ～ 9 个 P′R 间期约 0.20 秒，第 10 个 P′R 间期突然延长至 0.35 秒，跳跃增加 0.15 秒，并从该 QRS 波群开始直至最后（第 11 ～ 22 个）QRS 波群前无 P 波，而于 QRS 波群后出现逆行 P^- 波。

【心电图诊断】

- 窦性心律。
- 短阵房性心动过速。
- 房室结折返性心动过速。

【心电图解析及临床分析】

这是一份由房性早搏诱发的房室结折返性心动过速心电图。图中第 4 ～ 10 个为连续提前的房性激动，其 P′P′ 稍不齐。其中第 4 ～ 9 个 P′R 间期与窦性 PR 间期几乎相同，约为 0.20 秒，可以推测这些激动经房室结快径路下传心室。而第 10 个 P′ 波提前明显且 P′R 间期突然延长（箭头所示），反映当更早的房性激动到达时，由于快径路处于有效不应期而改由慢径路缓慢下传心室，由此引起 P′R 间期突然延长。该缓慢下传的激动在传至快径路远端时，因其脱离了不应期，导致激动在下传心室的同时又沿快径路逆传心房，在 QRS 波群后引起逆行 P^- 波。之后再经慢径路折返下传，如此连续折返形成房室结折返性心动过速。

【处理建议】

建议行 X 线胸片和超声心动图检查，以了解有无器质性心肺疾病。治疗参照例 57。

例105 文氏型房室传导，心房回波

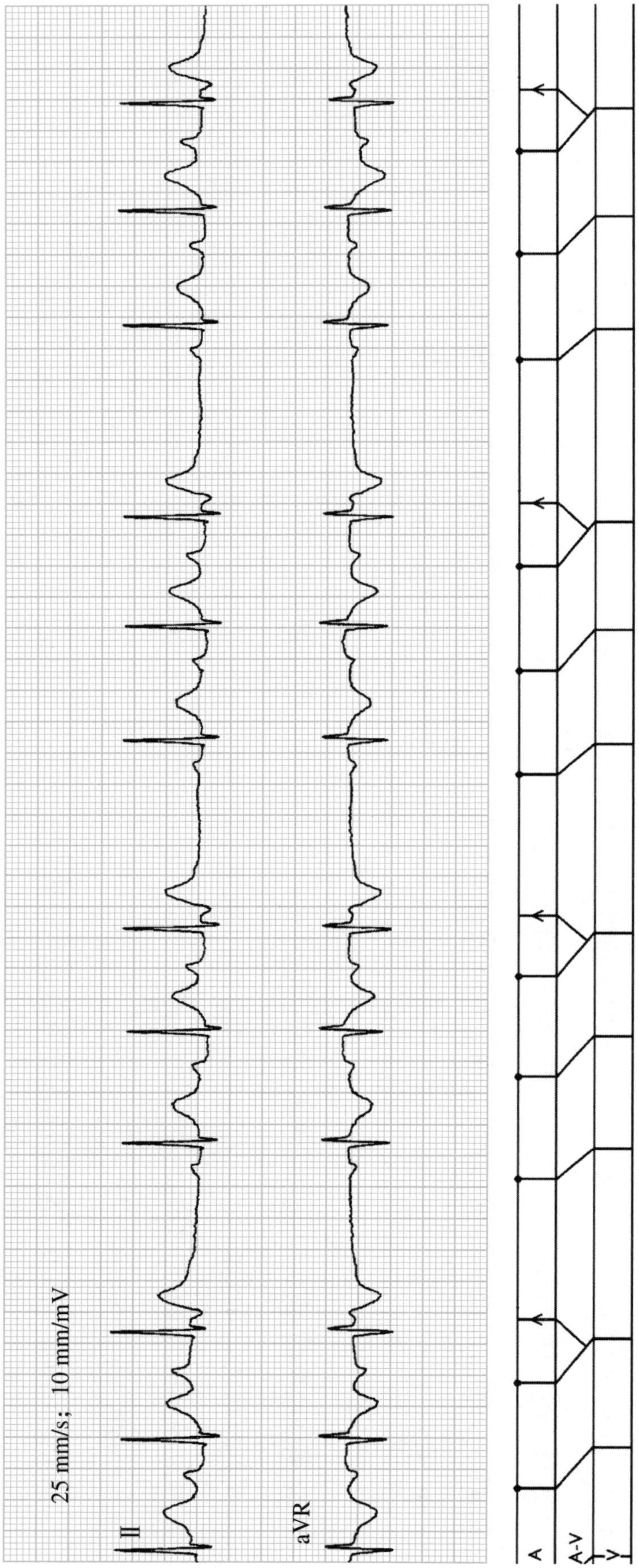

【病史摘要】

女性，47 岁，阵发性心悸 1 周。听诊：心率 80 次 / 分，律不齐。

【初步印象】

心律失常。

【心电图改变】

窦性激动下传心室的 PR 间期逐渐延长，当延长至一定长度时，即引发 1 个提前的逆行 P^- 波，并接着出现 1 个长间期。随后 PR 间期恢复至正常范围，之后再次重复上述现象。

【心电图诊断】

- 窦性心律。
- 二度 I 型房室阻滞？
- 窦性反复心搏、心房回波。

【心电图解析及临床分析】

图中可见窦性激动的 PR 间期逐渐延长，但始终没有出现窦性 P 波后 QRS 波群脱漏的情况，每次都是以 1 个（提前的）逆行 P^- 波的出现结束 1 个文氏周期，而这个逆行 P^- 波总是在 PR 间期延长到一定长度的时候出现。这足以说明其不是交界区异位起搏点提前发出的激动，而是窦性激动在交界区缓慢传导达到某一节点（满足折返激动的条件）引发折返导致心房再次激动的缘故，即反复搏动，又称回波。源于窦性激动的反复搏动称为窦性反复搏动，除此之外还有由房性激动、交界性激动及室性激动引发的反复搏动，分别称为房性反复搏动、交界性反复搏动及室性反复搏动。

反复搏动是折返激动的一种类型，它的出现表明患者存在房室结双径路，是诱发房室结折返性心动过速的主要原因之一。反复搏动多见于心脏病患者，但亦可见于正常人。

【处理建议】

积极治疗原发病，反复搏动本身无须针对性处理。

例106 窦性心动过缓，交界性逸搏心律，窦性夺获伴室内差异性传导

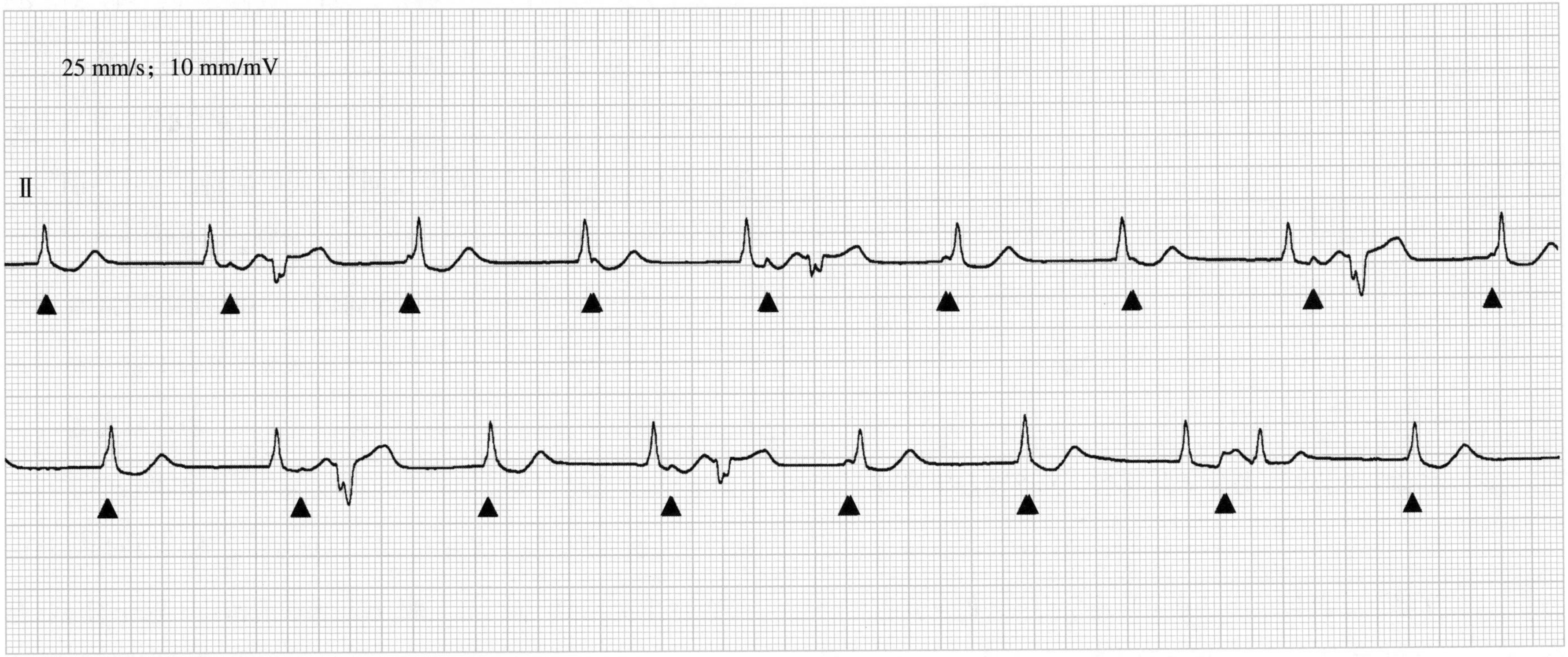

【病史摘要】

女性，59 岁，心悸 1 周，既往有高血压病病史 8 年。听诊：律不齐。

【初步印象】

高血压病，心律失常：早搏？

【心电图改变】

● 图中 PP 匀齐（▲的上方为窦性 P 波所处的位置），频率 52 次 / 分。

● 图中多数 RR 匀齐，其前无 P 波，QRS 波群形态呈室上性，频率 57 次 / 分。

● 图中第 3、7、11、15、18、22 个 QRS 波群提前出现，其前有相关窦性 P 波，QRS 波群形态除第 22 个呈室上性外，其余 QRS 波群形态有异常改变。

【心电图诊断】

● 交界性逸搏心律。

● 干扰性不完全性房室分离。

● 窦性夺获伴室内差异性传导。

【心电图解析及临床分析】

这是一份连续记录 20 秒的Ⅱ导联心电图。该图与例 44 类似，只是图中窦性激动的频率慢于交界性逸搏的频率，造成一连串窦性 P 波从交界性 QRS 波群前逐渐移行至 QRS 波群之后，这些 P 波因受交界性激动不应期的影响不能下传心室形成干扰性房室分离，当窦性激动移出该不应期之后则下传夺获心室。夺获心室的窦性 QRS 波群大多与交界性 QRS 波群相距较近（第 3、7、11、15、18 个），而引起 QRS 波群形态发生改变，即室内差异性传导。图中的窦性夺获易误认为是房性早搏，通过分析窦性 P 波不难甄别。

【处理建议】

参照例 44。

例107 逸搏－夺获二联律

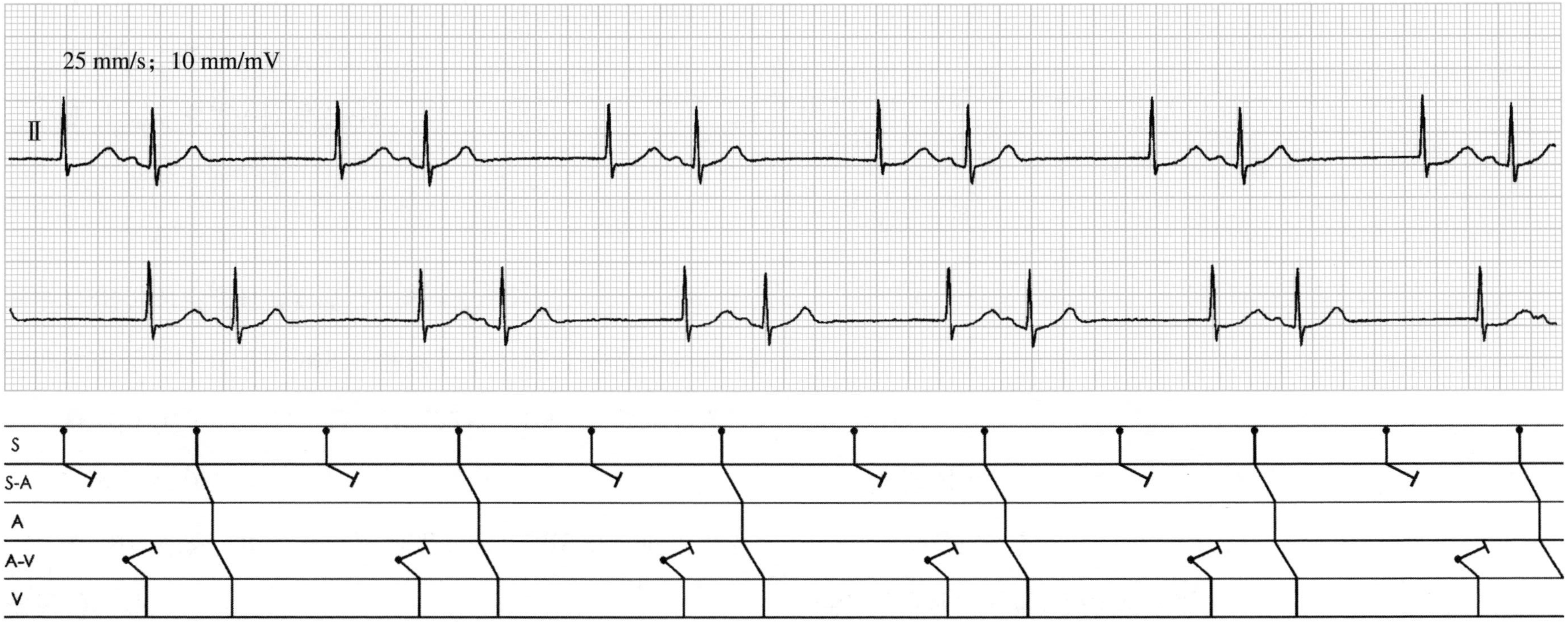

注：这是一份连续记录 20 秒的心电图，该梯形图是为其中后 10 秒心电图绘制的。

【病史摘要】

男性，51 岁，阵发性心悸、胸闷 1 个月。听诊：心率 70 次 / 分，律不齐，可闻及早搏二联律。

【初步印象】

心律失常：早搏二联律?

【心电图改变】

● 交界性逸搏 – 窦性激动成组出现：窦性激动缓慢匀齐，频率 35 次 / 分。在每一个窦性心动周期的后 3/2 处总可见有前无 P 波、QRS 波群形态与窦性 QRS 波群形态相同的交界性逸搏。长 RR 与短 RR 交替出现。

● Ⅱ导联 ST 段水平下移大于 0.05 mV。

【心电图诊断】

● 窦性心律伴 2 ∶ 1 窦房阻滞。

● 逸搏 – 夺获二联律。

● ST 段异常，提示心肌缺血。

【心电图解析及临床分析】

该心电图窦性 PP 间距约 1.74 秒（频率 35 次 / 分），节律基本匀齐。交界性逸搏间期基本恒定为 1.18 秒。窦性心动周期长于交界性逸搏间期，故在一次窦性 QRS 波群后 1.18 秒处即出现 1 个交界性逸搏，此交界性逸搏与之前的窦性激动相距较远，而与之后的窦性激动相距较近（1.74 秒 –1.18 秒 =0.56 秒）。如此一长一短形成交界性逸搏 – 窦性夺获二联律（简称为“逸搏 – 夺获二联律”）。将此窦性激动称为夺获，是因其“提前”除极心室，有竞争控制心脏的含义。

该患者窦性频率极缓（仅 35 次 / 分），究其原因可能存在 2 ∶ 1 窦房阻滞，该图下方的梯形图直观地表达了其道理。

【处理建议】

建议行 24 小时动态心电图和超声心动图检查，必要时行运动心电图或冠状动脉造影，以明确有无器质性心脏病及心肌缺血。

例108 不完全性与完全性心室预激

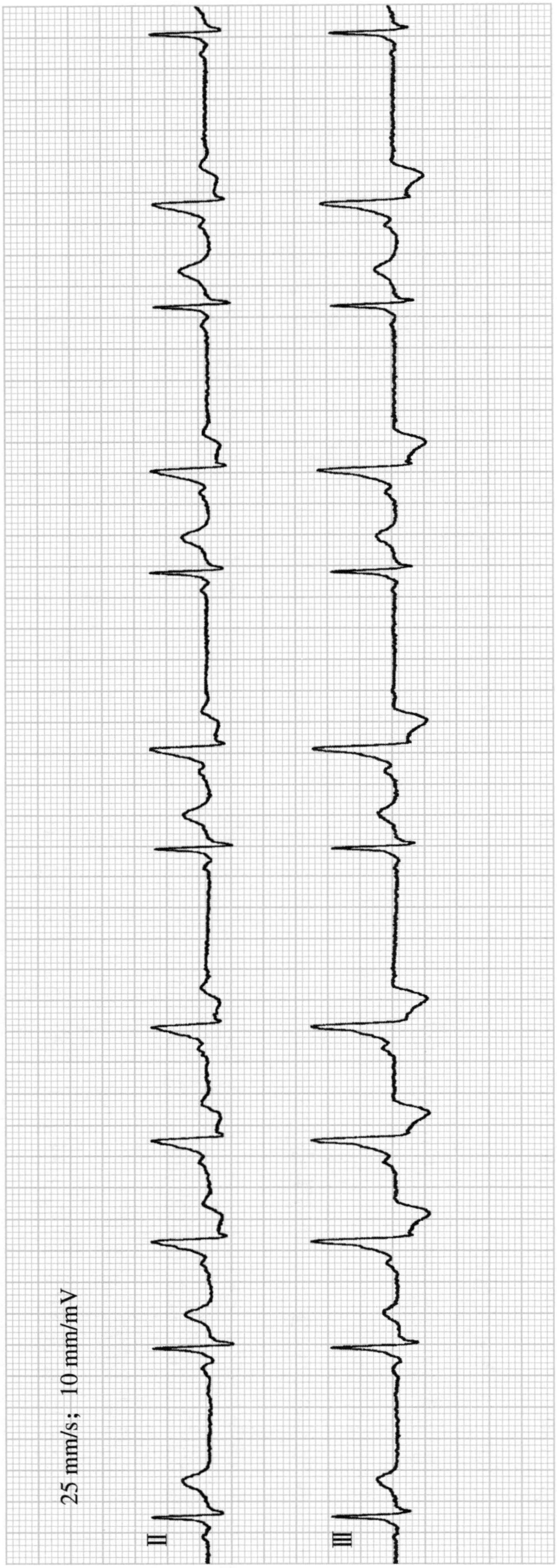

【病史摘要】

女性，30 岁，阵发性心悸 15 日，行心电图检查发现异常。听诊：心率 60 次 / 分，律不齐，可闻及早搏二联律。

【初步印象】

心律失常：早搏二联律？

【心电图改变】

● 窦性 PP 间期 1.08 秒，频率 56 次 / 分。窦性激动 PR 间期小于 0.12 秒；QRS 波群起始部可见 δ 波，QRS 波群时间轻度增宽（0.11 秒）。

● 第 3 ~ 5、7、9、11 个 P′ 波提前发生，其后继以宽大明显、起始缓慢的 QRS 波群（＞0.11 秒），且伴有 ST-T 改变。

【心电图诊断】

● 窦性心动过缓。

● 房性早搏二联律，短阵房性心动过速。

● 心室预激。

【心电图解析及临床分析】

该心电图由于早搏的 QRS 波群形态宽大明显，且其前的房性 P′ 波部分融于 QRS 波群之中，使得该早搏易被误认为是室性早搏。故识别出 QRS 波群前的 P′ 波很关键。

有心室预激的 QRS 波群是一种特殊类型的室性融合波。此时，来自心房的激动可经正常的房室传导系统和异常房室旁路两条途径同时下传心室。由于房室旁路传导速度快，经此路径下传的激动较早地到达心室，引起旁路附着处的心室肌预先除极，但该激动在心室内向周围心肌扩布缓慢。沿正常传导系统下传的激动虽经“房室传导延搁”，到达心室晚，但其在心室内传导速度快，快速激动其他部分心室肌。如此经两条途径下传的激动各自激动一部分心室肌，由此形成室性融合波。

如上所述，若心室激动来自以上两条途径的下传，或者说旁路仅引起部分心室肌的预先除极，则称为不完全性心室预激；若心室激动全部来自旁路下传，QRS 波群形态则更加宽大畸形称为完全性心室预激。该图中，窦性下传的 QRS 波群起始部有 δ 波，QRS 波群时间仅轻度增宽为不完全性心室预激；而房性早搏下传的 QRS 波群宽大明显，提示房性异位起搏点位于房室旁路附近，心室激动可能全部来自旁路的下传，导致完全性心室预激。

【处理建议】

建议行 24 小时动态心电图、心脏电生理等检查，以明确病因。必要时行射频消融治疗。心律失常本身可暂不予处理。

例109 心室预激合并心房颤动

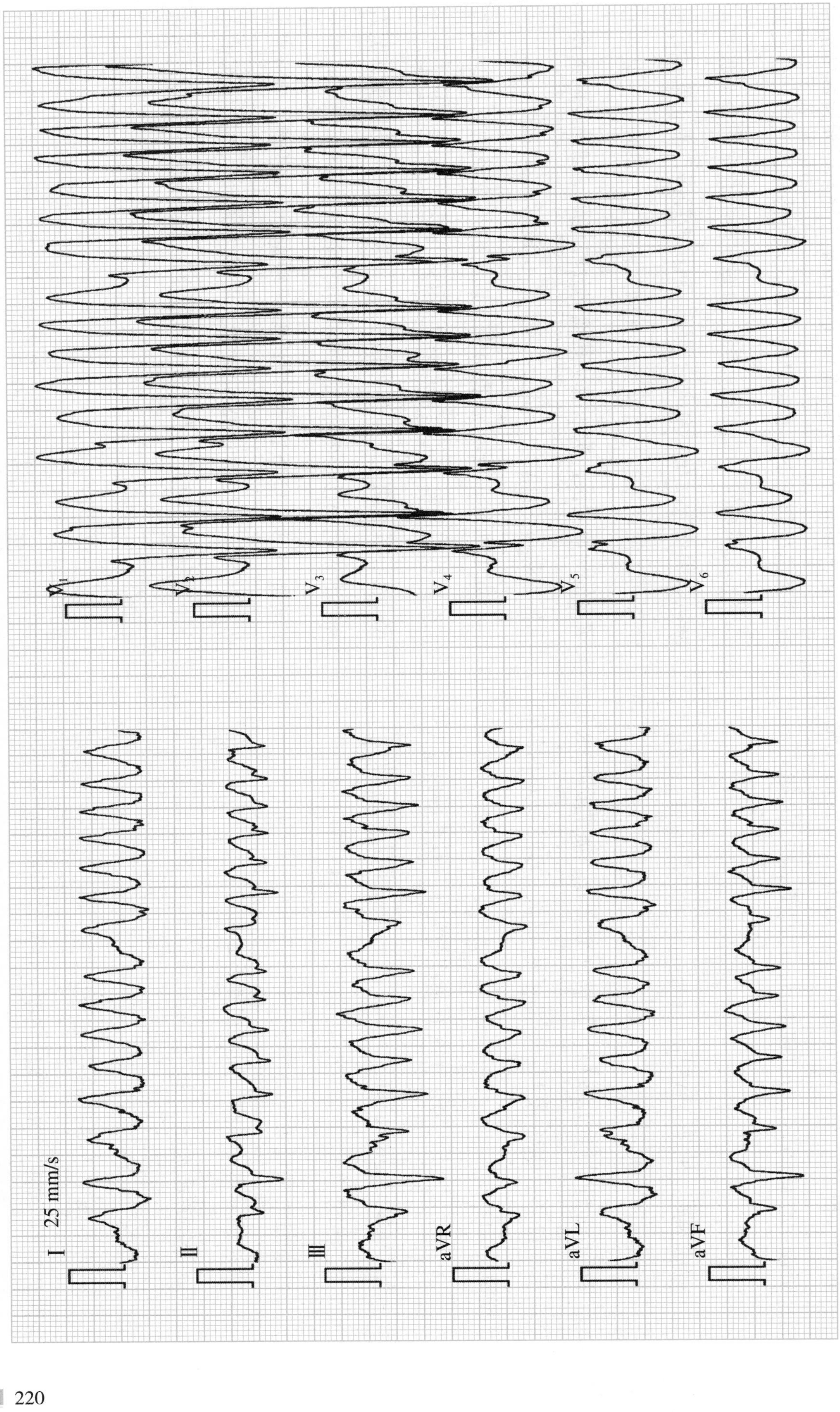

【病史摘要】

男性，76 岁，心悸、胸闷 1 天，加重 3 小时。外院心电图提示快速房颤，予西地兰静脉推注后心室率更快。体格检查：血压 86/54 mmHg。听诊：心率 230 次 / 分，律绝对不齐，第一心音强弱不等。

【初步印象】

心律失常：快速房颤。

【心电图改变】

各导联 QRS 波群宽大畸形，QRS 波群形态不完全一致，其前无 P 波，频率 230 次 / 分，RR 绝对不齐，最短 RR 间期 0.21 秒，QRS 波群起始缓慢似有 δ 波。

【心电图诊断】

- 心房颤动伴心室率过速。
- 心室预激。

【心电图解析及临床分析】

这是一份心室律很不匀齐的宽 QRS 波群心动过速心电图。心室律不齐排除了室上速的可能，故对此图需在室速和心室预激合并房颤之间作出鉴别。本图从以下几方面支持后者：一般情况下，室速的节律可有一定程度的不齐，但很少像房颤那般绝对不齐；除多形性室速外，室速的 QRS 波群形态应当一致（室性融合波除外），况且该图 QRS 波群起始缓慢更像 δ 波所为；特别是该患者在快速房颤发作给予洋地黄类药物后，心室率不减反升。因此，该宽 QRS 波群心动过速更符合经房室旁路前传的心房颤动（即心室预激合并心房颤动）。所以有学者指出，对于节律完全不规整且心动过速频率超过 200 次 / 分的宽 QRS 波群心动过速，首先要考虑心室预激合并心房颤动的可能。

洋地黄虽可阻滞心房波的房室结传导，但可加速旁路传导。过快的心室率若处理不当，可诱发室速、室颤导致猝死。故对心室预激合并房颤的患者，应禁用洋地黄类药物。

【处理建议】

立即给予心电血压监护，吸氧。如果患者已出现低血压等血流动力学不稳定状态，应立即进行同步直流电复律，能量 100 J。药物治疗可选用胺碘酮静脉推注，禁用维拉帕米（异搏定）、利多卡因、去乙酰毛花甙（西地兰）等加快旁路传导的药物。病情稳定后可转心内科行射频消融治疗。

例110 变异型预激综合征

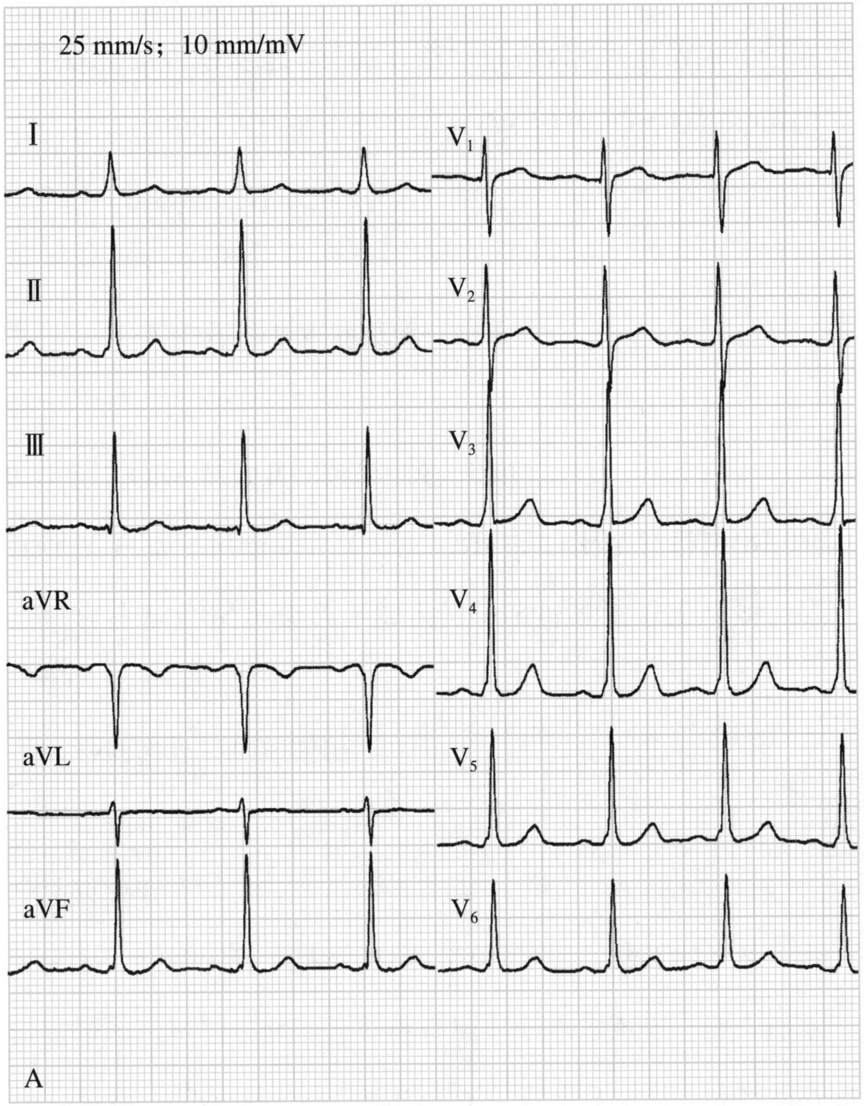

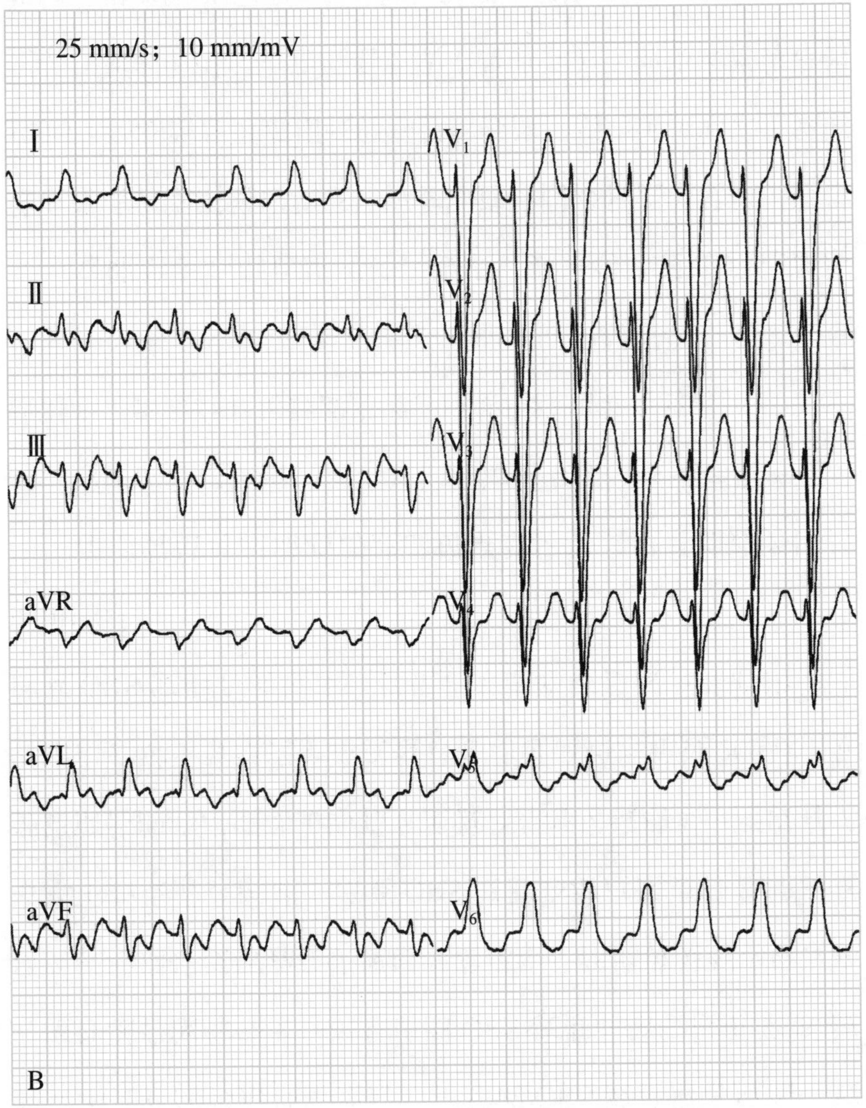

【病史摘要】

女性，24 岁，突发心悸 30 分钟。听诊：心率 187 次 / 分，律齐。6 个月前心电图显示 QRS 波群起始部有 δ 波，而 PR 间期正常（图 A）。

【初步印象】

心律失常：阵发性室上速？

【心电图改变】

- 发病前（图 A）：QRS 波群前可见 δ 波，而 PR 间期正常（0.16 秒）。
- 发病时（图 B）：心率快（187 次 / 分），节律规整，无 P 波，QRS 波群呈左束支阻滞图形。

【心电图诊断】

- 发病前（图 A）：① 窦性心律；② 不典型心室预激。
- 发病时（图 B）：阵发性室上性心动过速（呈左束支阻滞图形），提示变异型预激综合征。

【心电图解析及临床分析】

变异型预激综合征又称为 Mahaim 型预激综合征，是预激综合征的一种少见类型。传统的变异型预激综合征是指窦房结激动经 Mahaim 纤维（包括结 – 室旁路和束 – 室旁路）下传心室，心电图 QRS 波群起始部出现 δ 波而 PR 间期正常，伴或不伴有室上性心动过速的一组综合征。近年来研究人员发现，Mahaim 纤维有 5 种类型，包括结 – 束、结 – 室、束 – 室、慢传导房 – 束和慢传导房 – 室等旁路。除束 – 室旁路外其他各型都可参与形成折返性心动过速，其中以慢传导房 – 束旁路最多见（有人称其为房束旁路型变异型预激综合征），其旁路起自右心房，止于右束支远端或附近心肌，故而由其参与的心动过速呈类似左束支阻滞的形态改变。本病例显示了变异型预激综合征较为典型的心电图特征。

图 B 为宽 QRS 波群心动过速，对其性质的判断和之前（或之后）窦性心律时心电图对照有助于鉴别诊断：该患者 6 个月前心电图（图 A）显示为窦性心律，QRS 波群起始部有 δ 波但 PR 间期正常，而现在心动过速的 QRS 波群宽大呈左束支阻滞图形，符合经 Mahaim 纤维下传的折返性心动过速的心电图特点。其具体旁路的明确须靠电生理检查。

【处理建议】

建议转心内科行电生理检查和射频消融治疗。

例111 室上性心动过速伴完全性右束支阻滞

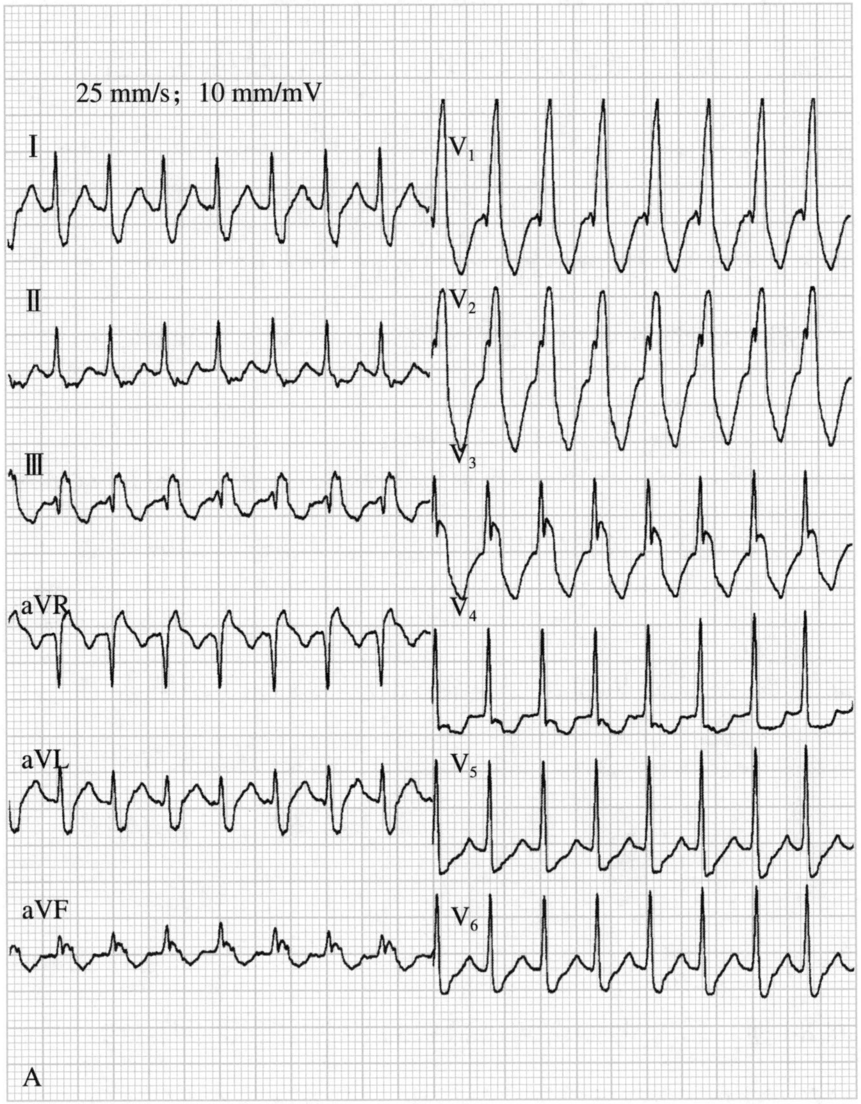

A

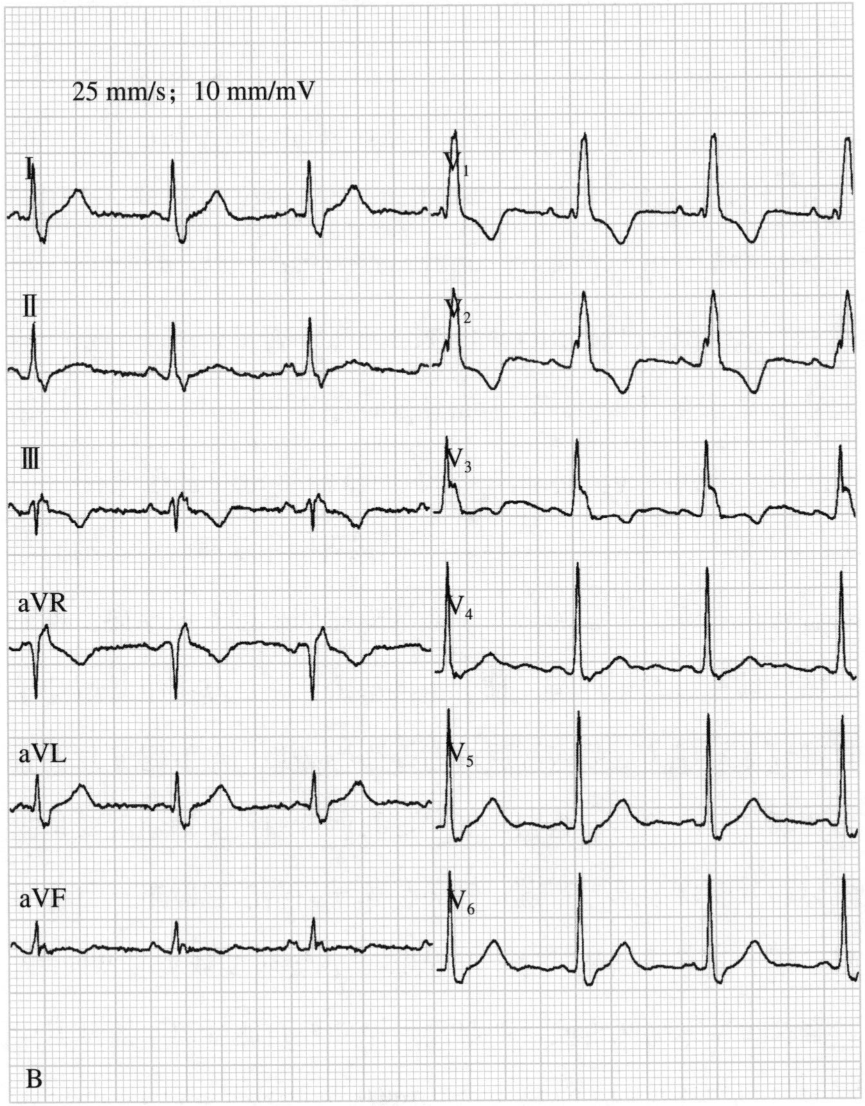

B

【病史摘要】

女性，63 岁，突发心悸、胸闷 1 小时。体格检查：血压 110/70 mmHg。听诊：心率 200 次 / 分，律齐。图 B 为用药后复查的心电图。

【初步印象】

心律失常：阵发性室上性心动过速?

【心电图改变】

● 图 A：各导联 RR 匀齐，频率 200 次 / 分，QRS 波群前无 P 波，QRS 波群宽大呈完全性右束支阻滞形态改变。

● 图 B：窦性 P 波，频率 80 次 / 分，完全性右束支阻滞形态改变。

【心电图诊断】

● 图 A：阵发性室上性心动过速伴完全性右束支阻滞。

● 图 B：① 窦性心律；② 完全性右束支阻滞。

【心电图解析及临床分析】

该病例为一名老年女性，因突发心悸、胸闷来医院就诊，心电图记录的是一宽 QRS 波群心动过速，频率 200 次 / 分。该心动过速是室上性心动过速还是室性心动过速，事关用药和预后。心电图其他方面表现为：节律规整、宽大的 QRS 波群呈典型完全性右束支阻滞改变。临床方面，血流动力学尚稳定（血压 110/70 mmHg），一般情况尚可。综合分析，考虑为室上性心动过速伴完全性右束支阻滞的可能性大。谨慎起见，静脉推注胺碘酮 150 mg。随后记录的心电图转复为窦性心律，并且仍伴有完全性右束支阻滞。这表明心动过速中 QRS 波群形态的改变是束支阻滞造成的，为室上性心动过速伴完全性右束支阻滞。

对宽 QRS 波群心动过速性质的鉴别，结合以往及之后的心电图进行对照分析十分重要。若宽 QRS 波群心动过速发作时，QRS 波群形态与窦性心律时 QRS 波群相同为室上速（如本例）；若窦性心律时有房性早搏伴室内差异性传导，其形态与心动过速 QRS 波群形态一致，则提示心动过速 QRS 波群的形态改变为室内差异性传导；若心动过速的 QRS 波群呈典型左束支阻滞图形，窦性心律时 QRS 波群起始部有 δ 波而 PR 间期正常，则为变异型预激综合征（如例 110）；若宽心动过速的 QRS 波群形态与窦性心律时不同，且不呈典型束支阻滞图形，则提示室性心动过速。

【处理建议】

参照例 110。

例112 心房颤动，多源性室性早搏，非阵发性室性心动过速

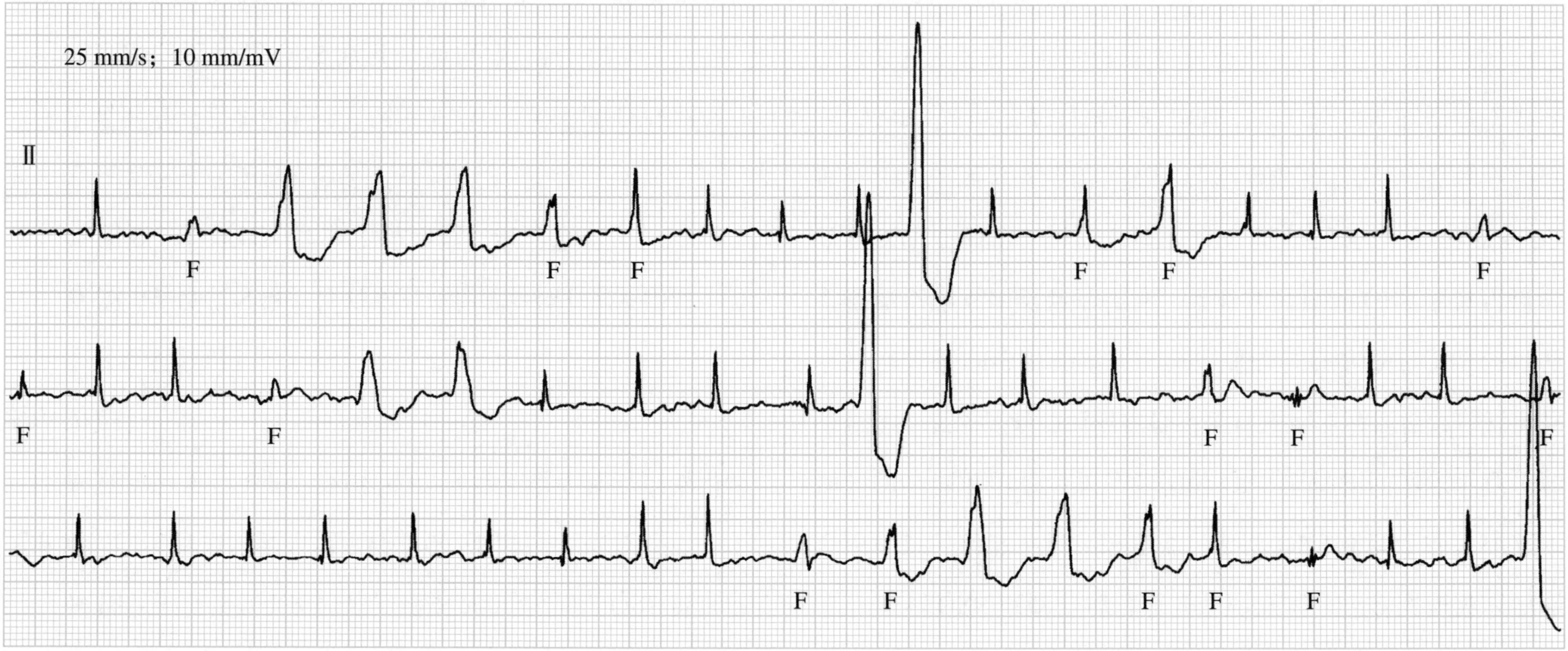

【病史摘要】

男性，78 岁，反复胸闷、胸痛伴心悸 1 年，再发 3 天。1 个月来每日服用地高辛 0.125 mg，1 次 / 日。体格检查：心界向左下扩大。听诊：心率 110 次 / 分，律绝对不齐，第一心音强弱不等，心尖部可闻及 2/6 级收缩期杂音。

【初步印象】

冠心病，心房颤动。

【心电图改变】

- （Ⅱ导联）P 波消失，代以 f 波、RR 绝对不齐。
- 第 11、29、56 个 QRS 波群提前发生，宽大畸形，形态相同，配对相等；第 2 ～ 7、13、14、18、19、22 ～ 24、33、34、37、47 ～ 53 个 QRS 波群形态与其余室上性 QRS 波群不同，自身也形态不一致， RR 间期基本相等，频率约 105 次 / 分，其中第 3 ～ 5、23、24、49、50 个 QRS 波群呈形态宽大的室性 QRS 波群，其余 QRS 波群形态介于室上性 QRS 波群与室性 QRS 波群之间（ “F” 上方），为室性融合波。
- T 波低平（Ⅱ导联）。

【心电图诊断】

- 心房颤动伴快速心室率。
- 多源性室性早搏，非阵发性室性心动过速，室性融合波。
- T 波异常。

【心电图解析及临床分析】

这是一份连续记录 30 秒Ⅱ导联的心电图，其基本心律为心房颤动。图中可见频发的室性激动，根据其形态分为两类：第 11、29、56 个 QRS 波群提前出现、形态一致、配对相等，为来自同一源的室性早搏；其他室性激动源自另一心室起搏点。后者时而单个出现，时而连续出现且节律匀齐，其频率为 105 次 / 分。这表明该室性起搏点自律性轻中度增高，仅在 f 波下传的 RR 间期长于该室性激动的 RR 时出现，故在该房颤心电图中没有长 RR 间期。只是有时室性激动在除极心室的同时，房颤 f 波也传至心室，两者各自激动一部分心室肌，形成室性融合波（ “F” 上方的 QRS 波群）。由于两者控制心室的比例不相同，导致图中室性融合波呈多种形态。

该患者出现多源性室性早搏及非阵发性室性心动过速可能与心肌缺血有关，但尚不能排除电解质紊乱或洋地黄中毒所致。

【处理建议】

给予心电血压监护，查血电解质和洋地黄浓度。根据情况纠正电解质紊乱和洋地黄中毒，并针对原发病冠心病进行治疗。针对室性心律失常可给予倍他乐克 12.5 mg，口服，2 次 / 日。必要时可予胺碘酮静脉推注，并考虑转心内科行冠状动脉造影。

例113 形态“正常化”的室性融合波

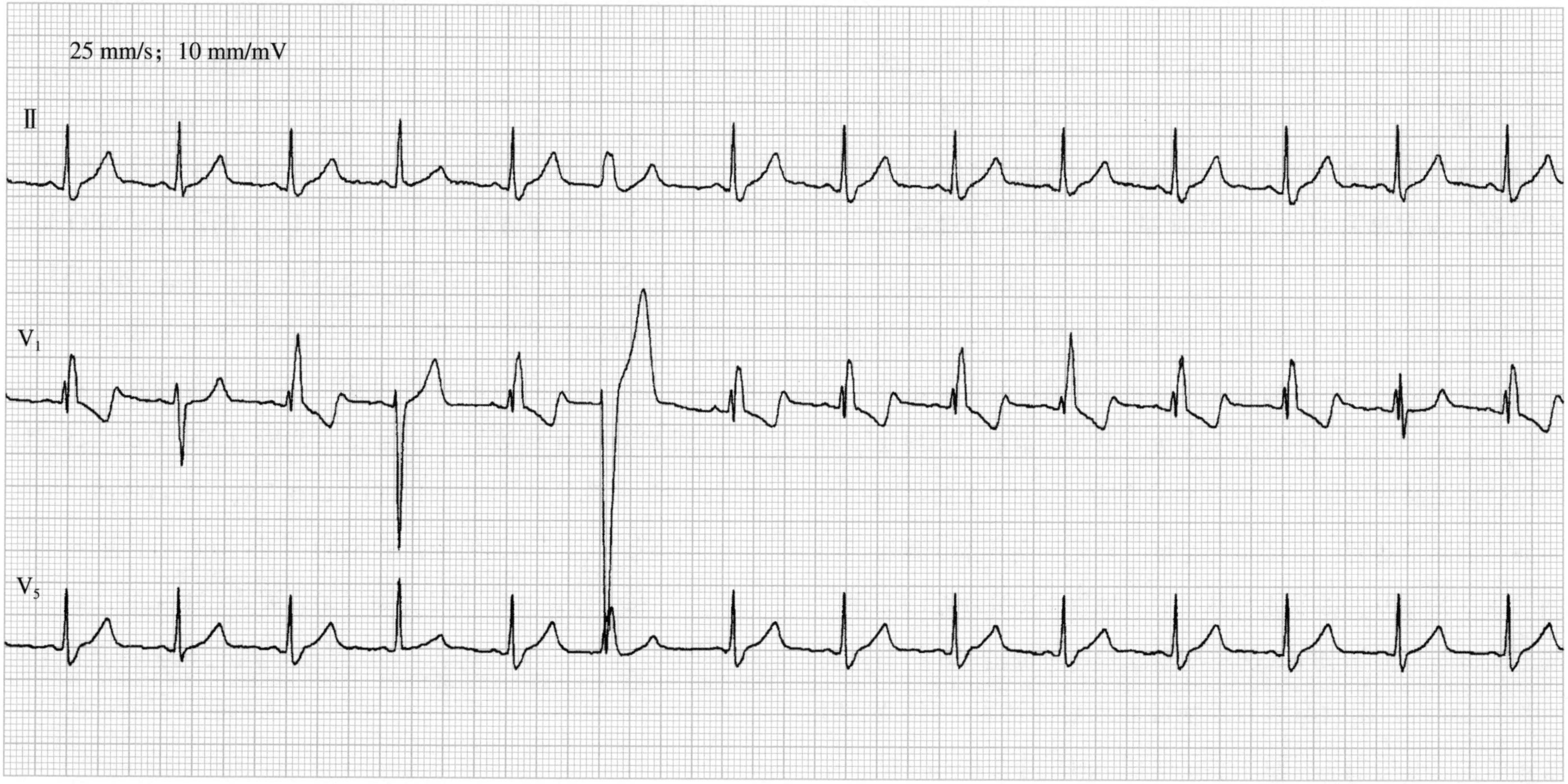

【病史摘要】

女性，63 岁，发作性心悸 1 个月。听诊：心率 84 次 / 分，律不齐，可闻及早搏。

【初步印象】

心律失常：早搏？

【心电图改变】

● 室性早搏：第 2、4、6、13 个 QRS 波群提前发生，其中第 6 个 QRS 波群提早明显为纯粹的室性激动，其前无 P 波，QRS 波群形态呈完全性左束支阻滞图形，其他 3 个 QRS 波群发生相对较晚，其前有窦性 P 波，形态介于窦性 QRS 波群与室性 QRS 波群之间，为室性融合波。

● 完全性右束支阻滞：V_1 导联呈 rsR′ 型，Ⅱ、V_5 导联 S 波宽钝，QRS 波群时间 0.12 秒。

【心电图诊断】

● 窦性心律。

● 室性早搏，室性融合波。

● 完全性右束支阻滞。

【心电图解析及临床分析】

该心电图中，第 2、4、6、13 个 QRS 波群提前发生，其形态和窦性 QRS 波群不同，为室性早搏，但这些室性早博的形态不一且配对间期不等，易误认为多源性室性早搏。仔细观察可以发现，第 6 个 QRS 波群提早明显，前无 P 波，QRS 波群形态呈完全性左束支阻滞图形，表明为起源于右束支的室性早搏；其他 3 个室性早搏于舒张晚期发生，其前均有窦性 P 波，QRS 波群形态介于上述室性 QRS 波群与窦性 QRS 波群之间，故为室性融合波。

一般情况下，室性融合波中因有室性激动的成分，导致大多数融合波的 QRS 波群表现有形态的改变。该患者在窦性心律时存在完全性右束支阻滞，窦性激动由左束支下传心室先除极左心室。而室性早搏的起搏点位于右束支（阻滞区下方），其发出的激动先除极右心室。若室性早搏于舒张晚期发生，在其发出并除极右心室的同时，窦性激动也传至左心室且除极左心室，左、右心室同步除极，心室除极顺序接近正常或完全正常，由此形成 QRS 波群形态接近正常或完全正常的室性融合波。室性融合波的形态可因窦性激动与室性激动控制心室的比例不同而有所不同：室性控制得多，融合波形态接近室性 QRS 波群图形（左束支阻滞），如第 4 个 QRS 波群；窦性控制得多，融合波形态接近窦性 QRS 波群形态（右束支阻滞），如第 13 个 QRS 波群；如果两者控制左、右心室的比例符合正常，心室除极顺序则变得正常，由此形成的室性融合波就会呈正常形态的 QRS 波群，如第 2 个 QRS 波群。

室性融合波的心电图在本书例 54 和例 56 中学习过。和室性融合波一样，形态正常化的室性融合波是一种心电现象，其本身无特殊意义。

【处理建议】

参照例 53。

例114 高度房室阻滞，室性逸搏心律，窦性夺获伴完全性左束支阻滞，室性融合波

25 mm/s；10 mm/mV

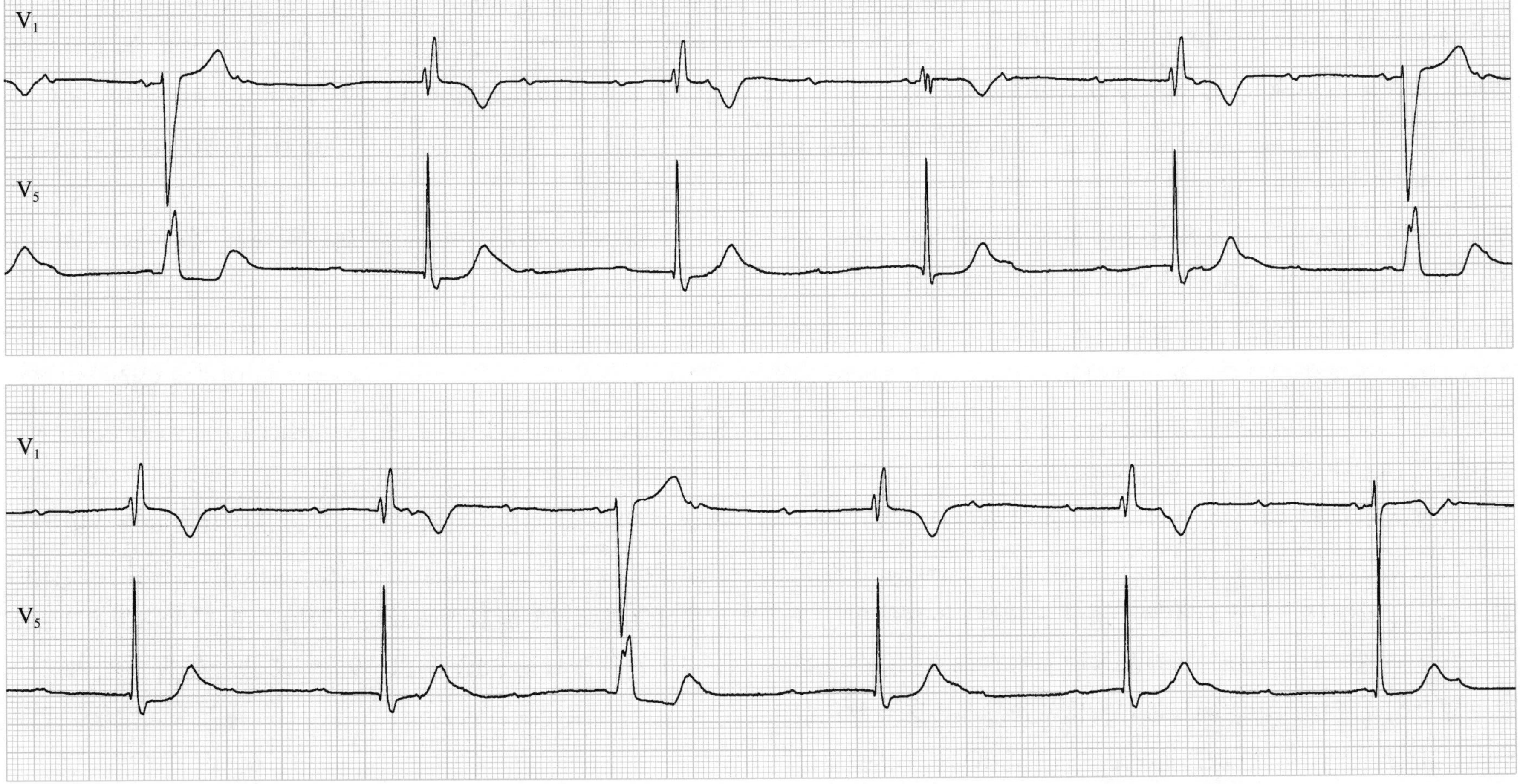

【病史摘要】

男性，81 岁，阵发性头晕、胸闷 1 个月。听诊：心率 33 次 / 分，律齐。

【初步印象】

心律失常：三度房室阻滞？

【心电图改变】

● 高度房室阻滞：图中 PP 匀齐，大多数 P 波后无下传的 QRS 波群。

● 室性逸搏心律：图中多数 RR 匀齐，其前无相关 P 波，QRS 波群宽大呈完全性右束支阻滞图形，频率 33 次 / 分。

● 窦性夺获：第 1、4、6、9、12 个 QRS 波群略有提前，其前有 PR 间期相对固定的窦性 P 波为窦性夺获。夺获的 QRS 波群形态：第 1、6、9 个 QRS 波群呈完全性左束支阻滞图形；第 4 个 QRS 波群呈不完全性右束支阻滞图形；第 12 个 QRS 波群形态正常。

【心电图诊断】

● 窦性心律伴高度房室阻滞。

● 室性逸搏心律。

● 窦性夺获，室性融合波。

【心电图解析及临床分析】

这是一份连续记录 20 秒的 V_1 和 V_5 导联心电图。图中大多数 P 波后无下传的 QRS 波群，为高度房室阻滞，心室激动大多为呈完右图形的室性逸搏心律，此表明产生逸搏的节律点位于左束支。而第 1、4、6、9、12 个 QRS 波群略有提前，其前有 PR 间期相对固定的窦性 P 波为窦性夺获。多数夺获的 QRS 波群呈完左图形（第 1、6、9 个 QRS 波群），表明夺获心室的激动存在左束支阻滞，激动沿右束支下传心室除极右心室。如果窦性夺获发生得较晚，与室性逸搏同时出现在心室，则窦性夺获除极右心室，室性逸搏除极左心室，左、右心室同时除极，心室除极顺序正常或接近正常，由此形成形态正常的室性融合波（第 12 个 QRS 波群）；如果窦性下传的激动略晚于室性逸搏，室性逸搏控制大部分心室，则形成形态接近室性逸搏图形的室性融合波（第 4 个 QRS 波群）。

【处理建议】

参照例 79。

例115 高度房室阻滞，韦金斯基现象

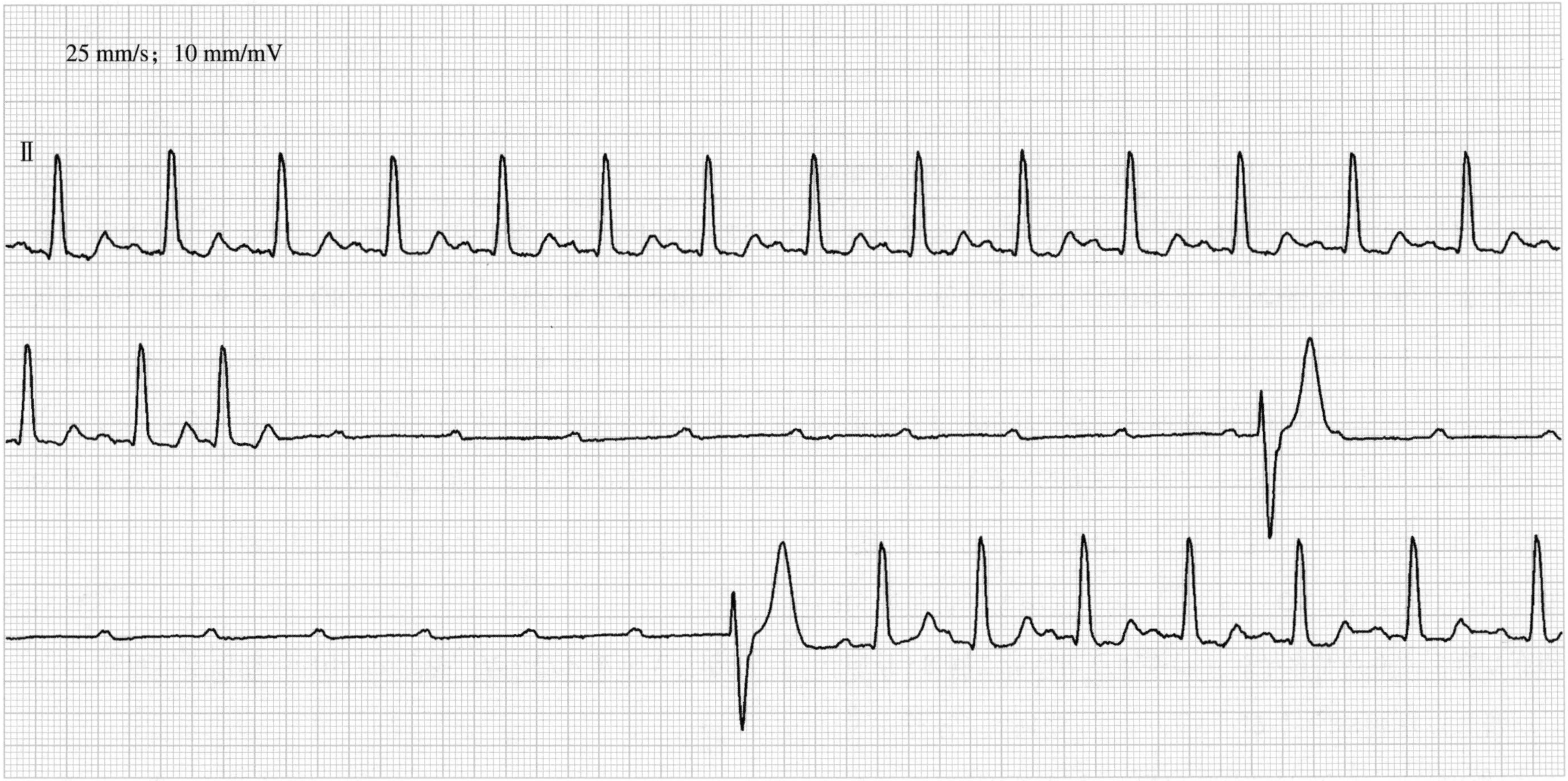

【病史摘要】

男性，76 岁，胸闷伴发作性晕厥 1 小时。听诊：心率 87 次 / 分，律不齐。

【初步印象】

心源性晕厥？心律失常。

【心电图改变】

- 图中 PP 匀齐，PR 间期 0.21 秒。第 18 ～ 36 个 P 波后无下传的 QRS 波群，造成长 RR 间期（最长 RR 达 6.8 秒）。
- QRS 波群时间 0.12 秒。第 17 个 QRS 波群提前发生，其形态与窦性 QRS 波群相同，其前无 P 波，其后代偿间歇完全（未引起窦房结节律重整）。
- 第 18、19 个 QRS 波群在长间期后出现，形态宽大畸形，其前无相关 P 波。
- ST 段下斜型下移 0.05 mV。

【心电图诊断】

- 窦性心律。
- 交界性早搏。
- 高度房室传导阻滞。
- 室性逸搏。
- 室内传导阻滞。

【心电图解析及临床分析】

这是一份连续记录 30 秒的Ⅱ导联心电图。该心电图第 1 ～ 16 个 P 波尚能下传心室，尽管 PR 间期略有延长。在第 17 交界性早搏后出现了连续窦性 P 波不下传的房室阻滞。其后出现两次室性逸搏，在第二次室性逸搏后（即第 37 个 P 波之后），P 波又能继续下传心室。这其中有两个问题值得思考：一是房室传导阻滞发生于交界性早搏之后，两者之间有无关系；二是 P 波再次下传心室发生在室性逸搏之后，两者之间又是什么关系。对于前者可能的机制是：图中可见在窦性激动的下传过程中，就存在轻度的 PR 间期延长及 QRS 波群时间的增宽，表明该患者房室结及希 – 浦系统原本即存有病变。在交界性早搏发生后，提前的激动可能对病变组织产生超速抑制，使传导阻滞加重，造成连续的隐匿性传导使随后的窦性激动下传时因遭遇不应期而发生传导受阻。后者即韦金斯基现象：在高度房室阻滞心电图上出现连续的 P 波不能下传时，一次室性逸搏的发生，可降低阻滞区的应激阈值，使来自另一侧原先不能通过的 P 波得以通过，称为韦金斯基易化作用。之后出现 P 波连续下传的现象称为韦金斯基效应。

此外，图中 QRS 波群时间增宽，考虑为室内阻滞的缘故；连续 P 波不下传造成的心室停搏长达 6.8 秒，说明房室交界区和希 – 浦系统的自律性都较低下。该患者为老年男性，临床有胸闷症状，其房室阻滞及室内阻滞要考虑与冠心病心肌缺血有关，但也可能与传导系统退行性变有关。

【处理建议】

参照例 45。

例116 快频率依赖性房室阻滞

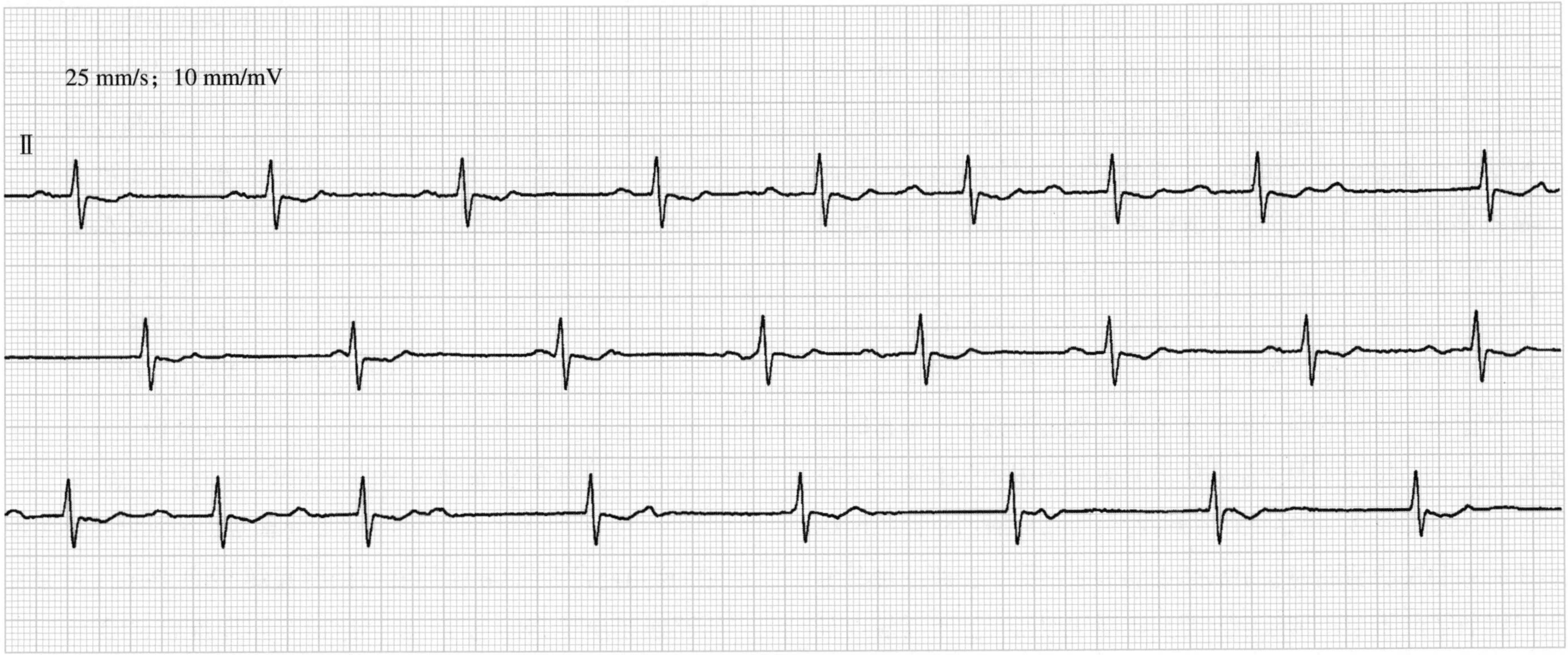

【病史摘要】

女性，76 岁，反复胸闷、气喘 8 年，加重 10 天。体格检查：心界向左下扩大。听诊：心率 54 次 / 分，律不齐，心尖部可闻及 3/6 级收缩期杂音。

【初步印象】

老年性瓣膜病，心律失常。

【心电图改变】

- 图中 P 波有切迹，且时间增宽大于 0.11 秒（0.15 秒）；PP 不匀齐，频率平均为 54 次 / 分。
- 当 PP 间期大于 1.0 秒且小于 1.30 秒（如第 1 ~ 4、15、16 个）时，房室间呈一度房室阻滞；当 PP 间期小于 1.0 秒后，房室呈二度Ⅰ型房室阻滞；当间期大于 1.30 秒（第 9 ~ 13、21 ~ 25 个）时，出现 QRS 波群形态正常的交界性逸搏。
- T 波改变：负正双向（Ⅱ导联）。

【心电图诊断】

- 窦性心动过缓伴不齐。
- 左心房肥大可能。
- 一度房室阻滞，快频率依赖性二度Ⅰ型房室阻滞。
- 交界性逸搏心律。
- T 波异常。

【心电图解析及临床分析】

这是一份连续记录 30 秒的Ⅱ导联心电图。图中存在显著的窦性心律不齐及间歇性二度Ⅰ型房室传导阻滞。经仔细观察发现，该图中的房室阻滞与窦性频率存在一定的关系：窦性心率低于 60 次 / 分时，心电图呈一度房室阻滞（如前 4 个激动）且 PR 间期固定；当窦率大于 60 次 / 分时，即出现 PR 间期的进一步延长，或逐渐延长直至脱漏的二度Ⅰ型房室阻滞（如第 5 ~ 9、15、18 ~ 22 个 P 波）；在发生心室漏搏或室率低于 46 次 / 分（PP 间期大于 1.30 秒）后，心电图表现出交界性逸搏心律。如此，图中的二度Ⅰ型房室阻滞是在窦性频率加快超过一定范围后方出现，故称之为快频率依赖性二度Ⅰ型房室阻滞。

与频率快慢有关的传导阻滞，可发生在房室传导中（如本例），也可发生在心室内束支系统（如例 87）。可发生在心动周期缩短心率加快时，此称为快频率依赖性阻滞，又称 3 相阻滞；也可发生在心动周期延长心率减慢时，此称为慢频率依赖性阻滞，又称 4 相阻滞（见下一例）。

频率依赖性传导阻滞大多是病理性的。该患者患有老年性瓣膜病，其房室传导阻滞可能与二尖瓣环钙化累及传导系统有关。

【处理建议】

建议行 24 小时动态心电图及超声心动图检查。慎用抑制房室传导的药物。如患者出现心动过缓及相关症状，可转心内科行心脏起搏治疗。

例117 左束支4相阻滞

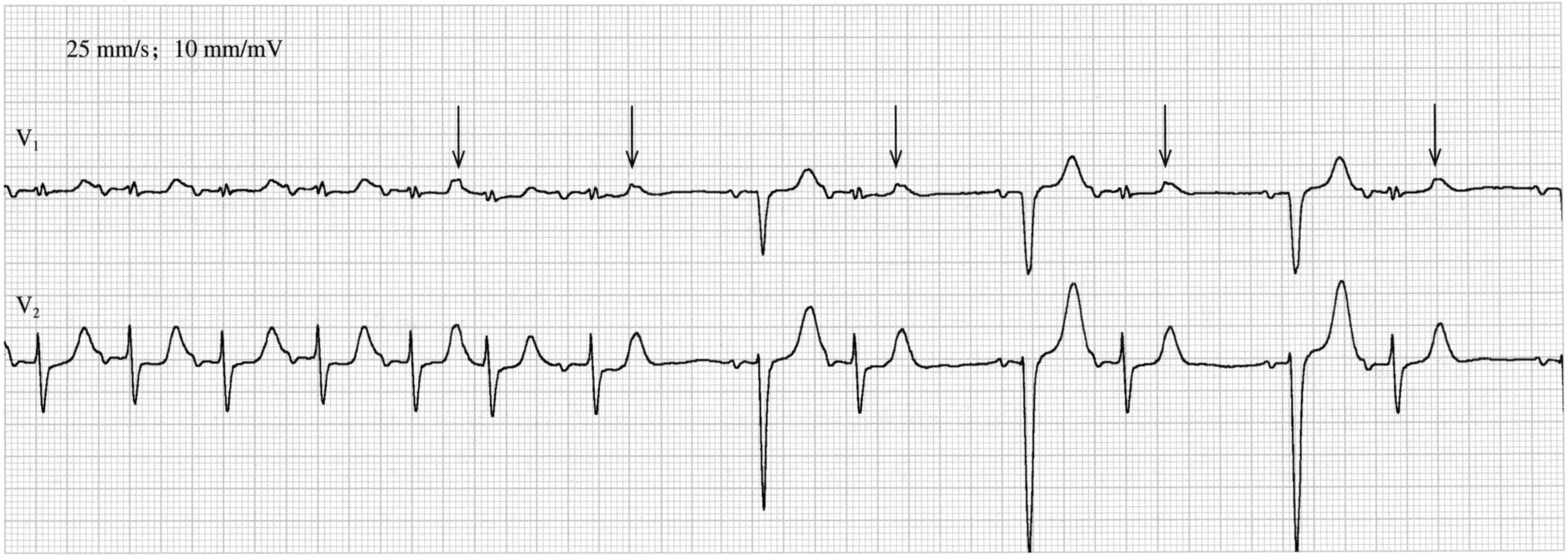

【病史摘要】

男性，64岁，反复心悸、胸闷4年，加重1周。有高血压病病史20年。听诊：心率75次/分，律不齐，可闻及早搏。

【初步印象】

高血压病，冠心病，心律失常：早搏？

【心电图改变】

- 图中第6、8、11、14、17个P′波提前发生，落于其前T波中（箭头所指），除第6个P′波下传心室外，其他P′波后均无下传的QRS波群。
- V_1导联QRS波群呈rsr′型，r′ > r，QRS波群时限小于0.12秒。
- P′波未下传形成长RR间期后的第1个窦性QRS波群，其形态改变明显，呈不完全性左束支阻滞图形。

【心电图诊断】

- 窦性心律。
- 房性早搏三联律，房性早搏未下传。
- 不完全性右束支传导阻滞。
- 左束支4相阻滞。

【心电图解析及临床分析】

该心电图的难点有二：一是提前的P′波均落于其前窦性激动的T波之中不易察觉；二是由房早未下传引起的长RR间期后第1个窦性QRS波群形态出现增宽变形如何解释。前者已用箭头标出，后者用左束支4相阻滞解释比较合理：受损的左束支在动作电位4相自动除极增强，其膜电位随RR延长而处于低极化状态（膜电位降低），使迟到的激动经此传导时速度减慢而发生4相阻滞。

4相阻滞是指发生在心动周期延长心率减慢的情况下，故又称慢频率依赖性阻滞，反映传导系统有病理性改变，日后可能发生持续性传导阻滞。左束支受损而出现的传导阻滞，常与高血压和冠心病心肌缺血有关，也有部分与传导系统老年性退行性变有关。

【处理建议】

建议行24小时动态心电图和超声心动图检查，必要时行运动心电图等检查，以明确有无器质性心脏病及心肌缺血。对于有器质性心脏病或心肌缺血的患者，除治疗原发病外，可给予倍他乐克12.5 ~ 25 mg口服，2次/日。

例118 二度Ⅰ型左束支阻滞

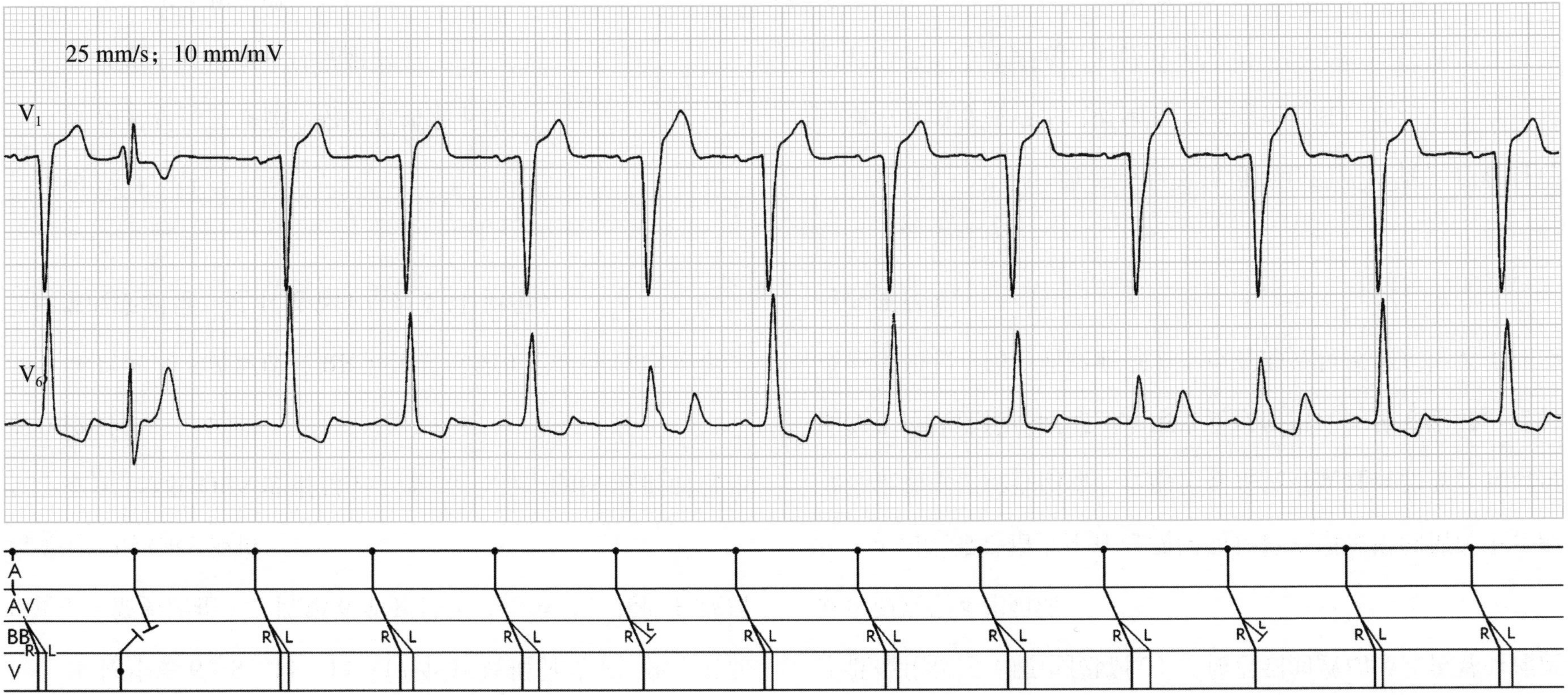

【病史摘要】

女性，70 岁，无不适主诉，体检心电图报告室性早搏。听诊：律不齐。

【初步印象】

心律失常：早搏?

【心电图改变】

● V_1 导联 QRS 波群呈 QS 型，V_6 导联呈 R 型。图中 V_6 导联出现 QRS 波群电压由高逐渐降低至突然变高，时间由窄逐渐增宽（0.14 秒）至突然变窄，且周而复始。ST–T 改变：V_6 导联 ST 段下移，T 波倒置；V_1 导联 ST 段抬高，T 波直立。

● 第 2 个 QRS 波群提前出现、宽大畸形，其前无 P 波，其后代偿完全。

【心电图诊断】

● 窦性心律。

● 二度 I 型左束支阻滞。

● 室性早搏。

【心电图解析及临床分析】

图中可见 QRS 波群的时间电压呈周期性变化。V_1 导联 QRS 波群呈 QS 型，V_6 呈 R 型，形态上符合左束支阻滞改变。室性早搏代偿间歇后第 1 个 QRS 波群仅轻度增宽，为不完全性左束支阻滞。之后若干个搏动的 QRS 波群时间电压逐渐变化，由不完全性左束支阻滞逐渐转变为完全性左束支阻滞。随后的 QRS 波群又突然变至最初的不完左形态，然后再次逐渐变化，周而复始。在心电图下方梯形图的“BB”一行（代表激动在希－浦系统中传导的情况）中可以看到，右束支（R）传导始终保持正常，左束支（L）传导越来越缓慢直到传导中断。这表明激动在左束支传导中出现的二度 I 型传导阻滞。

【处理建议】

建议行超声心动图、24 小时动态心电图等检查。如果患者无相关症状，可不予治疗，定期随访并复查心电图。

例119 双分支阻滞（左前分支+左后分支）

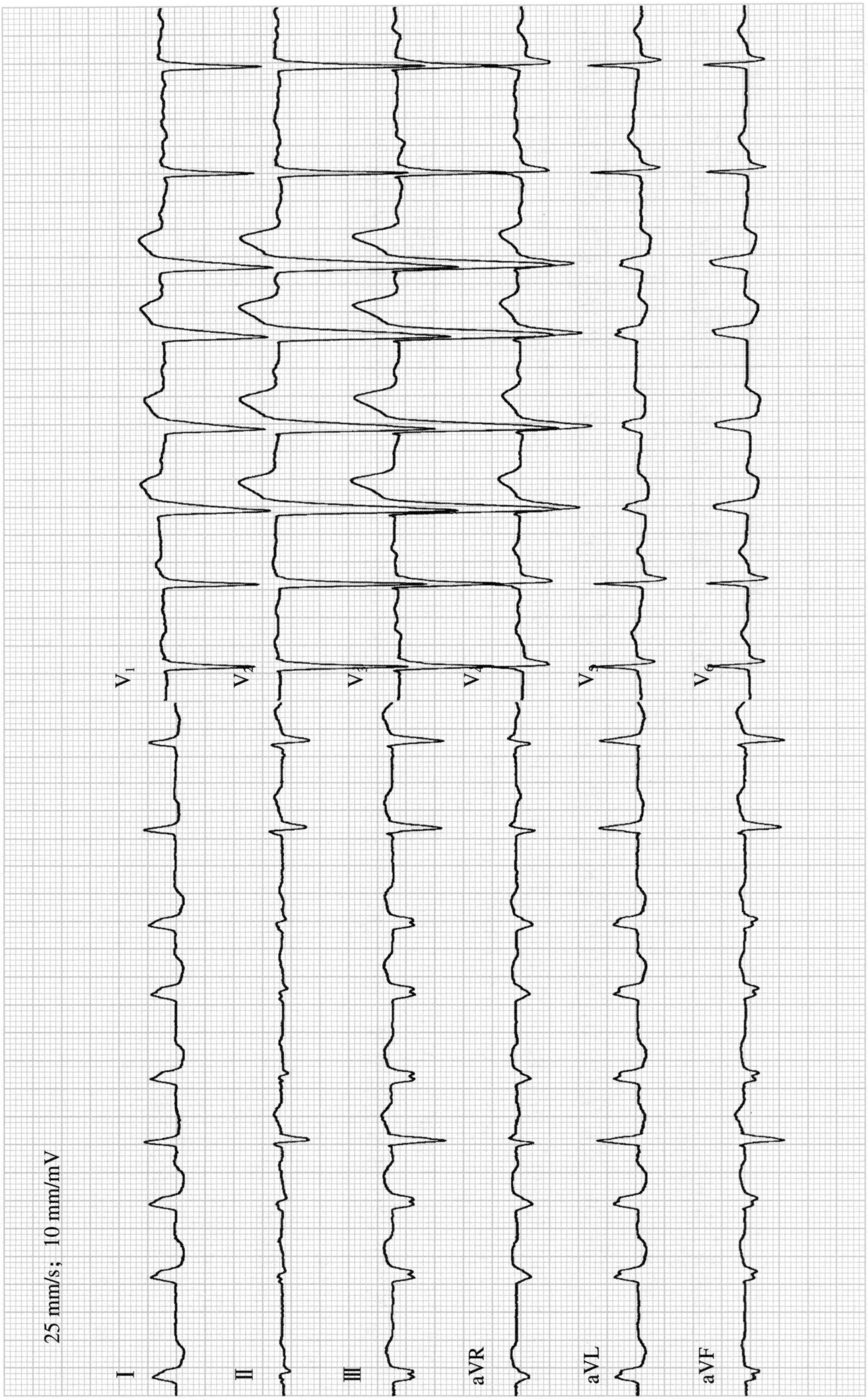

【病史摘要】

女性，66 岁，无不适主诉。既往有高血压病史 10 余年，心房颤动 3 年。体格检查：血压 170/100 mmHg。听诊：心率 98 次 / 分，律绝对不齐，第一心音强弱不等。

【初步印象】

高血压病，心房颤动。

【心电图改变】

- 各导联 P 波消失代以 f 波，RR 绝对不齐。
- 各导联 QRS 波群有两种形态：一种时间正常，形态呈左前分支阻滞改变（肢导第 4、8、9 个及胸导第 1、2、7、8 个）；另一种时间增宽，形态呈完全性左束支阻滞改变（肢导第 1 ~ 3、5 ~ 7 个及胸导第 3 ~ 6 个）。

【心电图诊断】

- 心房颤动 。
- 双分支阻滞（左前分支三度并左后分支二度阻滞），短阵室速不除外。

【心电图解析及临床分析】

该心电图 QRS 波群有两种形态：一种时间正常，形态呈左前分支阻滞改变；另一种时间增宽，形态呈完全性左束支阻滞改变。前者诊断为左前分支阻滞几乎没有疑问，而后者的心电图改变有两种可能：其一是在左前分支阻滞的基础上又出现了左后分支阻滞，两分支均发生阻滞，即表现为左束支完全阻滞；其二是位于右束支的异位起搏点连续发出冲动，形成形态呈左束支阻滞图形的室性心动过速。根据图中的其他改变并结合临床表现考虑为左前分支阻滞并左后分支阻滞的可能性大。这是因为：时间增宽的 QRS 波群与时间正常的 QRS 波群一样 RR 绝对不齐；并且时间增宽的 QRS 波群出现时并无明显提前，终止时也无代偿间歇；此外当宽大畸形的 QRS 波群连续发出时，患者也未出现不适症状。尽管如此，短阵室速亦不能完全排除，明确诊断须行心脏电生理检查。临床上双分支阻滞主要见于冠心病、高血压、心肌病和主动脉瓣病变等。

【处理建议】

患者无不适主诉，心律失常本身无特殊治疗。建议进一步检查，以明确病因，针对原发病进行治疗。

例120 双束支阻滞

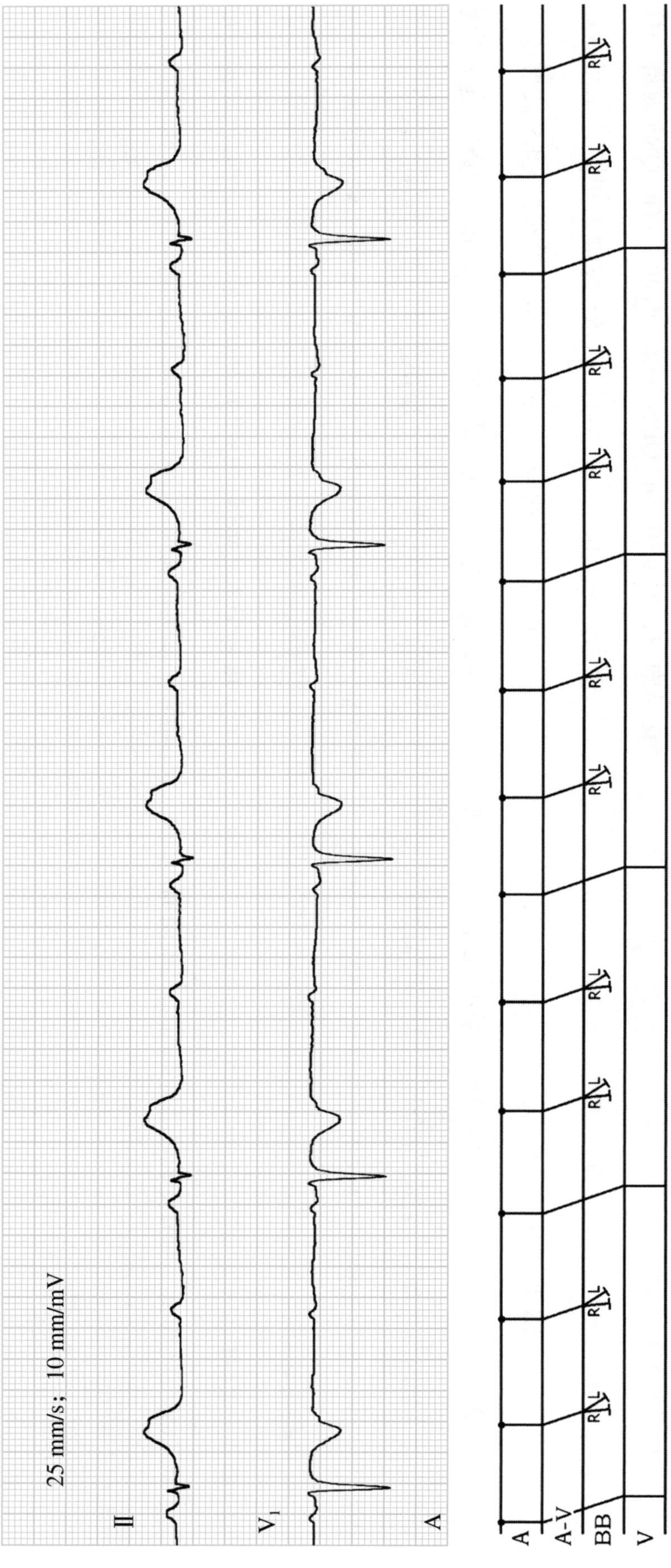

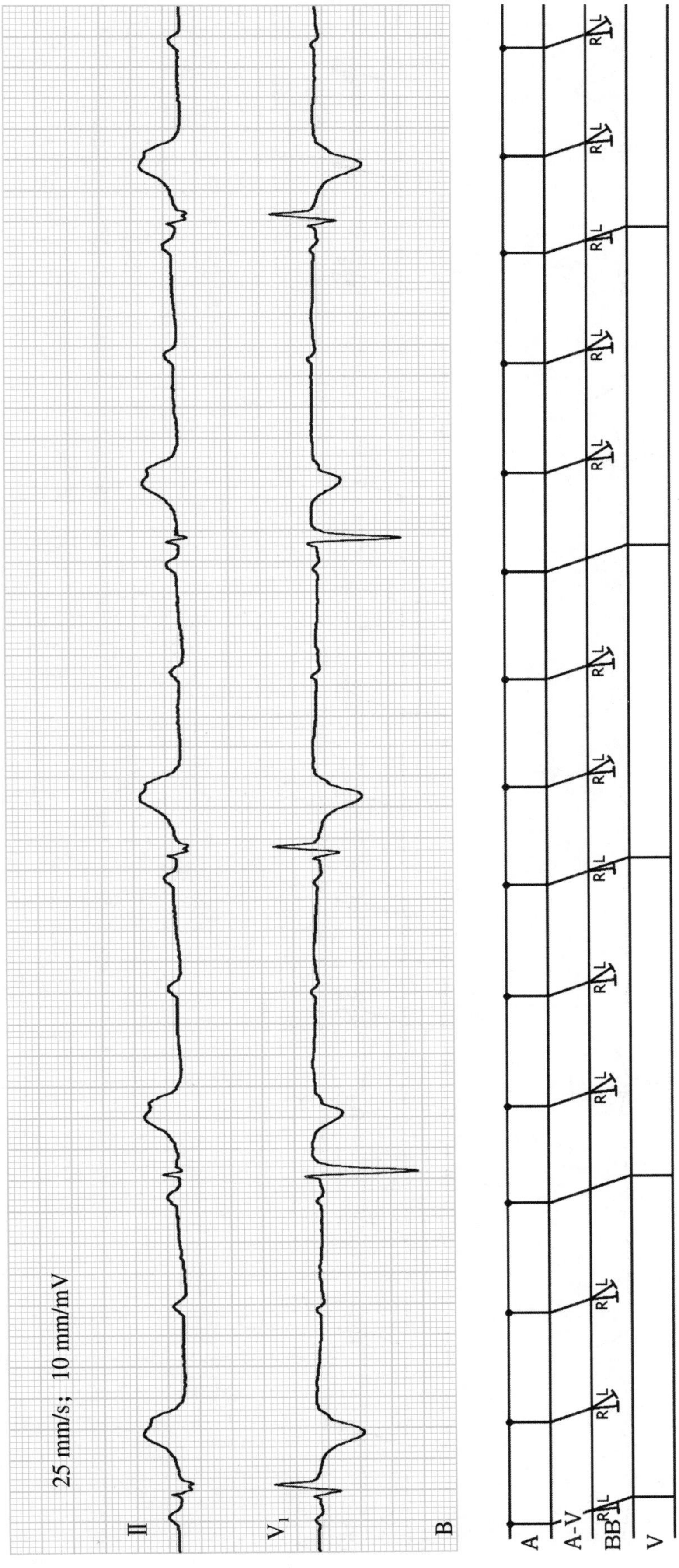
25 mm/s；10 mm/mV
II
V_1
B
A
A-V
BB
V

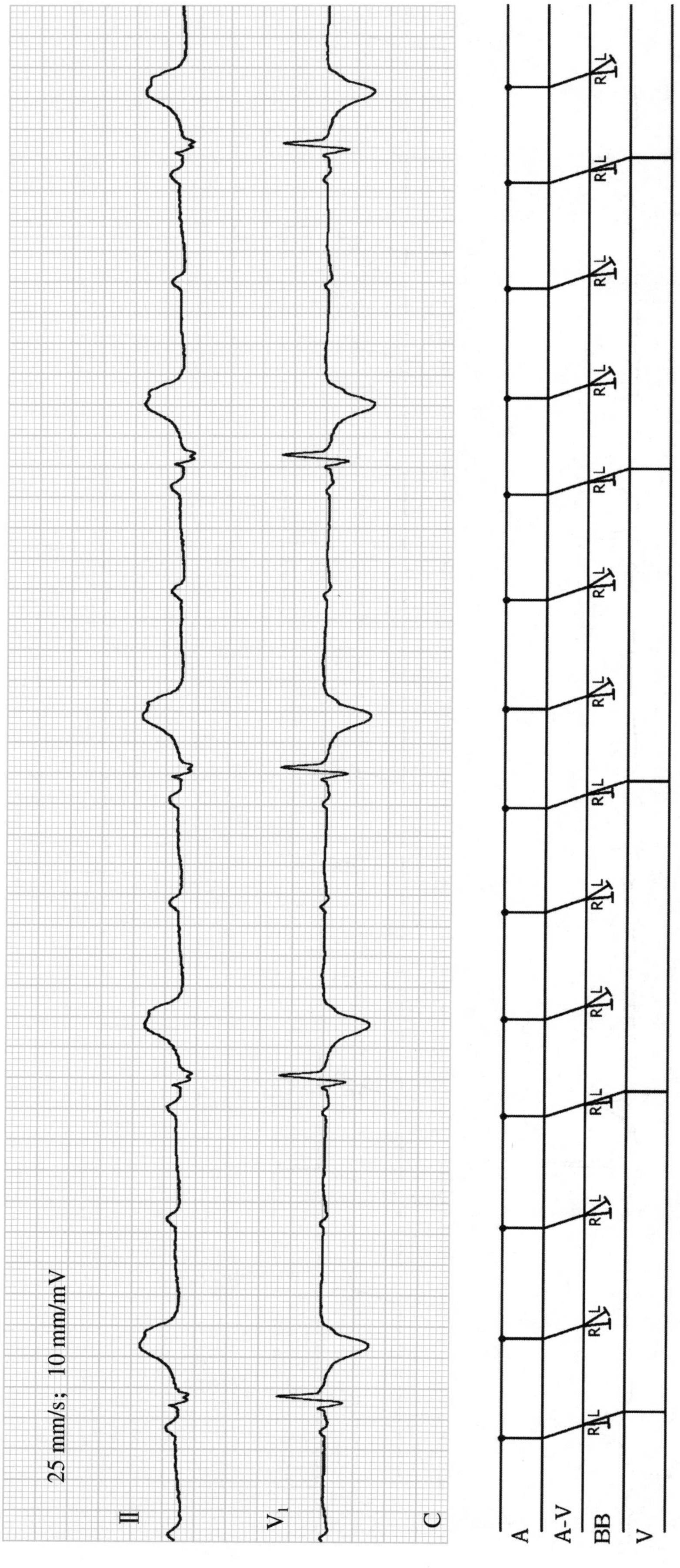
25 mm/s；10 mm/mV
II
V1
C
A
A-V
BB
V
R
L

【病史摘要】

男性，69 岁，心悸、乏力 2 小时。既往体检心电图曾有完全性左束支阻滞。听诊：心率 30 次 / 分，律齐。

【初步印象】

心律失常，完全性房室阻滞？

【心电图改变】

- 在三份图中，PP 及 RR 均匀齐，房室间始终保持 3 ∶ 1 传导，心室率 29 次 / 分。
- 第一份心电图（图 A）中 QRS 波群形态正常；第二份图（图 B）中 QRS 波群表现呈完全性右束支阻滞与正常 QRS 波群交替出现；第三份图（图 C）中 QRS 波群均表现呈完全性右束支阻滞改变。

【心电图诊断】

- 窦性心律。
- 双束支阻滞，心室率过缓。

【心电图解析及临床分析】

以上三份心电图是同一患者在 50 分钟内先后三次描记的。每份图下方的梯形图表达的是双侧束支阻滞及阻滞程度的进展。第一份心电图表现的是 3 ∶ 1 房室阻滞，其阻滞部位可能在房室交界区，也可能在双侧束支水平，后者为双侧束支发生了同步同比例（3 ∶ 1）阻滞；第二份心电图表现的不仅是 3 ∶ 1 房室阻滞，同时还表现出 QRS 波群呈完全性右束支阻滞与正常 QRS 波群交替出现的情况，此有两种可能，一是 3 ∶ 1 房室阻滞合并 2 ∶ 1 右束支阻滞，二是左束支 3 ∶ 1 阻滞并右束支 6 ∶ 1 阻滞，后者为双束支阻滞；第三份心电图表现的是 3 ∶ 1 房室阻滞合并完全性右束支阻滞，但其更可能发生的情况是左束支 3 ∶ 1 阻滞合并右束支完全阻滞。用双束支阻滞来完整解释这三份心电图，其阻滞进展的情况是：左束支始终为 3 ∶ 1 阻滞；而右束支由开始的 3 ∶ 1 阻滞进展到 6 ∶ 1 阻滞，之后再进一步发展到完全阻滞。不过以上仅是对心电图所做的分析，其具体阻滞部位的确定须通过心脏电生理检查来明确。该患者由于双束支阻滞致心室率极度缓慢（29 次 / 分），故而引起心悸、胸闷等相关症状。

双侧束支阻滞，因其阻滞部位低下，预后差，临床上是安装永久性心脏起搏器的适应证。

【处理建议】

立即进行心电血压监护，做好抢救准备，防止心脏骤停。并尽快转心内科行心脏起搏治疗。

附录一 自RR间期推算心率（次/分）

1	2	1	2	1	2	1	2	1	2	1	2
77.5	77.5	67	89.5	56	107	45	133	34	176	23	261
77	78	66	91	55	109	44	136	33	182	22	273
76	79	65	92.5	54	111	43	139	32	187	21	286
75	80	64	94	53	113	42	143	31	193	20	300
74	81	63	95	52	115	41	146	30	200	19	316
73	82	62	97	51	117.5	40	150	29	207	18	333
72	83	61	98.5	50	120	39	154	28	214	17	353
71	84.5	60	100	49	122.5	38	158	27	222	16	375
70	86	59	101.5	48	125	37	162	26	230	15	400
69	87	58	103	47	127.5	36	166.5	25	240	14	428
68	88	57	105	46	130	35	171.5	24	250	13	461

注：每两列（1与2）为一组。将测得的RR间期，用秒作单位再乘以100，在表格中找到该数字，与它对应的另一数字即是它的心率数。

附录二 自记录纸小方格推算心率（次/分）

格数	心率	格数	心率	格数	心率	格数	心率	格数	心率	格数	心率	格数	心率	格数	心率
2.5	600	7.5	200	12.5	120	17.5	86	22.5	67	27.5	55	32.5	46	37.5	40
3	500	8	187	13	115	18	83	23	65	28	54	33	45	38	39
3.5	428	8.5	176	13.5	111	18.5	81	23.5	64	28.5	53	33.5	45	38.5	39
4	375	9	167	14	107	19	79	24	63	29	52	34	44	39	38
4.5	333	9.5	158	14.5	103	19.5	77	24.5	61	29.5	51	34.4	43	39.5	38
5	**300**	**10**	**150**	**15**	**100**	**20**	**75**	**25**	**60**	**30**	**50**	**35**	**43**	**40**	**38**
5.5	275	10.5	143	15.5	97	20.5	73	25.5	59	30.5	49	35.5	42	41	37
6	250	11	136	16	94	21	71	26	58	31	48	36	42	42	36
6.5	230	11.5	130	16.5	91	21.5	70	26.5	57	31.5	48	36.5	41	43	35
7	214	12	125	17	88	22	68	27	56	32	47	37	41	44	34

附录三 自Ⅰ、Ⅲ导联QRS波幅测定心电轴

Ⅲ \ Ⅰ	-10	-9	-8	-7	-6	-5	-4	-3	-2	-1	**0**	+1	+2	+3	+4	+5	+6	+7	+8	+9	+10
-10	-120°	-118°	-116°	-114°	-112°	-109°	-106°	-103°	-99°	-95°	**-90°**	-84°	-78°	-72°	-66°	-60°	-53°	-47°	-41°	-35°	-30°
-9	-122°	-120°	-118°	-116°	-113°	-111°	-108°	-104°	-100°	-96°	**-90°**	-83°	-77°	-70°	-63°	-56°	-49°	-42°	-36°	-30°	-25°
-8	-124°	-122°	-120°	-118°	-115°	-113°	-109°	-105°	-101°	-97°	**-90°**	-82°	-75°	-68°	-59°	-51°	-43°	-37°	-30°	-24°	-19°
-7	-126°	-124°	-122°	-120°	-117°	-115°	-111°	-107°	-103°	-98°	**-90°**	-81°	-73°	-64°	-55°	-45°	-37°	-30°	-23°	-17°	-13°
-6	-128°	-126°	-125°	-123°	-120°	-117°	-114°	-109°	-104°	-99°	**-90°**	-80°	-70°	-60°	-49°	-39°	-30°	-22°	-16°	-11°	-7°
-5	-131°	-129°	-127°	-125°	-123°	-120°	-116°	-112°	-106°	-100°	**-90°**	-77°	-65°	-53°	-41°	-30°	-19°	-14°	-9°	-4°	0°
-4	-134°	-132°	-130°	-129°	-126°	-124°	-120°	-116°	-109°	-102°	**-90°**	-74°	-58°	-43°	-30°	-19°	-11°	-5°	-1°	+3°	+6°
-3	-137°	-135°	-134°	-132°	-130°	-128°	-125°	-120°	-114°	-105°	**-90°**	-68°	-50°	-30°	-15°	-7°	-1°	+4°	+8°	+11°	+13°
-2	-140°	-139°	-138°	-137°	-136°	-133°	-130°	-126°	-120°	-110°	**-90°**	-54°	-30°	-10°	-1°	+6°	+11°	+13°	+16°	+18°	+19°
-1	-145°	-144°	-143°	-142°	-141°	-140°	-138°	-135°	-130°	-120°	**-90°**	-30°	-2°	+8°	+14°	+18°	+20°	+21°	+22°	+23°	+24°
0	**-150°**	**-150°**	**-150°**	**-150°**	**-150°**	**-150°**	**-150°**	**-150°**	**-150°**	**-150°**		**+30°**	**+30°**	**+30°**	**+30°**	**+30°**	**+30°**	**+30°**	**+30°**	**+30°**	**+30°**
+1	-154°	-156°	-157°	-158°	-160°	-162°	-166°	-173°	+178°	+150°	**+90°**	+60°	+50°	+44°	+42°	+40°	+39°	+38°	+37°	+36°	+35°
+2	-161°	-163°	-165°	-167°	-170°	-175°	+179°	+168°	+150°	+124°	**+90°**	+70°	+60°	+52°	+50°	+47°	+45°	+43°	+42°	+41°	+40°
+3	-168°	-170°	-172°	-176°	+180°	+173°	+163°	+150°	+132°	+112°	**+90°**	+75°	+66°	+60°	+56°	+52°	+50°	+48°	+46°	+44°	+43°
+4	-174°	-176°	+179°	+175°	+169°	+161°	+150°	+137°	+120°	+106°	**+90°**	+78°	+70°	+65°	+60°	+56°	+54°	+52°	+50°	+48°	+47°
+5	+180°	+176°	+172°	+166°	+159°	+150°	+139°	+127°	+114°	+103°	**+90°**	+80°	+74°	+68°	+64°	+60°	+57°	+55°	+53°	+51°	+49°
+6	+173°	+169°	+164°	+158°	+150°	+141°	+130°	+120°	+110°	+100°	**+90°**	+82°	+76°	+71°	+67°	+63°	+60°	+58°	+56°	+54°	+52°
+7	+167°	+162°	+157°	+150°	+143°	+134°	+125°	+116°	+107°	+99°	**+90°**	+83°	+77°	+73°	+69°	+66°	+63°	+60°	+58°	+56°	+54°
+8	+161°	+156°	+150°	+144°	+136°	+129°	+120°	+112°	+105°	+98°	**+90°**	+83°	+79°	+75°	+71°	+68°	+65°	+62°	+60°	+58°	+56°
+9	+155°	+150°	+145°	+138°	+131°	+125°	+116°	+110°	+103°	+97°	**+90°**	+84°	+80°	+76°	+73°	+70°	+67°	+64°	+62°	+60°	+58°
+10	+150°	+145°	+140°	+135°	+127°	+120°	+114°	+108°	+101°	+96°	**+90°**	+85°	+81°	+77°	+74°	+71°	+68°	+66°	+64°	+62°	+60°

附录四 不同心率、不同性别QT间期的正常最高值

心率	Q–T 间期（秒）		心率	Q–T 间期（秒）		心率	Q–T 间期（秒）		心率	Q–T 间期（秒）	
（次/分）	男	女	（次/分）	男	女	（次/分）	男	女	（次/分）	男	女
200	0.24	0.25	103	0.33	0.35	70	0.40	0.42	52	0.47	0.49
187	0.25	0.26	100	0.34	0.35	68	0.41	0.43	51	0.47	0.50
176	0.26	0.27	97	0.34	0.36	67	0.41	0.43	50	0.47	0.51
167	0.26	0.28	94	0.35	0.36	65	0.42	0.44	49	0.48	0.51
158	0.27	0.28	91	0.35	0.37	64	0.42	0.45	48	0.48	0.51
150	0.27	0.29	88	0.36	0.38	63	0.42	0.45	47	0.49	0.52
143	0.28	0.30	86	0.36	0.39	61	0.43	0.46	46	0.49	0.53
136	0.29	0.30	83	0.37	0.39	60	0.43	0.46	45	0.50	0.53
130	0.29	0.31	81	0.37	0.40	59	0.44	0.46	44	0.51	0.54
125	0.30	0.32	79	0.38	0.41	58	0.44	0.47	43	0.51	0.54
120	0.31	0.32	77	0.38	0.41	56	0.45	0.47	42	0.52	0.55
115	0.31	0.33	75	0.39	0.41	55	0.45	0.47	41	0.52	0.56
111	0.32	0.34	73	0.39	0.41	54	0.46	0.49	40	0.53	0.57
107	0.32	0.34	71	0.40	0.42	53	0.46	0.49			